Diagnostik und Therapie des Lungenkarzinoms und des malignen Pleuramesothelioms

UNI-MED

UNI-MED Verlag AG
Bremen - London - Boston

Schütte, Wolfgang:
Diagnostik und Therapie des Lungenkarzinoms und des malignen Pleuramesothelioms/Wolfgang Schütte und Miriam Möller.-
6. Auflage - Bremen: UNI-MED, 2021
ISBN 978-3-8374-1612-1

Printed in Europe

UNI-MED. Die beste Medizin.

In der Reihe UNI-MED SCIENCE werden aktuelle Forschungsergebnisse zur Diagnostik und Therapie wichtiger Erkrankungen "state of the art" dargestellt. Die Publikationen zeichnen sich durch höchste wissenschaftliche Kompetenz und anspruchsvolle Präsentation aus. Die Autoren sind Meinungsbildner auf ihren Fachgebieten.

Der Verlag dankt der Firma Roche Pharma AG für die Unterstützung der Produktion dieser Auflage. Der Verlag versichert, dass der Industriepartner keinerlei Einflussnahme auf den Inhalt des Buches, insbesondere auch nicht auf Therapieempfehlungen, nehmen konnte.

Vorwort zur 6. Auflage

In der letzten Dekade hat sich die Situation für Patienten mit Lungenkrebs revolutionär verändert.

Neue Therapiemöglichkeiten beim nicht-kleinzelligen und kleinzelligen Lungenkrebs haben in vielen Fällen erstaunliche Fortschritte für die Patienten erbracht. In allen Stadien haben sich die Konzepte verändert, weshalb auch die Diagnostik in Bezug auf die Stadiendefinition sowie auf die molekularen Marker eine größere Bedeutung erlangt hat.

Erste Anfänge einer zielgerichteten Therapie haben sich schon seit der Jahrtausendwende gezeigt, der ganz große Durchbruch ist aber im letzten Jahrzehnt gelungen. Die Dynamik war so groß, dass ein Lungenkarzinombüchlein schon beim Druck wieder veraltet gewesen wäre. Jetzt ist möglicherweise eine gewisse Plateaubildung eingetreten, so dass das Buch "Diagnostik und Therapie des Lungenkarzinoms und des malignen Pleuramesothelioms" weiterentwickelt werden konnte. Es fußt sehr stark auf den Vorgängerbüchern, die gemeinsam mit meinem Kollegen und Freund, Dr. med. Thomas Blankenburg, geschrieben wurden, ist aber inhaltlich entsprechend der neuen Situation völlig überarbeitet. Wir hoffen, damit für die ausgesprochen komplexe Situation in der Diagnostik und Therapie von Patienten mit Lungenkrebs allen einen Leitfaden zu geben und die vielen neuen Entwicklungen entsprechend eingeordnet zu haben.

Möge es allen Behandlern eine Hilfe sein, den Patienten mit Lungenkrebs die bestmöglichen Ergebnisse zukommen zu lassen.

Halle, im Mai 2021

Prof. Dr. med. Wolfgang Schütte
Dr. med. Miriam Möller

Geleitwort zur 1. Auflage

Trotz der Informationsflut, welche heute in Büchern und Zeitschriften, auch auf Kongressen zum Thema "Lungenkrebs" angeboten wird, gibt es gute Gründe für eine zusammenfassende Darstellung moderner diagnostischer und therapeutischer Konzepte für die Praxis. Es sind im letzten Jahrzehnt diagnostische und therapeutische Verfahren in rasantem Tempo ausgebaut worden, um einerseits dem Patienten ein maßgeschneidertes Repertoir der Behandlung angedeihen zu lassen, andererseits Kranke mit einer ungünstigeren Ausgangssituation vor unnötigen Maßnahmen zu bewahren. Die moderne multimodale Therapie erfordert die interdisziplinäre Zusammenarbeit von Pneumologen, Onkologen, Chirurgen, Strahlentherapeuten, Pathologen und anderen medizinischen Fachrichtungen. Organisatorische Grundlage sollte die interdisziplinäre Tumorkonferenz für Therapiestrategieentscheidung und Behandlungsbewertung sein. Andererseits müssen nicht spezialisierte Praktiker wie Hausärzte oder Kollegen in "peripheren" Krankenhäusern eine übersichtliche Darstellung derzeitiger Konzepte zur Hand haben, um Lungenkrebspatienten sachgerecht zu behandeln oder weiterlenken zu können.

Die Autoren verfügen über langjährige eigene Erfahrungen mit interdisziplinären Thoraxkonferenzen am Tumorzentrum Halle. Eingeflossen sind aber auch Erfahrungen aus einer mehrjährigen Feldstudie zur Evaluierung der Qualität der onkologischen Versorgung von Patienten mit Bronchialkarzinom (HALLUCA-Studie) im Auftrage des Bundesgesundheitsministeriums, welche Unikliniken, außeruniversitäre Einrichtungen sowie niedergelassene Kollegen erfasste und deren Daten im klinisch epidemiologischen Krebsregister des Tumorzentrums Halle zusammenführte. Insofern sind die dargestellten Konzepte auch als Basis eines qualitätssichernden Managements zu empfehlen.

Ich wünsche dem praxisorientierten Büchlein eine weite Verbreitung zur Gestaltung einer modernen kosteneffektiven Diagnostik und Therapie bei den uns anvertrauten Kranken mit Lungenkrebs.

Halle, im Januar 2004

Prof. Dr. Heinz Neef
ehem. Leiter der Sektion Thoraxchirurgie
Martin-Luther-Universität
Halle-Wittenberg

Autoren

Herausgeber

Prof. Dr. Wolfgang Schütte
Chefarzt der Klinik für Innere Medizin II
Krankenhaus Martha-Maria Halle Dölau
Röntgenstraße 1
06120 Halle/Saale
E-mail: wolfgang.schuette@martha-maria.de

Dr. Miriam Möller
Klinik für Innere Medizin II
Krankenhaus Martha-Maria Halle Dölau
Röntgenstraße 1
06120 Halle/Saale

Autoren

Dr. Sylvia Gütz
Chefärztin der Klinik für Innere Medizin I
St. Elisabeth Krankenhaus Leipzig
Nikolai-Rumjanzew-Straße 100
04129 Leipzig

Priv.-Doz. Dr. Marcus Krüger
Chefarzt der Klinik für Thoraxchirurgie
Krankenhaus Martha-Maria Halle Dölau
Röntgenstraße 1
06120 Halle/Saale

Prof. Dr. Dirk Vordermark
Direktor der Universitätsklinik und Poliklinik für Strahlentherapie
Universitätsklinikum Halle
Ernst-Grube-Straße 40
06120 Halle/Saale

Mitherausgeber und -autor der 1. bis 5. Auflage

Dr. Thomas Blankenburg
Chefarzt der Klinik für Pneumologie und Kardiologie
Ev. Diakonissenkrankenhaus gemeinnützige GmbH
Georg-Schwarz-Straße 49
04177 Leipzig

Inhaltsverzeichnis

1. Einleitung

Wir befinden uns mitten in einer Revolution in der Therapie des Lungenkarzinoms. Vor allem die neuen Immun- und Targettherapien und auch die Kombinationsmöglichkeiten der einzelnen Therapiekomponenten haben in den letzten Jahren das Spektrum der medikamentösen Therapie des Lungenkarzinoms erweitert.

Auch in anderen Feldern wurden große Fortschritte erzielt. Sei es im Rahmen der Früherkennung, wo schon bald ein *Low-dose*-CT-Screening für die Risikopatienten etabliert werden wird, oder im Rahmen der molekularen Diagnostik mit der Identifizierung einer Vielzahl von Targets, die mit Tyrosinkinase-Inhibitoren gezielt behandelt werden können.

Die Therapie des Lungenkarzinoms geht immer weiter in Richtung einer personalisierten Tumortherapie, die auf jeden einzelnen Patienten speziell zugeschnitten ist. Viele Studien zu neuen Medikamenten oder neuen Markern laufen. Umso wichtiger ist es, bei der Vielzahl der neu zugelassenen Substanzen und Möglichkeiten den Überblick zu behalten. Jeder Patient sollte daher, wenn möglich, in einem Lungenkrebszentrum mit Therapieentscheidung in einem interdisziplinären Tumorboard behandelt werden.

Ein spezielles Patientenkollektiv stellen in dieser Zeit Patienten mit einer Oligometastasierung dar. In diesem Fall ist es erstmals so, dass für Patienten in einem Stadium IV eine Kuration anstatt einer Palliation das angestrebte Ziel darstellt. Dies ist mit Hilfe einer multidisziplinären Therapie möglich, welche als Grundsäule die systemische Therapie hat sowie die Operation und die Strahlentherapie als weitere Säulen.

Auch für Patienten mit multiplen Metastasen kann in nicht unrelevanter Prozentzahl ein Langzeitüberleben erreicht werden, sei es mit einer Immuntherapie oder mit einer Targettherapie. Für Patienten in einem schlechteren Allgemeinzustand gibt es Möglichkeiten einer Behandlung ohne eine Vielzahl von Nebenwirkungen wie beispielsweise eine Mono-Immuntherapie anstelle einer Chemotherapie. So sind deutlich mehr Patienten "therapierbar" als noch vor 10 Jahren.

In dieser Auflage werden die aktuellen wissenschaftlichen Forschungsergebnisse im Kontext des etablierten Wissens sowie der aktuellen Leitlinien bewertet. Wir möchten mit dieser aktuellen Zusammenfassung eine Orientierung für die Betreuung von Patienten mit bronchopulmonalen Tumoren geben und die häufigen Fragen der täglichen Routine überwiegend studienorientiert zu beantworten versuchen.

2. Epidemiologie des Lungenkarzinoms

Lungenkarzinome gehören in Deutschland zu den häufigsten malignen Erkrankungen. Bei Männern sind sie die zweithäufigsten und bei Frauen die dritthäufigsten Krebserkrankungen. Weltweit und in Deutschland ist das Lungenkarzinom die häufigste krebsbedingte Todesursache.

Laut dem Zentrum für Krebsregisterdaten erkrankten im Jahr 2016 etwa 21.500 Frauen und 36.000 Männer an bösartigen Tumoren der Lunge.

Inzidenz

Seit den 1980er Jahren steigt die Inzidenz bei Männern nur noch langsam, während sie bei Frauen eine starke Progredienz zeigt. Dies führen Experten vor allem darauf zurück, dass die Anzahl der Frauen, die rauchen, bis Anfang des Jahres 2000 kontinuierlich anstieg, während der Raucheranteil der Männer schon über längere Zeit deutlich zurück geht. Der Anteil der rauchenden Männer war allerdings schon immer deutlich höher als der Anteil der Frauen. In den letzten Jahren ist der Raucheranteil in der Bevölkerung bei beiden Geschlechtern erfreulicherweise kontinuierlich gesunken. Experten vermuten trotzdem eine weitere Steigerung der Inzidenz des Lungenkarzinoms bis mindestens 2020, da das Risiko, an Lungenkrebs zu erkranken, mit dem Alter deutlich steigt und die Bevölkerung in Deutschland immer älter wird.

5-Jahres-Überlebensrate

Die 5-Jahres-Überlebensrate beträgt bei Männern etwa 15 % und bei Frauen 21 %, somit zählt das Lungenkarzinom zu den prognostisch ungünstigsten Krebserkrankungen. Die Zahl der krebsbedingten Todesfälle ist bei Männern mit 30.000/Jahr etwa doppelt so hoch wie bei Frauen.

Raucherprävalenz

Weiterhin ist der zeitliche Zusammenhang zwischen Raucherprävalenz und Lungenkrebsmortalität auffällig: Während in den USA bei Männern die Raucherprävalenz von 1920 bis Ende der 30er Jahre zunahm und seit etwa 1960 abnimmt, kam es bis Mitte der 80er Jahre zu einem stetigen Anstieg der Lungenkrebsmortalität. Die letzten Zahlen deuten nun tendenziell einen Mortalitätsabfall für Männer in den Vereinigten Staaten an [1]. Damit folgt die Mortalitätskurve der Raucherprävalenz mit etwa 30 Jahren Verzögerung.

Bei Frauen zeigt die o.g. Arbeit [1] einen ähnlichen Zusammenhang: Die Raucherprävalenz stieg in den USA von 1930 bis 1960 an, fiel dann ab. Gleichsinnig zeitlich verzögert steigt die Lungenkrebsmortalität bei den Amerikanerinnen seit den 60er Jahren kontinuierlich an.

Histologieverhältnisse

Bemerkenswert ist weiterhin ein Shift des Histologieverhältnisses. Zum einen kommt es zu einer Zunahme des Anteils kleinzelliger Lungenkarzinome, zum anderen nimmt bei den nicht-kleinzelligen Karzinomen der Anteil der Adenokarzinome zu und der Anteil der Plattenepithelkarzinome ab. Aktuell machen Adenokarzinome etwa 42 % der Lungenkarzinome aus, etwa 25 % sind Plattenepithelkarzinome und knapp 20 % sind kleinzellige Lungenkarzinome.

Thun et al. konnten zeigen, dass der Anteil an Adenokarzinomen in Connecticut zwischen 1950 und den 90er Jahren bei Männern etwa um das 10-fache und bei Frauen etwa um das 17-fache angestiegen ist [2]. Inwieweit der Histologieshift ebenfalls durch veränderte Rauchgewohnheiten erklärt werden kann oder ob es sich hierbei um einen durch verbesserte Diagnostik bedingten Scheineffekt handelt, ist offen.

Literatur

1. Weiss W. Cigarette smoking and lung cancer trends. A light at the end of the tunnel? Chest 1997;111:1414–6.

2. Thun MJ, Lally CA, Flannery JT, Calle EE, Flanders WD, Heath CW. Cigarette smoking and changes in the histopathology of lung cancer. J Natl Cancer Inst 1997; 89:1580–6.

3. Ätiologie, Biologie, Pathogenese und Histopathologie des Lungenkarzinoms

3.1. Ätiologie

Daten der Literatur zeigen, dass die Hauptursache des Lungenkarzinoms (zu 85 bis 90 %) das inhalative Zigarettenrauchen ist. Maximal 8 % der Todesfälle werden durch überwiegend berufsbedingte Karzinogene wie Asbest und Uran hervorgerufen, 5 % werden durch Luftverschmutzung und 2 % durch andere Faktoren verursacht (z.B. Röntgenstrahlen, Narben, Ernährung, genetische Ursachen).

Wenngleich 90 % aller Erkrankungen bei Männern und 60 % aller Erkrankungen bei Frauen mit inhalativem Zigarettenrauchen assoziiert sind, entwickelt nur jeder 10. Raucher ein Lungenkarzinom. Damit besteht für den aktiven Raucher ein 20-fach erhöhtes Erkrankungsrisiko, welches kumulativ mit der Anzahl der gerauchten Zigaretten und der Dauer des Rauchens eskaliert. Bei einem Konsum von 1-14 Zigaretten am Tag ist das Risiko etwa 8- bis 10-fach, bei dem Konsum von 25 Zigaretten pro Tag mehr als 20-fach im Vergleich zum Nichtraucher erhöht. Ein weiterer ungünstiger prognostischer Faktor ist ein junges Alter bei Beginn des Rauchens.

Passivrauchen verdoppelt das Risiko, an einem Lungenkarzinom zu erkranken gegenüber nichtexponierten Nichtrauchern. Die Zahl der durch passives Rauchen verursachten Todesfälle wird in Deutschland auf ca. 500 bis 600 Fälle jährlich geschätzt.

Das Lungenkarzinomrisiko nimmt nach Aufgabe des Rauchens in einem Zeitraum von etwa 5 bis 10 Jahren wieder ab, erreicht aber nie wieder das eines Nichtrauchers.

Ein Kausalzusammenhang zwischen dem Risiko, an Tumoren des Atemtraktes aufgrund beruflicher Exposition zu erkranken, gilt für folgende Stoffe als gesichert:

- Asbest
- Arsen
- Chromverbindungen
- Dichlordiethylsulfid
- Ether
- ionisierende strahlende Stoffe
- Nickelmetall
- polyzyklische aromatische Kohlenwasserstoffe (PAH)

Einzelheiten demonstriert die Tab. 3.1.

Substanz	Exposition	RR
Arsen	Kupfer, Blei, Zink verarbeitende Industrie, Glas- oder Pestizidherstellung	3-8
Asbest	Bau-, Textil-, Abrissfirmen	20-100
Chromverbindungen	Schweißer, Gerber	26
Chlorether, Chlorsulfide	Chemische Industrie	35
Nickelverbindungen	Nickel verarbeitende Industrie, Chemieberufe	10
Polyzyklische aromatische Kohlenwasserstoffe (PAK)	Kokereien, Straßenbau, Aluminiumherstellung, Gießereien	3,5
Ionisierende Strahlung	Bergbau, Nuklearindustrie	10-35

Tab. 3.1: Berufsbedingte Noxen, die u.U. als Berufskrankheit anerkannt werden. **RR** = relatives Risiko.

Berufsbedingte Karzinogene

Von den berufsbedingten Karzinogenen hat Asbest die größte Bedeutung. Dabei ist das Risiko, nach Asbestexposition an einem Lungenkarzinom zu erkranken, für Nichtraucher eher gering. Das Zusammentreffen der Asbestexposition und langjähriges Rauchen führen zu einer Erhöhung des Karzinomrisikos auf das 90-fache im Vergleich zu einer nichtrauchenden "Normalpopulation". Der karzinogene Effekt von Asbest und Zigarettenrauchen ist also supraadditiv. Die Latenzzeit zwischen Exposition und Tumormanifestation liegt im Mittel bei 25 Jahren.

Im Jahre 1998 wurde infolge des epidemiologischen und pathophysiologischen Nachweises eines Zusammenhanges zwischen Exposition mit Benzo(a)pyren und einem erhöhten Lungenkrebsrisiko die Berufskrankheit "Lungenkrebs durch polyzyklische aromatische Kohlenwasserstoffe" eingeführt.

Bei Uranarbeitern ist eine strahlenbedingte Steigerung der Lungenkrebshäufigkeit gesichert. Bis 1990 wurden in Deutschland 5.273 Lungenkarzinome als durch Radon verursachte Berufskrankheit anerkannt. Die meisten Erkrankungen stammen aus den Anfangsjahren der Wismut-AG vor über 40 Jahren. Durch technische Maßnahmen des Strahlenschutzes konnte die Strahlenbelastung seit den 70er Jahren drastisch reduziert werden, das Karzinomrisiko nahm stark ab.

Auch für die meisten der o.g. beruflich bedingten Karzinogene bzw. Chemikalien gilt, dass das Karzinomrisiko in den letzten Jahren durch Arbeitsschutzmaßnahmen deutlich reduziert wurde und daher zahlenmäßig heute eine zunehmend untergeordnete Rolle spielt. Für alle beruflich bedingten Expositionen stellt Rauchen einen erheblichen Verstärkereffekt für die Karzinogenese dar, der das Risiko potenziert, ein Lungenkarzinom zu entwickeln.

Epidemiologische Daten aus den USA und Europa belegen einen Zusammenhang zwischen Luftverunreinigung und einem Lungenkarzinomrisiko. Es wird davon ausgegangen, dass dieser Zusammenhang im Wesentlichen durch Feinstaub verursacht wird. Feinstaub ist gekennzeichnet durch eine variable Partikelgröße sowie durch eine heterogene Zusammensetzung der einzelnen Partikel. Partikel mit einer Größe von 2 bis 10 µm Durchmesser sind lungengängig und transportieren aufgrund ihrer porösen Oberfläche verschiedene organische wie z.B. polyzyklische aromatische Kohlenwasserstoffe. Untersuchungen, die 2002 publiziert wurden, konnten zeigen, dass es einen direkten Zusammenhang zwischen der Änderung der Feinstaubkonzentration und der Mortalität an Lungenkrebs gibt [1]. Dieselruß stellt hierbei einen besonderen Risikofaktor dar, der durch den Einsatz von Rußpartikelfiltern erheblich reduziert werden kann.

In diesem Zusammenhang spielt die Regelung von Zellproliferation und Apoptose eine wesentliche Rolle. Apoptose, der programmierte Zelltod, wird durch extrazelluläre Signale initiiert und ist ein physiologischer Vorgang im Rahmen der zellulären Regeneration. Für die Entstehung von malignen Tumoren sind sowohl der proliferationsstimulierende Einfluss als auch die Hemmung der Apoptose von zentraler Bedeutung. An dieser Stelle setzen innovative Therapieansätze wie z.B. die Targettherapie an.

3.2. Pathogenese

Karzinogenese

Während endogene Ursachen wie genetische Veränderungen sowie die sekundäre Entstehung eines Lungenkarzinoms z.B. nach Tuberkulose oder vorangehender Bestrahlung nur eine untergeordnete Rolle spielen (Narbenkarzinom), spielen die exogenen Noxen die entscheidende Rolle.

Entsprechend der Inhalationstiefe und Molekülgröße der inhalierten Noxen kommt es zu einer chronischen Schädigung des Bronchialepithels bzw. der Alveolen, die zu chronischer Bronchitis, Zelldys- und -metaplasien bzw. zu einem invasiven Lungenkarzinom führen können. Dieser Prozess ist nicht kontinuierlich. Im Bronchialsystem haben Epithelanomalien (Präneoplasien) wie Plattenepithelmetaplasien und -dysplasien häufig regeneratorisches Potenzial. Die histomorphologische Differenzierung zwischen schweren Dysplasien und Carcinomata in situ ist fließend. Bei Überschreiten der epithelialen Basalmembran ist von einem invasiven Tumorwachstum auszugehen. Die chronische Bronchitis, insbesondere mit verminderter Clearance-Funktion, stellt ein erhöhtes Karzinomrisiko dar, so dass ein direkter Zusammenhang zwischen rezidivierender toxischer Epithelschädigung und Karzinogenese besteht, wenngleich ein zeitlicher Zusammenhang nicht darstellbar ist. Versuche der Chemoprävention, z.B. mittels β-Karotin, haben bisher zu keinen positiven Resultaten geführt.

Tumorsuppressor-Gene

Weiterhin wird ein Zusammenhang zwischen Mutationen von Tumorsuppressor-Genen und erhöhtem Lungenkarzinomrisiko diskutiert. Am intensivsten untersucht ist das p53-Suppressor-Gen. Die physiologische Funktion von p53 ist die Hemmung des Zellwachstums. Bei Lungenkarzinomen findet man gehäuft eine Funktionsstörung von p53, die durch eine Deletion bzw. Mutation im zugehörigen Chromosom 17 verursacht wird. Bei nicht-kleinzelligen Lungenkarzinomen findet man p53-Mutationen in etwa 50 % der Fälle, bei kleinzelligen Lungenkarzinomen ist der Mutationsnachweis in nahezu allen Fällen möglich. Prognostische Wertigkeit hat p53 bisher nicht. Andere Genmutationen, die mit einem Krebsrisiko verbunden sind (sog. Onkogene), sind die K-ras-Onkogen-Familie (*rat sarcoma virus*), die bei etwa 20 % aller nicht-kleinzelligen Lungenkarzinome und gehäuft bei Adenokarzinomen auftreten und dann eine negative Prognose zu haben scheinen bzw. *erbB-1* (Plattenepithelkarzinom) und *erbB-2* (Adenokarzinom), ebenfalls mit negativer Prognose. SCLC-typisch sind Überexpression der Myc-Familie (Myelocytomatosis-Virus) oder von Myb (Avian Myeloblastosis).

Tyrosinkinasen

Tyrosinkinasen sind intrazelluläre Signalüberträger zur Modulation von Genaktivitäten. Nach Bindung eines entsprechenden z.B. wachstumsstimulierenden Signalmoleküls an z.B. Wachstumsfaktoren (EGFR) kommt es zu einer Übernahme des Signalimpulses durch die Zellmembran in das Zytoplasma. Hier vermitteln die Tyrosinkinasen die extrazelluläre Signalinformation zu den zytoplasmatischen Effektorproteinen und gewährleisten damit beispielsweise die Stimulation des Zellkerns zur Mitose. Damit stellen Tyrosinkinasen, die EGFR-Signale transportieren, eine Gruppe von wesentlichen Enzymen für das Zellwachstum dar. Mit oralen Tyrosinkinase-Inhibitoren wie z.B. Gefitinib oder Erlotinib kann diese Signalübertragung inhibiert werden (näheres in den Kapiteln 8.3. und 13.1.).

3.3. Biologie

Das Verständnis zellbiologischer Vorgänge erfuhr in den letzten Jahren eine erhebliche Erweiterung. Ein zellbiologischer Mechanismus, dessen Beeinflussung einen großen Benefit hat, ist die Proliferationsregulation durch *Endothelial Growth Factor* (EGF). Eine EGFR-Überexpression, d.h. ein vermehrter Nachweis von EGF-Rezeptor im Tumorgewebe, wurde von Selvaggi et al. in 78 % der untersuchten chirurgisch gewonnenen Präparate von Lungenkarzinomen nachgewiesen [2]. Eine EGFR-Überexpression ist mit einem aggressiven Tumorwachstum und einem schlechteren klinischen Outcome verbunden. Die Analyse des EGF-Rezeptorstatus (Mutation) hat bei der palliativen Therapie (zukünftig auch in früheren Stadien) mit EGF-Rezeptor-Antagonisten/Thyrosinkinase-Inhibitoren in den letzten 10 Jahren immer mehr an Bedeutung gewonnen. Im Gegensatz dazu hat die Therapie der EGFR-Überexpression (mit Necitumumab) aktuell nahezu keine Bedeutung mehr, so dass eine Bestimmung der EGFR-Expression nicht regulär erfolgen muss.

Die Tumorangiogenese spielt eine zunehmende Rolle im Verständnis der Tumorbiologie sowie für die individualisierte Therapie beim NSCLC. *Vascular Endothelial Growth Factor* (VEGF) ist ein bedeutender Mediator der Gefäßneubildung sowohl im Tumor- als auch im normalen Stromagewebe. Die antiangiogenetische Therapie hat beim NSCLC in den letzten 10 Jahren ebenfalls stark an Bedeutung gewonnen. Vor allem in der *Second-line*-Therapie scheint eine antiangiogenetische Therapie in Kombination mit einer Chemotherapie mit Docetaxel insbesondere Patienten mit schnellem Progress unter *First-line*-Therapie zu helfen.

Lungenkarzinome gelten als relativ chemotherapieresistente Tumore. Hierbei ist die primäre Chemotherapieresistenz, die vornehmlich beim NSCLC auftritt, von der sekundären Chemotherapieresistenz beim SCLC zu trennen. Von den verschiedenen tumorbiologischen Mechanismen bei Chemoresistenz sind beim Lungenkarzinom kompensatorische Reparaturmechanismen (ERCC-1) sowie apoptosehemmende Substanzen (Bcl-2) untersucht. Das Protein ERCC-1 (*Excision Repair Cross-Complementing* 1) ist verantwortlich für die DNA-Reparatur von z.B. Tabak-induzierten Nucleotidschäden und vermittelt andererseits die primäre Chemotherapieresistenz gegenüber einer platinhaltigen Chemotherapie. Bisher hat sich der prädiktive Wert des Nachweises der ERCC-1-Expression bzw. -Überexpression nur partiell durchgesetzt, da die Validität des Ergebnisses an qualitativ und quantitativ ausreichendes Material gebunden ist.

Ein anderer prädiktiv interessanter Marker ist die Ribonucleotidreductase-1 (RMM-1). Simon et al. konnten den Zusammenhang zwischen Chemoresistenz gegenüber Gemcitabin und RMM-1-Expression im chirurgisch gewonnenen Tumorgewebe nachweisen.

3.4. Histopathologie

Nach der WHO gibt es vier häufige **histopathologische Typen**, die in

- kleinzellige Lungenkarzinome (engl.: *Small Cell Lung Cancer*, SCLC) und
- nicht-kleinzellige Lungenkarzinome (engl.: *Non-Small Cell Lung Cancer*, NSCLC)

zusammengefasst werden:

- neuroendokrine Karzinome (inklusive kleinzelliger Lungenkarzinome – 20 % der Lungenkarzinome)
- Adenokarzinome (42 %)
- Plattenepithelkarzinome (25 %) und
- großzellige Karzinome

Nach der Art des analysierten Materials unterscheidet man

- zytologische und
- histologische

pathologische Befunde.

Neu ist die Aufnahme der neuroendokrinen Tumore (NET) der Lunge. Deren Spektrum ist breit und reicht von den relativ indolenten Karzinoiden zu den aggressiven kleinzelligen Lungenkarzinomen (SCLC).

Material für zytologische Untersuchungen wird weniger invasiv gewonnen als Biopsien bzw. Operationspräparate, an denen eine histologische Diagnostik möglich ist. Der Aussagewert der Zytologie ist jedoch abhängig von der Erfahrung des beurteilenden Zytologen und erlaubt häufig nur den Karzinomnachweis bzw. die Differenzierung zwischen kleinzelligen und nicht-kleinzelligen Lungenkarzinomen. Eine immunhistochemische Untersuchung ist nur an Gewebeproben, nicht an zytodiagnostischen Präparaten möglich.

Für die Therapieentscheidung in den frühen Stadien (z.B. OP ja oder nein) ist zumeist die Beurteilung nach kleinzellig oder nicht-kleinzellig ausreichend. Daneben ist in den fortgeschrittenen Stadien die genaue Zuordnung zu Adeno- oder Plattenepithelkarzinom inkl. PD-L1-Testung und Molekularpathologie notwendig.

Neben der morphologischen Klassifikation kann der Grad der Differenzierung (Grading) angegeben werden (☞ Tab. 3.3). Beim Lungenkarzinom spielt das Grading bisher für die Prognose nur eine untergeordnete Rolle.

Differenzierungsgrad	Erläuterung
G 1	Hochdifferenzierter Tumor, imitiert das Herkunftsgewebe stark, lichtmikroskopisch eindeutig
G 2	Mäßig differenziert
G 3	Schlecht differenziert, Ausgangsgewebe kaum erkennbar, ultrastrukturelle Untersuchungen notwendig
G 4	Entdifferenzierter Tumor, Herkunft nicht nachweisbar
G X	Grading nicht beurteilbar

Tab. 3.3: Grading.

Histologische Heterogenität

Die meisten Lungenkarzinome sind histologisch heterogen. Histologische Heterogenität ist damit ein Spezifikum bei Lungenkarzinomen. Anhand von nicht-chirurgisch gewonnenen Proben ist histologische Heterogenität selten nachweisbar. Roggli et al. zeigten 1985 an 100 Operations- bzw.

Plattenepithelkarzinom	Adenokarzinom	Großzelliges Karzinom	Neuroendokrine Karzinome
• verhornend • nicht verhornend (p40+, TTF 1-) • basaloid (p40+, TTF 1-)	• lepidisch (G1) • azinär, papillär (G2) • mikropapillär, solide		• Kleinzelliges Karzinom (SCLC) • typisches und atypisches Karzinoid • großzelliges neuroendokrines Karzinom

Tab. 3.2: Histologische Typisierung der Lungentumoren nach WHO [3].

Sektionspräparaten, die von fünf Pathologen beurteilt wurden, dass in nur 34 % aller Fälle der histologische Typ homogen vorlag. In 45 % der Fälle traten koinzident adenoide und Plattenepithelanteile auf, in 21 % der Fälle wurden koinzident verschiedene Anteile des gleichen histologischen Typs (z.B. azinäres und schleimbildendes Adenokarzinom) beschrieben. Häufig enthalten Adeno- bzw. Plattenepithelkarzinome Anteile an großzelligen Komplexen. In diesen Fällen wird nach der höchstdifferenzierten Histologie klassifiziert. Neben der histologischen Heterogenität gelingt in etwa 20 % aller Fälle mit Lungenkarzinom der Nachweis von neuroendokrinen Markern (NSE, NCAM). Der Nachweis dieser Marker ist mit einer etwas günstigeren Chemosensitivität assoziiert, ist aber per se nicht prognostisch relevant. Kann ein Bioptat infolge der Menge des verfügbaren Materials nicht eindeutig als Adeno-, Plattenepithelkarzinom bzw. großzelliges Karzinom klassifiziert werden, es handelt sich aber um ein solides, nicht-kleinzelliges Karzinom, so kann die Histologie als "Lungenkarzinom, nicht-kleinzellig ohne nähere Angaben" bezeichnet werden. In etwa 3 % der Fälle werden gleichzeitig kleinzellige und nicht-kleinzellige Tumoranteile beschrieben.

3.4.1. Nicht-kleinzellige Lungenkarzinome (NSCLC)

Der prognostische Einfluss der Histologie ist innerhalb der Gruppe der nicht-kleinzelligen Lungenkarzinome eher gering. Plattenepithelkarzinome tendieren postoperativ etwas häufiger zu Lokalrezidiven, während bei Adenokarzinomen die Tendenz eher in Richtung frühzeitiger Generalisierung geht. Hinsichtlich der palliativen Therapieformen hat sich die Histologie allein nicht als signifikanter prognostischer Faktor gezeigt. Jedoch spielt die histologische Zuordnung zu Plattenepithel oder Adenokarzinom für die Effektivität der Chemotherapie eine Rolle. Insbesondere sind einige Chemotherapeutika eher bei Adenokarzinomhistologie oder Plattenepithelkarzinomhistologie wirksam.

Plattenepithelkarzinom

Es gilt als sicher, dass Plattenepithelkarzinome aus Plattenepithelmetaplasien bzw. Basalzellhyperplasien, deren Metaplasiegrad bis zum mikroinvasiven Karzinom permanent zunimmt, entstehen. Etwa 25 % aller Lungenkarzinome in Europa sind Plattenepithelkarzinome, mit abnehmender Tendenz. Verhornung ist ein typisches Merkmal von Plattenepithelkarzinomen. Etwa 60 % der Plattenepithelkarzinome wachsen in den zentralen Atemwegen, hier vorzugsweise in den Segment- und Lappenbronchien und breiten sich intraluminal, häufig exophytisch wachsend aus. Laryngotracheale Papillomatose gilt als Risikofaktor auch bei anderweitig nicht exponierten Patienten.

Adenokarzinom

Adenokarzinome sind eine heterogene Gruppe, die aus bronchialen oder alveolären Drüsenzellen entsteht. Auch sind "Narbenkarzinome" gehäuft Adenokarzinome.

Im Vergleich zu Plattenepithelkarzinomen wachsen Adenokarzinome langsamer, weniger aggressiv, eher verdrängend und häufiger peripher, metastasieren aber früher und häufiger diskontinuierlich. Schleimbildung ist, wenn nachweisbar, pathognomonisch. Adenokarzinome treten im Vergleich zu allen anderen histologischen Typen als Lungenkarzinom auch bei Nichtrauchern auf.

Als adenosquamöses Karzinom wird ein Tumor bezeichnet, bei dem sowohl Plattenepithel- als auch Adenokarzinomanteile zu jeweils mindestens 5 % enthalten sind.

Großzelliges Karzinom

Der histologische Typ des großzelligen Karzinoms ist eine Ausschlussdiagnose, wenn bei einem schlecht differenzierten soliden Karzinom weder kleinzellige noch Adeno- bzw. Plattenepithelkarzinom-typische Zellkomplexe nachweisbar sind. Die histologische Differenzierung zum klarzelligen Nierenzellkarzinom kann schwierig sein.

3.4.2. Neuroendokrine Karzinome

Kleinzellige Lungenkarzinome (SCLC)

Es gilt als gesichert, dass kleinzellige Lungenkarzinome aus endokrinen Zellen der Respirationstraktes entstehen, die die Fähigkeit der Synthese verschiedener Polypeptidhormone aufweisen. Dies erklärt die hohe Koinzidenz mit paraneoplastischen Syndromen. Daneben lassen sich Merkmale epithelialer Differenzierung (Desmosomen, Zytoskelett usw.) nachweisen. In 10 % der Fälle sind SCLC histologisch heterogen, meist in Kombination mit Nicht-Plattenepithel-NSCLC.

Etwa zwei Drittel aller kleinzelligen Lungenkarzinome präsentieren sich als zentrale mediastinale Masse. Das Wachstum ist häufig submukös und lymphangisch. Das Tumorgewebe ist weich, leicht blutend und häufig von Nekrosen durchsetzt. Zwischen 15 und 45 % aller kleinzelligen Lungenkarzinome haben nicht-kleinzellige Anteile, sog. gemischtzellige Lungenkarzinome. Die histopathologische Differenzierung zwischen SCLC und Karzinoidtumoren ist diffizil. Immunhistochemische Verfahren erlauben die klare Trennung zwischen kleinzelligen Lungenkarzinomen und Lymphomen.

Kleinzellige Lungenkarzinome haben eine hohe Mitoserate, d.h. hohe Tumorverdopplungszeit und damit verbunden eine gute Radio- und Chemosensibilität sowie die Potenz chemoresistente Zellinien zu entwickeln. Sie metastasieren früher als nicht-kleinzellige Lungenkarzinome.

Typisches Karzinoid

Beim typischen Karzinoid handelt es sich um eine epitheliale Neoplasie von niedrigem Malignitätsgrad, die vorwiegend im Gastrointestinaltrakt und selten in der Lunge vorkommt. Lichtmikroskopisch und immunhistochemisch sind typische neuroendokrine Granula nachweisbar und die Mitoserate ist gering. Die 5-Jahres-Überlebensrate ist verglichen mit den anderen Lungentumoren günstig (87 %). Tumoren größer als 3 cm, der Nachweis einer Gefäßinvasion und von Lymphknotenmetastasen sind als prognostisch ungünstig zu werten und korrelieren mit dem Auftreten von Rezidiven bzw. hämatogenen Metastasen.

Atypisches Karzinoid

Das atypische Karzinoid ist in 50 % peripher lokalisiert und noch seltener als das typische. Im Vergleich zum typischen Karzinoid bestehen deutlich mehr Kernpleomorphien, akzentuierte Nukleolen sowie eine erhöhte Mitoserate. Zudem kommen Nekrosen vor. Die Prognose ist im Vergleich zum typischen Karzinoid deutlich schlechter und abhängig von der Größe des Primärtumors. Die 5-Jahres-Überlebensrate beträgt 27-9 %.

Neuroendokrine großzellige Karzinome (NELCC)

Die neuroendokrinen großzelligen Karzinome (NELCC) sind Raritäten. Pathomorphologisch sind sie ähnlich den kleinzelligen Lungenkarzinomen, werden aber als nicht-kleinzellige Lungenkarzinome von diesen getrennt. Histomorphologische Charakteristika dieses Types sind nach WHO der Nachweis neuroendokriner Marker in der Histomorphologie, eine hohe Mitoserate sowie Hinweise für Nekrosen und daneben nicht-kleinzellige Karzinomzellen.

Es ist fraglich, inwieweit die Gruppe der neuroendokrinen Karzinome eine homogene Gruppe bildet, da bis auf das Merkmal der neuroendokrin-sekretorischen Potenz keine weiteren Gemeinsamkeiten bestehen, andererseits ihre Differenzierung bisher nicht mit prognostischen Unterschieden assoziiert ist. In einer Studie von Takei et al. 2002 wurde gezeigt, dass dieser Typ im Tumorstadium I eine signifikant ungünstigere Prognose aufweist im Vergleich zu den anderen nicht-kleinzelligen Histologien im gleichen Tumorstadium. Die Prognose entsprach in dieser retrospektiven Studie der Prognose der kleinzelligen Karzinome.

Literatur

1. Pope CA, Burnett RT, Thun MJ, Calle EE, Krewski D, Ito K, et al. Lung cancer, cardiopulmonary mortality, and long-term exposure to fine particulate air pollution. JAMA 2002;287: 1132–41.

2. Selvaggi G, Novello S, Torri V, Leonardo E, de Giuli P, Borasio P, et al. Epidermal growth factor receptor overexpression correlates with a poor prognosis in completely resected non-small-cell lung cancer. Ann Oncol. 2004; 15:28–32.

3. Travis WD. Pathology of lung cancer. Clin Chest Med. 2011;32:669–92.

4. Früherkennung und Klinik des Lungenkarzinoms

4.1. Prognose

> Die 5-Jahres-Überlebensrate liegt aktuell zwischen 15 und 21% über alle Tumorstadien [1].

Dies liegt unter anderem daran, dass sich etwa 70% der Patienten zum Zeitpunkt der Erstdiagnose in einem fortgeschrittenen Stadium befinden [2]. Im operablen Tumorstadium IA wird die 5-Jahres-Überlebensrate mit 60 % angegeben [3], was die prognostische Bedeutung des Verständnisses der klinischen und tumorbiologischen Zusammenhänge unterstreicht. Untersuchungen zeigten eine Verminderung der 5-Jahres-Überlebensrate von 56 % auf 25 % bei vergleichbaren Patientengruppen in Bezug auf das Tumorstadium im Zusammenhang mit dem Auftreten von Gewichtsabnahme, Husten, Dyspnoe etc. [4].

4.2. Früherkennung

Aus dem Vorangestellten lässt sich die Bedeutung eines effektiven Screenings zur Erkennung des "asymptomatischen Lungenkarzinoms" ermessen. Die in den USA durchgeführte Studie NLST (*National Lung Screening Trial*) zeigte, dass die Durchführung eines thorakalen Computertomografie-Screenings alle 3 Jahre bei 53.454 Teilnehmern mit hohem Risiko für ein Lungenkarzinom zu einer um 20 % niedrigeren Mortalität im Vergleich zur Durchführung eines Röntgen-Thorax führte [5, 6]. Die *U.S. Preventive Service Task Force* beantragte eine unabhängige Prüfung sowie eine weitere Studie [7, 8], welche zu der Empfehlung führte, ein jährliches CT-Screening für Patienten im Alter von 55-80 Jahren mit mindestens 30 Packungsjahren durchzuführen. Bis dahin konnte keine andere Studie einen Vorteil des Screenings in Bezug auf die Mortalität zeigen [9].

Die niederländisch-belgische Lungenkrebs-Screening-Studie NELSON (*Nederlands–Leuvens Longkanker Screenings Onderzoek*), eine bevölkerungsbasierte, randomisierte, kontrollierte Studie, startete im Jahr 2000. Es wurden insgesamt 13.195 Männer sowie 2.594 Frauen zwischen 50 und 74 Jahren mit hohem Risiko für die Entwicklung eines Lungenkarzinoms (ehemalige oder aktive Raucher mit mindestens 15 Packungsjahren) eingeschlossen. Es erfolgte eine thorakale Computertomografie bei Einschluss sowie nach 1 Jahr, 3 Jahren und 5,5 Jahren. Ein minimales *Follow-up* von 10 Jahren bis zum 31.12.2015 schloss sich an. Bei 90 % der Männer wurden alle drei CT-Screenings durchgeführt. Insgesamt 9,2 % erhielten mindestens einen zusätzlichen Scan. Es wurden 2,1 % zur weiteren Diagnostik bei verdächtigem Rundherd überwiesen. Nach einem 10-Jahres-*Follow-up* betrug die Lungenkrebsinzidenz 5,58 Fälle pro 1.000 Personenjahre in der Screeninggruppe sowie 4,91 Fälle pro 1.000 Personenjahre in der Kontrollgruppe. Die Lungenkrebsmortalität betrug 2,5 pro 1.000 Personenjahre versus 3,3 pro 1.000 Personenjahre. Das kumulative Risiko, an Lungenkrebs zu versterben, betrug 0,76 (95% CI 0,61 bis 0,94, p=0,01) in der Screeninggruppe im Vergleich zur Kontrollgruppe [10]. Diese Studie zeigt eine signifikant niedrigere Lungenkrebsmortalität bei Risikopatienten, welche sich einem entsprechenden Screening mittels thorakalem CT unterzogen im Vergleich zu Patienten ohne Screening. Auch die Bedenken bezüglich einer Überdiagnostik bei einer Feststellung von unklaren Rundherden konnten ausgeräumt werden. Als Obergrenze einer Überdiagnostik konnten maximal 8,9 % ermittelt werden [10]. Diese Daten sind so eindeutig, dass in der nächsten Zeit ein solches CT-Screening implementiert werden muss, was möglicherweise noch in diesem Jahr erfolgen wird.

Im Rahmen verschiedener *Low-Dose*-CT-Screening-Studien wurden auch mehrere Antikörper zu tumorspezifischen Antigenen untersucht. In einer Analyse mit insgesamt sechs Antikörpern konnte eine Sensitivität von 58 % und eine Spezifität von 43 % gezeigt werden [11]. Die geringen Sensitivitäten und Spezifitäten in den verschiedenen Studien unterstreichen die Schwierigkeit, aussagekräftige Marker zur Früherkennung von Lungenkrebs zu finden.

Ein weiterer Ansatz in der Früherkennung ist die *Liquid Biopsy*. Hierbei wird versucht, aus einer "flüssigen Biopsie" (meist Blut, aber auch Ergussflüssigkeit, Urin oder Liquor möglich) zirkulierende Tumorzellen (CTCs) bzw. Nukleinsäuren oder Proteine zu isolieren. Dies wird beim Lungenkarzinom im fortgeschrittenen Stadium bereits eingesetzt. Die Vorteile sind die geringe Invasivität und die dadurch leicht mögliche Wiederholbarkeit. Die

Nachteile sind die eher geringe Sensitivität und Spezifität. Aktuell spielt dieser Ansatz in der Früherkennung des Lungenkrebses noch keine Rolle.

Auch die Bedeutung zirkulierender microRNA wird zunehmend untersucht. Zirkulierende microRNA findet sich sowohl im Blut von gesunden als auch an Lungenkrebs erkrankten Personen. Einige Studien haben bereits den Zusammenhang zwischen microRNA und Lungenkrebs untersucht. So wurden bestimmte microRNA-Panels identifiziert, die beim Vorliegen eines Lungenkarzinoms überexprimiert zu sein scheinen. Insgesamt handelt es sich hierbei um einen vielversprechenden Ansatz, welcher jedoch in Zukunft weiterführende, gut konzipierte und leistungsstarke Validierungsstudien erfordert.

Eine bereits etwas ältere Methode zum Thema Früherkennung des Lungenkrebses ist die Sputumzytologie. Die ersten Studien dazu waren jedoch enttäuschend. Es besteht allerdings aktuell ein erneutes Interesse an der Analyse von Sputum durch automatisierte Zytometrie sowie durch neue molekulare Testungen. Ein Beispiel ist die multizentrische britische Studie LungSEARCH, in der COPD-Patienten nach jährlicher Sputumzytologie/Zytometrie oder ohne Screening randomisiert wurden. Patienten mit positiver Zytologie/Zytometrie erhielten dann ein CT-Thorax sowie eine Fluoroszenz-Bronchoskopie [12]. Als weiteres Instrument wurde auch microRNA im Sputum gemessen, wobei in einer Studie mit drei verschiedenen microRNAs eine Sensitivität von 72 % und eine Spezifität von 95 % erreicht werden konnten [13]. Die Anwendung der molekularen und zytometrischen Analyse von Sputum hat bereits zu interessanten Ergebnissen geführt. Aktuell bildet dies das Potential für mögliche Zusatztests zur Reduzierung falsch positiver Befunde beim *Low-Dose*-CT-Screening. Zum jetzigen Zeitpunkt finden sie jedoch regulär noch keine Anwendung. Auch hier sollten weiterführende Studien abgewartet werden.

Die Fluoroszenz-Bronchoskopie ermöglicht die Darstellung früher Metaplasien. Die pathologische, klinische und vor allem die prognostische Bedeutung dieser Veränderungen ist aber bisher nicht evaluiert. Der Aufwand der Fluoroszenz-Bronchoskopie spricht momentan auch gegen den Einsatz derselben als primäre Screeningmaßnahme. Bedeutung hat dieses Untersuchungsverfahren in der postoperativen Betreuung von Risikopatienten.

Zusammenfassend ist zu sagen, dass sich aktuell das Screening mittels *Low-Dose*-CT zur Früherkennung von Lungenkrebs bei Risikopatienten auf Grund verschiedener Studien (NELSON und NLST) als mehr als vielversprechend erwiesen hat. Noch in 2021 rechnet man mit einer Implementierung dessen. Alle anderen erwähnten Methoden stellen vielversprechende Ansätze für zusätzliche Marker zur Verringerung falsch positiver Befunde im Rahmen eines entsprechenden CT-Screenings dar, spielen im klinischen Alltag jedoch noch keine Rolle.

Symptom	Mögliche Ursache
Neuaufgetretener oder geänderter Husten	Schleimhautirritation durch endobronchialen Tumor oder Stenose
Hämoptysen	blutender Tumor
Dyspnoe	Obstruktion, Stenose der Atemwege, Anämie, Pleuraerguss
Thoraxschmerzen	Arrosion sensibler Strukturen (Pleura parietalis)
Heiserkeit	Arrosion des N. recurrens
Giemen	Stenose
Schluckbeschwerden	Ösophaguskompression durch mediastinalen Tumor
Rezidivierende Pneumonien/Fieber/ Abszess/Empyem	Stenose
Obere Einflussstauung (Vena-cava-superior-Syndrom)	Ummauerung und Stenose der V. cava superior
Horner-Symptomenkomplex	Arrosion der Spinalnerven C_8-Th_1
Knochenschmerzen	Metastasen
Wesensveränderung	Hirnmetastasen
Paraneoplastische Syndrome	Sekretion von Polypeptidhormonen (☞ unten)

Tab. 4.1: Spezifische Symptome und deren mögliche Ursache.

4.3. Symptomatik

Die Symptomatik des Lungenkarzinoms ist unspezifisch, wenngleich nahezu alle Patienten zum Diagnosezeitpunkt symptomatisch sind.

Allgemeine Tumorsymptome

- Gewichtsverlust
- Leistungsinsuffizienz
- BSG-Anstieg, Anämie

Eine Übersicht über spezifische Symptome gibt die Tab. 4.1.

In etwa 15 % aller Fälle mit Lungenkarzinom besteht keinerlei Symptomatik. Hier wird die Verdachtsdiagnose meist durch eine Routine-Röntgen-Thoraxaufnahme gestellt.

Paraneoplastische Syndrome

> Paraneoplastische Syndrome sind beim Lungenkarzinom häufig. Sie können der klinischen Manifestation bis zu 2 Jahre vorausgehen oder als Zeichen eines Rezidivs im Vordergrund stehen. Sie stellen nicht notwendigerweise einen Hinweis auf Metastasierung dar und bilden sich mit der erfolgreichen Behandlung des Primärtumors zurück.

Die pathophysiologischen Zusammenhänge sind nur bei einzelnen Syndromen geklärt. Häufig ist von einer pathologischen Peptidhormonbildung durch das Karzinom auszugehen. Neben dem Lungenkarzinom sind paraneoplastische Syndrome typisch bei gastrointestinalen Karzinomen, Pankreas- und Mammakarzinomen. Eine Übersicht über beim Lungenkarzinom häufige paraneoplastische Syndrome und deren möglichen Pathomechanismus gibt Tab. 4.2.

4.4. Metastasierungsverhalten

Der Nachweis hämatogener Metastasierung ist sowohl beim kleinzelligen Lungenkarzinom als auch beim nicht-kleinzelligen Lungenkarzinom mit einer deutlichen Verschlechterung der Prognose und dem Verlust des kurativen Therapieansatzes verbunden. Metastasen entstehen in Verbindung mit der Verschleppung vitaler Tumorzellen durch das Blut- und Lymphgefäßsystem in Verbindung mit tumorspezifischen "Hilfsfaktoren" an den Zielorganen sowie der zellulären Immunabwehr. Der Tumorzellnachweis im peripheren Blut führt bis heute zu keiner prognostisch relevanten Aussage hinsichtlich Metastasierung.

> Hauptmetastasierungslokalisationen – sowohl bei SCLC als auch bei NSCLC – sind Leber, Gehirn, Lunge, Nebenniere und Knochen.

Nebennierenvergrößerungen sind wegen des hohen Anteils benigner Prozesse, sogenannte "Inzidentalome", – wenn es für die Therapieentschei-

Bezeichnung	Symptome	Pathomechanismus	Vorherrschende Histologie
Hyperkalzämie	Leistungsinsuffizienz, Erbrechen, Somnolenz	vermehrte Parathormonsekretion	häufig Plattenepithel-, selten Adenokarzinom, nie SCLC
Inadäquate ADH-Sekretion	Somnolenz, Adynamie	Hyponatriämie	SCLC
Cushing-Syndrom	Adipositas, Hirsutismus, Muskelschwäche, Hautatrophie	überschießende ACTH-Sekretion	SCLC, Karzinoid
Hypertrophe Osteoarthropathie	Trommelschlägelfinger, Arthritis	unbekannt	NSCLC, gehäuft Adenokarzinom
Lambert-Eaton-Syndrom	Myasthenie, Mundtrockenheit, Parästhesien	Autoimmunreaktion, Kalziumkanal-Antikörper	SCLC
Thrombophilie	gehäuftes Auftreten von Phlebothrombosen	Gewebsthromboplastin, Zerstörung des vaskulären Endothels	v.a. SCLC, auch NSCLC
Karzinoid-Syndrom	Flush, Arthralgie, Teleangiektasie, Bronchospasmus, Glukoseintoleranz, Hypotension	Sekretion neuroendokriner Hormone und Zytokine	Karzinoide

Tab. 4.2: Paraneoplastische Syndrome beim Lungenkarzinom.

dung relevant ist – histologisch zu klären und nicht kritiklos als Metastasierung zu werten. Seltenere Metastasierungslokalisationen sind Knochenmark (SCLC), Pleura, Muskulatur und Haut.

Kleinzellige Lungenkarzinome und Adenokarzinome metastasieren frühzeitig, hochdifferenzierte Plattenepithelkarzinome eher spät.

Prognostisch günstiger scheinen Hirnmetastasen beim kleinzelligen Lungenkarzinom zu sein. Dearing et al. [14] konnten zeigen, dass die mediane Überlebenszeit bei Patienten mit behandelten Hirnmetastasen, wenn sie der einzige Fernmetastasierungsort sind, gleich den Patienten mit lokal begrenzter Erkrankung ist.

Eigene Untersuchungen an etwa 300 Patienten mit nicht-kleinzelligem Lungenkarzinom im Tumorstadium IV lassen vermuten, dass die Metastasenlokalisation bei diesen Patienten einen signifikanten prognostischen Einfluss hat. Von den Patienten mit Lungenmetastasen überleben nach Kaplan-Meier 44 % 12 Monate, während Patienten mit Lebermetastasen nur in etwa 5 % der Fälle ein Jahr überleben. Diese Ergebnisse sind auch in der multivariaten Analyse (Cox-Regression) signifikant [15] (☞ Tab. 4.3).

Lokalisation	N	MÜLZ	1-J-ÜLR
Lunge	80	11,05	44,5 %
Andere	26	7,04	30,8 %
Nebenniere	26	7,04	26,4 %
Hirn	24	6,12	24,2 %
Knochen	24	6,35	18,5 %
Multiple	117	3,82	15,4 %
Leber	21	2,24	4,8 %

Tab. 4.3: Prognostischer Einfluss der Metastasenlokalisation bei NSCLC [15]. **MÜLZ** = mediane Überlebenszeit (Monate); **1-J-ÜLR** = 1-Jahres-Überlebensrate in %.

Literatur

1. Robert Koch-Institut, Gesellschaft der Epidemiologischen Krebsregister in Deutschland e.V. Krebs in Deutschland 2015/2016, 2019.

2. Siegel RL, Miller KD, Jemal A. Cancer statistics, 2018. CA Cancer J Clin 2018;68:7-30.

3. Mountain CF. Revisions in the International System for Staging Lung Cancer. Chest. 1997;111:1710-7.

4. Shimizu N, Ando A, Teramoto S, Moritani Y, Nishii K. Outcome of patients with lung cancer detected via mass screening as compared to those presenting with symptoms. J Surg Oncol. 1992;50:7-11.

5. Aberle DR, Adams AM, Berg CD, et al. Reduced lung-cancer mortality with low-dose computed tomographic screening. N Engl J Med 2011;365:395-409.

6. Frille A, Hardavella G, Lee R. Lung cancer incidence and mortality with extended follow-up in the National LungScreening Trial. Breathe (Sheff) 2020;16:190322.

7. Humphrey LL, Deffebach M, Pappas M, et al. Screening for lung cancer with low-dose computed tomography: a systematic review to update the US Preventive services task force recommendation. Ann Intern Med 2013; 159:411-20.

8. Koning HJ de, Meza R, Plevritis SK, et al. Benefits and harms of computed tomography lung cancer screening strategies: a comparative modeling study for the U.S. Preventive Services Task Force. Ann Intern Med 2014; 160:311-20.

9. van der Aalst CM, Haaf K ten, Koning HJ de. Lung cancer screening: latest developments and unanswered questions. Lancet Respir Med 2016;4:749-61.

10. Koning HJ de, van der Aalst CM, Jong PA de, et al. Reduced Lung-Cancer Mortality with Volume CT Screening in a Randomized Trial. N Engl J Med 2020;382: 503-13.

11. Trudgen K, Khattar NH, Bensadoun E, Arnold S, Stromberg AJ, Hirschowitz EA. Autoantibody profiling for lung cancer screening longitudinal retrospective analysis of CT screening cohorts. PLoS One 2014;9:e87947.

12. Spiro SG, Hackshaw A. Research in progress — LungSEARCH: a randomised controlled trial of surveillance for the early detection of lung cancer in a high-risk group. Thorax 2016;71:91-3.

13. Xing L, Todd NW, Yu L, Fang H, Jiang F. Early detection of squamous cell lung cancer in sputum by a panel of microRNA markers. Mod Pathol 2010;23:1157-64.

14. Dearing MP, Steinberg SM, Phelps R, et al. Outcome of patients with small-cell lung cancer: effect of changes in staging procedures and imaging technology on prognostic factors over 14 years. J Clin Oncol 1990;8:1042-9.

15. Blankenburg T, Gottschlich B, Schütte W, Neef H, Haerting J. Prognostische Relevanz der Metastasenlokalisation bei nicht kleinzelligem Bronchialkarzinom im Tumorstadium IV – Ergebnisse einer prospektiven epidemiologischen Studie. Pneumologie 2010;64:679-85.

5. Diagnostik des Lungenkarzinoms

5.1. Morphologische Diagnosesicherung

Die Grundlage jeglicher Diagnostik bei Patienten mit Verdacht auf Lungenkarzinom stellen eine sorgfältige klinische Befragung sowie klinische Untersuchung dar. Hierbei ist auf Komorbiditäten, die den Leistungszustand des Patienten einschränken, ebenso zu achten wie auf Symptome, die auf eine Metastasierung hindeuten wie beispielsweise paraneoplastische Syndrome, lokale Ausfallerscheinungen oder Schmerzen.

Die morphologische Diagnosesicherung ist auch beim heutigen Stand der bildgebenden und klinisch-chemischen Verfahren für eine adäquate Therapieentscheidung unabdingbar. Die histologische Diagnose wird anhand von Gewebsverbänden gestellt, die durch Zangenbiopsie (z.B. bronchoskopisch), Stanzbiopsie (z.B. Punktion von außen), offene Probeexzision bzw. durch vollständige chirurgische Resektion gewonnen wurden.

Eine besondere Form der morphologischen Diagnostik stellt die zytologische Untersuchung dar. Sie ermöglicht den Nachweis einzelner Tumorzellen, die durch Feinnadelpunktion (perkutan, perbronchial), aus Spülflüssigkeiten (Lavage, Ergusspunktion) bzw. durch Abstrich direkt von tumorverdächtigem Material gewonnen wurden. Der zytologische Befund stellt eine akzeptierte Diagnose für das therapeutische Management dar, wenn er in das Gesamtkonzept und die klinische Erscheinungsform passt. Andernfalls wird eine histologische Sicherung von den Fachgesellschaften empfohlen [1]. Für spezielle Fragestellungen wie beispielsweise eine Mutationsanalyse wird ausreichend repräsentatives Material benötigt.

5.1.1. Untersuchungsverfahren

Eine indikationsgerechte Anwendung der u.g. Verfahren sollte neben dem Allgemeinzustand des Patienten vor allem die weiteren therapeutischen Möglichkeiten berücksichtigen. So sollte ein primär operabler, allseitig von Lungengewebe umschlossener Herd nicht extensiv diagnostiziert, sondern unverzüglich einer chirurgischen Therapie zugeführt werden, auch wenn die histologische Diagnosesicherung nicht abgeschlossen ist. Einen möglichen Algorithmus zur effektiven Typendiagnostik demonstriert die Abb. 5.1.

Algorithmus

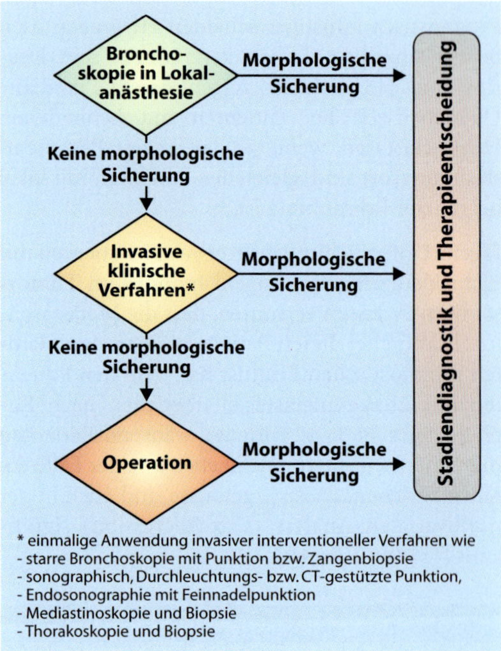

Abb. 5.1: Entscheidungsalgorithmus morphologische Sicherung.

Zur morphologischen Diagnostik stellt die Bronchoskopie das wichtigste Untersuchungsverfahren hinsichtlich der Diagnosesicherung dar. Diese sollte, wenn keine dringliche Indikation vorliegt (z.B. Hämoptysen, neu aufgetretene Atemnot, geänderte Hustenqualität), der Untersuchung mittels thorakaler Computertomographie folgen [1]. Bei zentralem Tumor (zentral = endobronchial durch Bronchoskopie detektierbar) stellt die Bronchoskopie mit den verschiedenen Möglichkeiten der Probeentnahme das Standardverfahren der morphologischen Diagnosesicherung dar. Bei peripheren Lungenrundherden mit einem Durchmesser >2 cm sollte die Bronchoskopie unter radiologischer Kontrolle (Röntgendurchleuchtung mit der Möglichkeit der Darstellung in mindestens 2 Ebenen) zur morphologischen Diagnosesicherung oder unter sonografischer Kontrolle mittels EBUS-Minisonde erfolgen. Die diagnostischen Möglichkeiten bestehen hierbei in der perbronchialen Zangenbiopsie bzw. Nadelaspiration oder Katheterbiopsie. Bei einem peripheren Rundherd mit einem Durchmesser <2 cm ist die diagnostische Ausbeute der Bronchoskopie unter perbronchialer Materialgewinnung abhängig von der Zugänglichkeit des Tumors sowie von der Erfahrung des Untersuchers. Hierbei stellt die zytologische Diagnosesicherung ein akzeptiertes diagnostisches Verfahren (Empfehlungsgrad A nach *Evidence based Medicine*) dar [1]. Bei diskrepanten Befunden zwischen zytologischer Diagnose und klinischem Verlauf sollte eine histomorphologische Diagnosesicherung durchgeführt werden (Empfehlungsgrad B nach *Evidence based Medicine*).

Der Vorteil der zytologischen Untersuchung liegt in der Möglichkeit, aus nur wenig gewonnenem Material schnell diagnostisch wertvolle Aussagen zu erhalten. Der klinische Zytologe kann zeitnah Angaben zur Verwertbarkeit des Materials machen und eine Festlegung über das Vorliegen eines soliden Karzinoms sowie u.U. den histologischen Typ treffen. Die Sicherheit der gemachten Aussagen ist abhängig von der Erfahrung des Zytologen.

Das zytologische Material wird ggf. zentrifugiert, ausgestrichen, luftgetrocknet und nach Giemsa, Pappenheim oder HE-gefärbt. Durch lichtmikroskopische Analyse sind Aussagen zu Kernveränderungen, Mitoserate, Kern-Plasma-Relation sowie Größenverhältnis (Anisozytose) möglich. Stärker als histologische Präparate sind zytologische von präanalytischen Fehlern (Qualität der Ausstriche) betroffen. Während die Zytologie ein wenig aufwändiges und wenig invasives Verfahren darstellt, ist jedoch der negative Voraussagewert gering und die diagnostische Sicherheit der histologischen Verfahren (mit Immunhistochemie, Elektronenmikroskopie) höher.

Bronchoskopie

Primär wird heute meist die flexible Bronchoskopie mit Probeexzision und histologischer Aufarbeitung in der Lokalanästhesie eingesetzt. Sie gilt als Goldstandard der morphologischen Diagnostik. Die starre Bronchoskopie zur Histologiegewinnung ist ebenso sicher möglich.

Hierbei ist der Einsatz der Autofluoreszenz-Bronchoskopie nützlich für die Identifikation präinvasiver oder kleiner Läsionen, die mit den üblichen bronchoskopischen Verfahren unter Umständen übersehen werden können. Untersuchungen haben gezeigt, dass Dysplasien, Carcinomata in situ bzw. mikroinvasive Karzinome mit diesen Untersuchungsverfahren grün fluoreszieren und sich damit deutlich von dem umgebenden Gewebe abheben.

Indikationen

- jeder unklare Rundherd
- rezidivierende/therapieresistente Pneumonien
- unklare Heiserkeit
- persistierende chronisch produktive Bronchitis
- Hämoptysen
- unspezifische Tumorsymptomatik in Verbindung mit Raucheranamnese

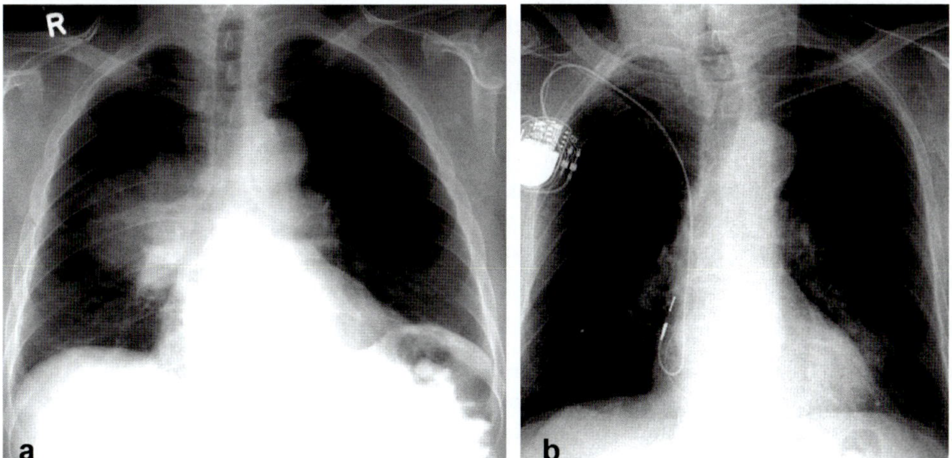

Abb. 5.2a+b: Röntgenmorphologische Abbildungsmöglichkeiten beim Lungenkarzinom. **a:** Zentraler Tumor; **b:** Peripherer Tumor, z.T. retrokardial.

▶ Bronchoskopische Methoden

- endobronchiale Zangenbiopsie
- Bürstenabstrich
- perbronchiale Zangenbiopsie unter Röntgen-Durchleuchtungskontrolle oder mittels anderer Navigationsverfahren
- transbronchiale Nadelaspiration, Katheterabsaugung

Bei zentral wachsenden Tumoren wird die Bronchoskopie meist zur morphologischen Diagnosesicherung führen (☞ Abb. 5.2a), während Tumore, die in der Lungenperipherie wachsen, durch Bronchoskopie häufig nicht erreicht werden (☞ Abb. 5.2a+b).

Die diagnostische Sicherheit der endobronchialen Zangenbiopsie beträgt bei sichtbaren Läsionen ca. 90 %, wenn mindestens 3 Proben aus dem Randbereich des Tumors entnommen werden. Für die Bronchiallavage beträgt die diagnostische Sicherheit etwa 75 %.

Bei endoluminal nicht sichtbaren Tumoren über 2 cm ermöglicht die transbronchiale Zangenbiopsie die Diagnosesicherung in ca. 80 % der Fälle. Der Bürstenabstrich ist in 25-65 % diagnostisch weiterführend.

Perkutane Feinnadelpunktion

Je nach Lokalisation der Raumforderung kann die Punktion zur Histologiegewinnung sonographisch kontrolliert unter Röntgendurchleuchtung oder unter CT-Kontrolle erfolgen. Die Trefferquote für die EUS-gesteuerte transbronchiale Nadelbiopsie liegt zwischen 85 und 95 %. Die Sensitivität von 90 % bei einer Spezifität von 100 % ist zur Histologiegewinnung als günstig einzuschätzen.

Das Risiko einer Stichkanalmetastasierung hat sich in prospektiven Untersuchungen als vernachlässigbar gering dargestellt. Die häufigste Komplikation ist das Auftreten eines Pneumothorax (bis zu 20 % der Fälle).

Mediastinoskopie

Diese Untersuchung sollte zur Histologiegewinnung erwogen werden, wenn im Thorax-CT eine mediastinale Raumforderung dargestellt wurde, die mit weniger invasiven Methoden nicht abzuklären ist und die histologische Sicherung therapeutisch relevant ist.

Thorakoskopie

Die Thorakoskopie ermöglicht die direkte Inspektion des Pleuraraumes und die gezielte Entnahme von Gewebeproben. Diese Untersuchung ist effektiv bei malignem Pleuraerguss, pleuralen Tumoren sowie beim Pleuramesotheliom.

5.1.2. Vorgehen bei fehlender histologischer Sicherung

Gelingt die histologische oder zytologische Histologiegewinnung mit den oben aufgeführten Untersuchungsmethoden nicht, so sollte ohne weiteren Zeitverzug die funktionelle und lokale Operabilität geklärt werden. Ist diese gegeben, so erfolgt die explorative Thorakotomie/Video-assistierte Thorakoskopie (VATS).

Bei funktionell bzw. lokal inoperablen Patienten hängt die Entscheidung über die weitere invasive Diagnostik von den therapeutischen Konsequenzen ab: Bei einer onkologischen Behandlungsoption erfolgt zunächst das Staging. Bei metastasenverdächtigen Befunden kann die histologische Sicherung über eine gezielte Punktion, Biopsie oder operative Entfernung selbiger versucht werden. Bei *Best Supportive Care* als einzige Option ist eine klinische Diagnosesicherung in Einzelfällen ausreichend.

Der isolierte periphere Rundherd

Das diagnostische und therapeutische Management des isolierten peripheren Lungenrundherdes unterscheidet sich von den diagnostischen und therapeutischen Strategien der übrigen Stadien des Lungenkarzinoms. Als isolierter Rundherd wird ein einzelner herdförmiger pulmonaler Prozess beschrieben, dessen größter Durchmesser 3 cm nicht überschreitet und der allseits von Lungengewebe umgeben ist. Außerdem dürfen keine weiteren tumorsuspekten Manifestationen, wie z.B. ein Pleuraerguss, eine Mediastinalverbreiterung, eine pleurale Einziehung oder andere Hinweise auf Metastasen, gegeben sein. In diesem speziellen Fall kommt der diagnostische Algorithmus zur Anwendung, wie er in Abb. 5.3 dargestellt ist.

Handelt es sich um einen Rundherd unter 8 mm Durchmesser und bestehen keine anderen Hinweise auf eine maligne Erkrankung, können nach Evidenzgrad II A EBM radiologische Verlaufskontrollen erfolgen [1]. Bei Herden mit einem Grö-

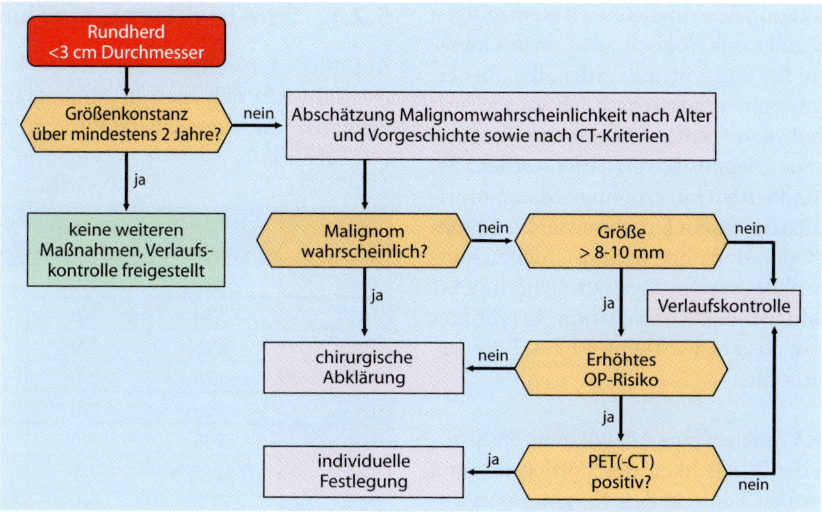

Abb. 5.3: Diagnostischer Algorithmus bei isoliertem pulmonalem Rundherd. Modif. nach [79].

ßendurchmesser zwischen 8 und 10 mm sollte die Malignomwahrscheinlichkeit abgeschätzt werden.

Parameter zur Beurteilung der Malignomwahrscheinlichkeit bei peripherem Rundherd von 8 bis 10 mm:

- Alter
- Rauchstatus
- Tumoranamnese
- CT-morphologische Malignitätskriterien
- ältere Röntgenaufnahmen (Größenprogredienz zwischen 3 Wochen und 1 Jahr)

Das diagnostische Vorgehen bei isoliertem pulmonalem Rundherd ist bei einer Herdgröße von 8 bis 10 mm abhängig von der Malignomwahrscheinlichkeit.

Besteht bei solch einem Rundherd eine geringe Malignomwahrscheinlichkeit, kann auch bei operablen Patienten eine alleinige CT-Verlaufskontrolle erfolgen [1]. Diese sollte in einem Abstand von 3, 6, 12 und 24 Monaten stattfinden. Kommt es in diesem Intervall zu Größenprogredienz des Herdes, sollte eine Exzision des Rundherdes mit

Empfehlungen für die Praxis – Routinediagnostik Tumorstadien

- T-Deskriptor/Primärtumor
  - Goldstandard: Computertomogramm mit Kontrastmittel sowie flexible Bronchoskopie
  - MRT zur Beurteilung des Mediastinums, des Thoraxwandbefalls bzw. bei Sulcus-superior-Tumoren u.U. sinnvoll
- N-Deskriptor/Lymphknotenstatus
  - Im klinischen Tumorstadium Ib-IIIb ist bei therapeutischer Relevanz die Durchführung eines PET-CT notwendig
  - Nadelaspirationsverfahren haben zum Beweis des mediastinalen Befalls hohen diagnostischen Wert
  - Bei positivem CT und/oder PET kann ein Ausschluss des mediastinalen Befalls nur chirurgisch erfolgen
- M-Deskriptor/Metastasierung
  - bei asymptomatischen Patienten PET-CT und MRT des Schädels zur Metastasensuche empfohlen
  - bei Symptomatik weiterführende Verfahren
  - nur bei Kontraindikationen für PET bzw. MRT andere Verfahren sinnvoll
  - PET-positive Befunde müssen bei Therapierelevanz morphologisch gesichert werden

Schnellschnitt und der Möglichkeit des einzeitigen Anschlusses einer onkologisch adäquaten Operation erfolgen. Bei Lungenrundherden, die über einen Zeitraum von mindestens 2 Jahren größenkonstant sind, kann unter Umständen auf eine weiterführende Diagnostik verzichtet werden. Bei isolierten Rundherden mit erhöhtem Malignomrisiko sollte auch bei einem Durchmesser bis 10 mm die primäre Operation ohne weitere Untersuchungen zur morphologischen Diagnosesicherung erfolgen. Besteht in dieser Konstellation ein erhöhtes perioperatives Risiko, wird eine PET-CT-Untersuchung empfohlen.

Ergibt dieses Vorgehen eine Adenokarzinomhistologie, sollte die Möglichkeit des Vorliegens eines metastasierenden kolorektalen Karzinoms erwogen und eine entsprechende Diagnostik eingeleitet werden.

5.2. Tumorstadiendiagnostik/TNM

Für eine adäquate Therapieplanung und Abschätzung der Prognose ist neben der Kenntnis um den histologischen Typ und die Leistungsfähigkeit des Patienten eine genaue Kenntnis der Tumorausbreitung von entscheidender Bedeutung. Dazu ist die Beurteilung des Primärtumors, der regionalen Lymphknoten sowie des Ausmaßes der Metastasierung unerlässlich.

Für eine suffiziente Tumorstadienzuordnung, eine tumorstadiengerechte Therapieplanung und nicht zuletzt aus Gründen der Qualitätssicherung ist die Festlegung auf eine zumindest tumorstadiendefinierende TNM-Formel nach der UICC (1997) notwendig [2]. Seit Januar 2017 ist nun die 8. Auflage des TNM-Stagingsystems der IASLC (*International Association for the Study of Lung Cancer*) gültig. Das TNM-Stagingsystem findet heute bei allen histologischen Formen des Lungenkarzinoms Anwendung. Die veraltete Stadiierung beim kleinzelligen Lungenkarzinom nach VLAG ist verlassen. Die neue Klassifikation berücksichtigt prognostische Aspekte einer multizentrisch gesammelten Datenbank aus epidemiologischen und klinischen Daten von fast 100.000 Fällen mit kleinzelligen und nicht-kleinzelligen Lungenkarzinomen.

5.2.1. TNM und Tumorstadium

Auf der Grundlage der TNM-Klassifikation (☞ Tab. 5.2) teilt man in Abhängigkeit von der Prognose die Lungenkarzinome in Stadien ein (☞ Tab. 5.1).

Stadium	Primärtumor	Lymphknoten	Fernmetastasen
0	Tis	N0	M0
IA1	T1a	N0	M0
IA2	T1b	N0	M0
IA3	T1c	N0	M0
IB	T2a	N0	M0
IIA	T2b	N0	M0
IIB	T1a-T2b T3	N1 N0	M0 M0
IIIA	T1a-T2b T3 T4	N2 N1 N0-1	M0 M0 M0
IIIB	T1a-T2b T3-4	N3 N2	M0 M0
IIIC	T3-4	N3	M0
IVA	Jedes T	Jedes N	M1a und b
IVB	Jedes T	Jedes N	M1c

Tab. 5.1: Übersicht Klassifikation der Tumorstadien nach UICC 8 [3].

Die TNM-Stadieneinteilung wird nach der Art der Validierung mit einem Präfix ("certainty-factor") versehen. Dabei bedeutet:

- **cTNM:** klinisches Staging, d.h. das TNM-Stadium wird nach klinischen und apparativen Befunden entsprechend der Genauigkeit der angewendeten Untersuchungsverfahren festgelegt
- **sTNM:** Das TNM-Stadium wird durch Thorakotomie validiert
- **pTNM:** histomorphologisch validiertes Stadium, d.h. das TNM-Stadium wird nach chirurgischer Resektion des Primärtumors und histologischer Aufarbeitung festgelegt
- **yTNM:** Das TNM-Stadium wird nach vorausgegangener Therapie im Rahmen eines multimodalen Therapiekonzepts festgelegt.

Klinisches Tumorstadium

Das klinische Tumorstadium klassifiziert den Ausbreitungsgrad des Lungenkarzinoms anhand von Größenangaben pathologischer Strukturen (des Primärtumors bzw. Metastasen) sowie anhand

Kategorie	Stadium	Kurzbeschreibung
T (Tumor)	Tis	Carcinoma in situ
	T1a	größter Durchmesser ≤1 cm
	T1b	größter Durchmesser >1 cm und ≤2 cm
	T1c	größter Durchmesser >2 cm und ≤3 cm
	T2a	• größter Durchmesser >3 cm und ≤4 cm *oder* • Infiltration eines Hauptbronchus ohne direkte Infiltration der Karina *oder* • Infiltration der viszeralen Pleura *oder* • tumorbedingte Atelektase oder obstruktive Pneumonie
	T2b	größter Durchmesser >4 cm und ≤5 cm
	T3	• größter Durchmesser >5 cm und ≤7 cm *oder* • Infiltration der Thoraxwand, N. phrenicus, parietales Perikard *oder* • zusätzlicher Tumorknoten im selben Lappen
	T4	• größter Durchmesser >7 cm *oder* • Infiltration von Diaphragma, Mediastinum, Herz, großen Gefäßen, Trachea, N. laryngeus recurrens, Ösophagus, Wirbelkörper, Karina *oder* • zusätzlicher Tumorknoten in einem anderen Lappen, aber ipsilateral
N (Lymphknoten)	N0	keine Lymphknotenmetastasen
	N1	Metastasen in ipsilateralen peribronchialen oder hilären Lymphknoten
	N2	Metastasen in ipsilateralen mediastinalen oder subkarinalen Lymphknoten
	N3	Metastasen in kontralateralen Lymphknoten, tief zervikalen oder supraclaviculären Lymphknoten
M (Metastasen)	M0	keine Fernmetastasen
	M1a	• separater Tumorknoten in kontralateraler Lunge *oder* • maligner Pleuraerguss, Pleurabefall *oder* • maligner Perikarderguss
	M1b	isolierte Fernmetastase in einem extrathorakalen Organ
	M1c	mehrere (>1) Fernmetastasen in einem oder mehreren Organen

Tab. 5.2: Übersicht TNM-Klassifikation IASLC *Lung Cancer Staging Project* [3]. **T** steht für den Primärtumor, **N** für die regionären Lymphknoten und **M** für Metastasen. Die Kategorie M1 kann wie folgt spezifiziert werden: PUL = Lunge, MAR = Knochenmark, OSS = Knochen, PER = Peritoneum, HEP = Leber, ADR = Nebennieren, BRA = Hirn, SKI = Haut, LK = Lymphknoten, PLE = Pleura, OTH = andere Organe.

von pathologisch vergrößerten Lymphknoten bzw. Atelektasen oder Dystelektasen. Ein vergrößerter Lymphknoten gilt nach CT-Kriterien als befallen, wenn der kleinste Durchmesser 1 cm überschreitet [1]. Mit den klinischen Angaben wird insbesondere hinsichtlich des Lymphknotenstatus sowie der Metastasierung in der klinischen Tumorstadiumsangabe von einem makromorphologischen Befund auf den Tumorbefall geschlossen. Vor dem Hintergrund dieser Prämisse ist offensichtlich, dass das klinische Tumorstadium nur eine begrenzte Genauigkeit hat. Tumorbefallene Lymphknoten sind unter Umständen noch nicht vergrößert. Vergrößerte Lymphknoten können durchaus unspezifisch vergrößert sein, beispielsweise bei Pneumonien.

5.2.2. Prognostische Bedeutung des TNM und der Tumorstadieneinteilung

So zeigte Mountain 1997 [2] an Patienten mit nicht-kleinzelligem Lungenkarzinom einen signifikanten Überlebensvorteil der Patienten mit klinischem Tumorstadium IA (61 % 5-Jahres-Überleben) gegenüber Tumorstadium IB (38 %). Klinisch positiver Lymphknotenbefall verschlechtert die Prognose bei cT1 N1 auf 34 % bzw. bei cT2 N2 auf 24 %. Der Prognosevorteil der Patienten im pathologischen Tumorstadium IIIA bzw. IIB ist zum einen durch die postoperative Korrektur des Tumorstadiums bedingt (klinisch falsch zu niedrig eingeschätzte Patienten) und zeigt zum anderen die prognostische Heterogenität der Gruppe an Patienten im Tumorstadium IIIA. Auf die Genauigkeit der klinischen Staginguntersuchungen wird im Folgekapitel eingegangen.

Die günstige Prognose von T3 N0 M0 ist durch die Situation "Tumoreinbruch in die Brustwand" bedingt, die bei R0-Resektion (die in bis zu 90 % der Fälle möglich ist) 5-Jahres-Überlebensraten um 60 % erreichen lässt [4, 5]. Andere Arbeiten wie die von Buccheri [5] an 1.200 Patienten belegen weiterhin, dass insbesondere die einzelnen Deskriptoren (T, N, M) in der multivariaten Analyse einen stärkeren prognostischen Einfluss als das (zusammengefasste) Tumorstadium haben.

Der prognostische Einfluss des Pleuraergusses, der Thoraxwandinfiltration, des Ausmaßes des Befalls der einzelnen Lymphknotenstation, sowie der Fernmetastasenlokalisation wird im Kap. 5.3. erläutert.

Tumorstadium (cTNM)	Überlebensrate	Tumorstadium (pTNM)	Überlebensrate	Differenz (p-c)
cIA	61 %	pIA	67 %	6 %
cIB	38 %	pIB	57 %	19 %
cIIA	34 %	pIIA	55 %	21 %
cIIB	24 %	pIIB	39 %	15 %
cIIIA	13 %	pIIIA	23 %	10 %
cIIIB	5 %			

Tab. 5.3: 5-Jahres-Überlebensraten in Abhängigkeit vom klinischen bzw. pathologischen Tumorstadium bei NSCLC, modifiziert nach [2].

Mehrere Studien belegen den prognostischen Einfluss des TNM auch beim kleinzelligen Lungenkarzinom [6-8]. Des Weiteren ist eine adäquate Verlaufsbeurteilung bei Patienten mit kleinzelligem Lungenkarzinom nur durch den Vergleich der Tumorausprägung hinsichtlich T, N bzw. M möglich. Aus diesen Gründen sollten die in der Tab. 5.2 dargelegten Kriterien auch für die Tumorstadiendefinition des kleinzelligen Lungenkarzinoms angewandt werden.

Die zuvor erwähnte neue Stadieneinteilung nach IASLC ermöglicht eine homogenere Stadieneinteilung hinsichtlich der Prognose der Patienten. Dies betrifft insbesondere das multimodale Vorgehen in den lokalisierten Stadien. Die wichtigsten Änderungen betrafen den T-Parameter. T1 wird nun in T1a (<1cm), T1b (zwischen 1 und 2 cm) und T1c (zwischen 2 und 3 cm) eingeteilt. Die drei neuen Untergruppen im Stadium I bei Patienten ohne Lymphknotenbeteiligung entsprechen nun den Stadien IA1, IA2 und IA3. T2 umfasst nun T2a (zwischen 3 und 4 cm) und T2b (zwischen 4 und 5 cm). Das T3-Stadium entspricht nun einem Durchmesser zwischen 5 und 7 cm (oder getrennten Herden in demselben Lappen oder Invasion der Brustwand, des Pericards oder des N. phrenicus), während sich T4 auf Tumoren bezieht, die größer als 7 cm sind oder in mediastinale Strukturen eindringen, sowie ipsilaterale Herde in einem anderen Lappen. Je 1 cm Tumorgröße verschlechtert sich die Prognose der Patienten signifikant; daher wurden die T-Kategorien reklassifiziert bzw. erneut subklassifiziert.

Offen blieb die Frage, wie die Größe eines subsoliden Adenokarzinoms mit einer lepidischen (= "tapetenartige" intraalveoläre Ausbreitung entlang eines intakten Interstitiums) Komponente exakt zu bestimmen ist. Zur Bewältigung dieses Problems wurde ein gesondertes Komitee eingerichtet, das entsprechende Handlungsempfehlungen erarbeiten und veröffentlichen soll. In der Zwischenzeit gilt die Empfehlung der UICC, die Größe der invasiven Komponente für die Definition der Tumorgröße zu verwenden [9].

Im Bereich des N-Stagings erfolgten keine Änderungen im Vergleich zur 7. Auflage der TNM-Klassifikation. In Tabelle 5.4 ist das 5-Jahres-Überleben in Abhängigkeit des N-Status dargestellt [10].

Status	N0	N1	N2	N3
cN	60 %	37 %	23 %	9 %
pN	75 %	49 %	36 %	20 %

Tab. 5.4: 5-Jahres-Überleben in Abhängigkeit des klinischen oder pathologischen Lymphknotenstatus [10]. **cN** = klinischer Lymphknotenstatus; **pN** = pathologischer Lymphknotenstatus.

Die M1-Kategorie wurde im Vergleich zur 7. Auflage der TNM-Klassifikation reklassifiziert und wird nun unterteilt in M1a, M1b und M1c. Die bekannten M1a-Kriterien gelten dabei weiterhin in der neuen Auflage. Das Vorliegen einer einzelnen extrathorakalen Metastase wird nun als M1b definiert. Mehrere Fernmetastasen in einem einzelnen oder mehreren extrathorakalen Organen werden nun in der Kategorie M1c zusammengefasst. Patienten mit einer einzelnen extrathorakalen Metastase haben eine bessere Prognose als Patienten mit multiplen Fernmetastasen in einem einzelnen oder in mehreren extrathorakalen Organen. Das mediane Überleben der Patienten der reklassifizierten M1b-Kategorie war mit 11,4 Monaten vergleichbar mit dem Überleben der Patienten der M1a-Kategorie (11,5 Monate). Das Überleben der Patienten im Stadium M1c betrug dahingegen nur 6,3 Monate [11].

Die Patienten im Tumorstadium I sollten wie zuvor allein chirurgisch behandelt werden, während Patienten im klinischen Tumorstadium II von adjuvanter Chemotherapie profitieren. Die Stadium IIIA-Patienten profitieren von einer Induktionstherapie (Chemotherapie oder Radio-Chemotherapie) mit nachfolgender Operation. Patienten im Tumorstadium IIIB gelten als nicht resektabel.

5.2.3. Diagnostisches Vorgehen/Routine

Die folgende Abb. 5.4 zeigt schematisch röntgenmorphologische Erscheinungsformen, die auf das Vorliegen eines Lungenkarzinoms schließen lassen können. Aus der breiten Variabilität der Befunde ergeben viele Differenzialdiagnosen und damit die Notwendigkeit zu weitergehender Diagnostik, die einem Algorithmus folgen sollte.

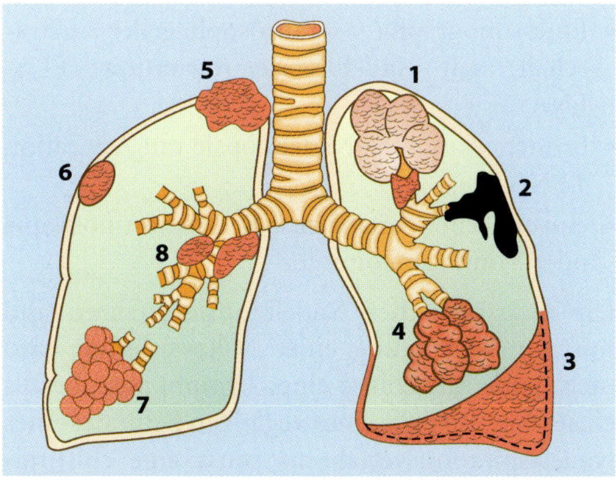

Abb. 5.4: Erscheinungsformen von Lungenkarzinomen. **1** = (poststenotische) Pneumonie, **2** = unklare Atelektase/Dystelektase, **3** = unklarer Pleuraerguss, **4** = pulmonaler (Rund-)Herd, **5** = Tumor in der Lungenspitze und/oder obere Einflussstauung, **6** = pleuranaher Tumor, **7** = alveoläres Infiltrat, **8** = Mediastinalverbreiterung.

Die diagnostischen Routine-Staginguntersuchungen müssen die folgenden Fragestellungen eindeutig beantworten:

- Wie ist das Tumorstadium?
- Besteht Operabilität/kurative Therapiemöglichkeit hinsichtlich der Tumorausbreitung und Lokalisation?
- Bestehen Indikationen zu palliativen bzw. supportiven Therapieformen?

Zur ersten Frage sind bei fehlender therapeutischer Konsequenz auch Aussagen mit geringer diagnostischer Sicherheit (z.B. röntgenologisch beurteilter N-Status bei zentralem Lungenkarzinom und diffuser gesicherter Metastasierung) zulässig.

Die biologische, d.h. funktionelle Operabilität, sollte wann immer möglich an messbaren Werten (prognostische FEV_1, Ergometrie, ☞ Kap. 6.2.) beurteilt werden.

Die hier angegebenen diagnostischen Verfahren orientieren sich an der in Studien gezeigten diagnostischen Aussagekraft der einzelnen Methoden sowie am Allgemeinzustand des Patienten. Es ist für eine adäquate Therapieentscheidung unabdingbar, die Grenzen der Aussagefähigkeit zu kennen, um indikationsgerecht weiterführende Verfahren anzuwenden (☞ Kap. 5.3.). Neben der Kenntnis der Qualität der eingesetzten diagnostischen Verfahren orientiert sich der Einsatz der verschiedenen Optionen an der therapeutischen Relevanz der zu erlangenden Befunde. Hierbei hat sich eine stufenweise Ausbreitungsdiagnostik, die die histologische Diagnose einschließt, etabliert. Prinzipien sind in dem Flussdiagramm in Abb. 5.5 dargestellt.

Die Einbindung der FDG-PET-Untersuchung in den Diagnostikalgorithmus bei potenziell operablem Lungenkarzinom führt zu einer 50%igen Reduktion der nicht notwendigen Thorakotomien bei diesen Patienten (CI 32-80 %, p=0,003) [12] und wird von der Amerikanischen Krebsgesellschaft sowie in der S3-Leitlinie der deutschen Fachgesellschaften [1] in dieser Situation als Routineuntersuchung empfohlen [13]. Es wird explizit ausgeführt, dass das kontrastmittelverstärkte Computertomogramm allein zur Beurteilung der Operabilität bei NSCLC in dieser Situation als inadäquat angesehen wird. Die Diagnosestellung nach ASCO *Guideline* 2003 (mit Einbindung von PET) ist in der nachfolgenden Tab. 5.5 dargestellt.

Routine-Staginguntersuchung
• Rö-Thorax-Aufnahme in 2 Ebenen • thorakale CT mit KM sowie Darstellung der Nebennieren
Bei fehlendem Hinweis auf Operabilität
• FDG-PET-Untersuchung
Bei Verdacht auf inoperables Stadium
• histologische Bestätigung des Tumorstadiums
Bei Operabilität
• Biopsie aller Lymphknoten mit kleinstem Durchmesser >1,0 cm (im CT) • Biopsie aller im CT und PET nicht übereinstimmenden Befunde
Bei Metastasen im PET
• histologische Sicherung des Tumorstadiums

Tab. 5.5: Diagnostische Routine-Staginguntersuchung nach ASCO 2003 [13] sowie DKG und DGP [1].

5.2.4. Algorithmus der Stagingdiagnostik

entsprechend S3-Leitlinie der AWMF [1]

Aus dem zuvor dargelegten erschließen sich die aktuell empfohlenen Staginguntersuchungen für den Primärtumor (T), den Lymphknotenstatus (N) und den Metastasierungsumfang (M). Sie entsprechen den Empfehlungen der deutschen Krebsgesellschaft [1] sowie der amerikanischen Krebsgesellschaft [13]. Die im Folgenden genannten diagnostischen Verfahren sollten bei Patienten, bei denen eine Behandlungsoption besteht – das heißt, die in einem entsprechenden biologischen Zustand sind – indikationsgemäß routinemäßig angewandt werden.

Staginguntersuchungen für den T-Deskriptor

- Kontrastmittelverstärkte CTs von Thorax und Oberbauch als Basisuntersuchung (Empfehlungsgrad A nach EBM)
- MRT nur sinnvoll bei Tumoren der oberen Thoraxapertur, Beurteilung der Brustwand, von Wirbelkörperinfiltrationen oder bei fraglicher Mediastinalinfiltration
- Chirurgische Exploration bei bildgebend unsicheren Befunden (biologischer Operabilität) bzw. fehlender Histologie. Thoraxsonographie, Endosonographie, EBUS als komplementäre Stagingverfahren hinsichtlich T (nur Beweis, kein Ausschluss des Befalls)
- bei CT-morphologisch sicherem T4 keine weitere bildgebende Diagnostik

Diagnostische Verfahren hinsichtlich N-Deskriptor

- primäre Beurteilung des Lymphknotenstatus durch kontrastmittelverstärkte Computertomographie des Thorax
- bei nachweisbaren Lymphknotenvergrößerungen (Definition Lymphknotenvergrößerung: >1 cm im kleinsten Durchmesser) muss der mediastinale Lymphknotenstatus weiter gesichert werden
- Indikation für PET (FDG-Positronen-Emissionstomographie):
  - klinisches Tumorstadium IA, Operation geplant, für das mediastinale und extrathorakale Staging
  - klinisches Tumorstadium IB bis IIIB, kurativer Therapieansatz
- Bei im CT bzw. PET nachgewiesener mediastinaler Lymphknotenpathologie und kurativer Therapieintension muss eine morphologische definitive Evaluation des Lymphknotenbefalls erfolgen

▶ Untersuchungsmethoden:

- endobronchialer Ultraschall mit Nadelbiopsie/-aspiration (EBUS-TBNA)
- Endosonographie (transösophagialer Ultraschall) mit Nadelbiopsie/-Aspiration (EUS-FNA)
- bronchoskopische Nadelbiopsie mit Aspiration TBNA
- chirurgische Verfahren, z.B. Mediastinoskopie oder Minithorakotomie

Die endoskopischen Nadelbiopsieverfahren sind nur zur Bestätigung einer Metastasierung und nicht zum Ausschluss eines Lymphknotenbefalls einsetzbar. Im Falle eines negativen Befundes eines Nadelaspirationsverfahrens muss eine chirurgische Diagnosesicherung erfolgen (Mediastinoskopie, videoassistierte Thorakotomie o.ä.).

Untersuchungsverfahren hinsichtlich M-Deskriptor

- Das routinediagnostische Verfahren hinsichtlich Metastasierung besteht in der kontrastmit-

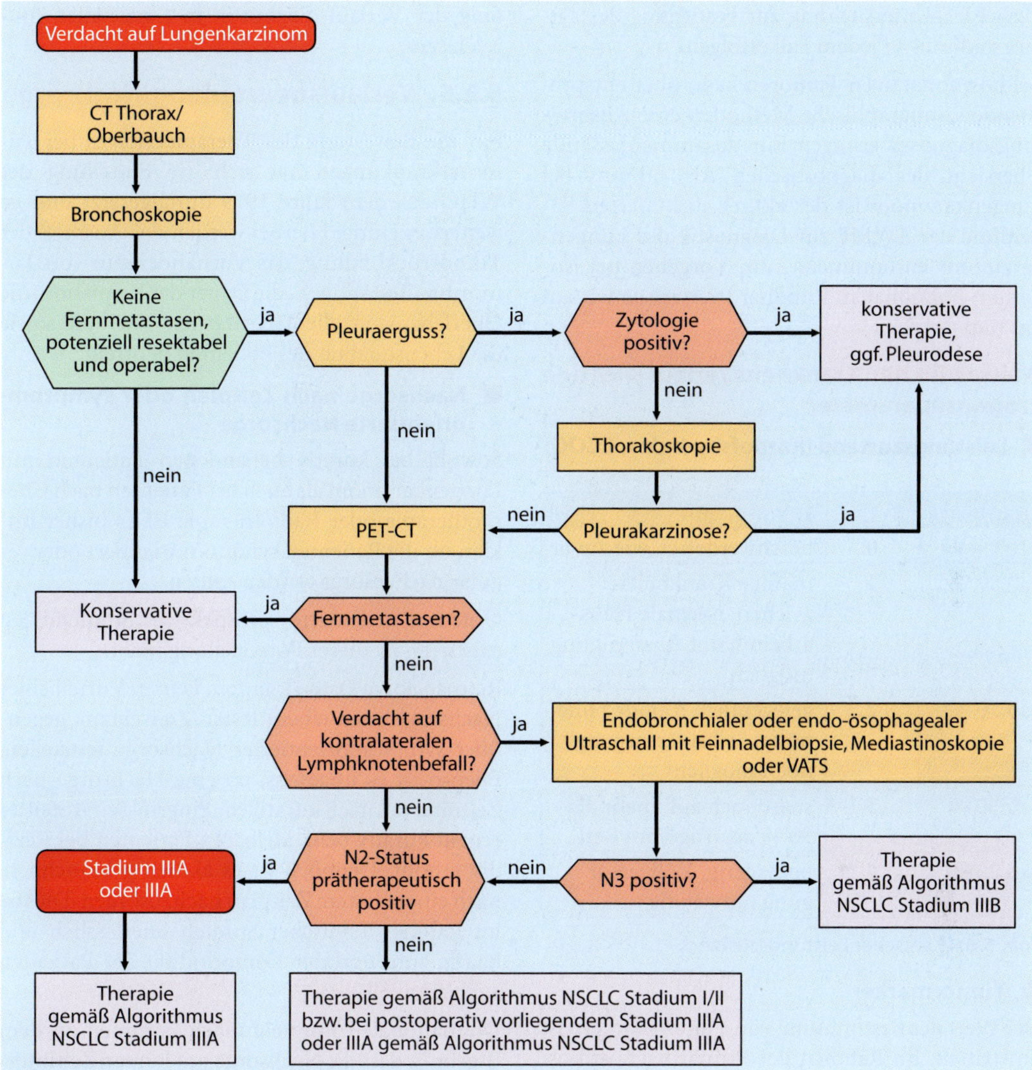

Abb. 5.5: Diagnostischer Algorithmus für das Staging des NSCLC [1].

telverstärkten Thoraxsonographie mit Abbildung der Nebennieren und der Leber

- Im klinischen Tumorstadium bis IIIB sollten bei kurativem Behandlungsansatz auch bei negativer Anamnese bzw. klinischem Befund folgende Untersuchungen erfolgen: MRT des Schädels, Ganzkörper FDG-PET/PET-CT
- Nur bei Kontraindikation für eine PET-Untersuchung ist eine Knochenszintigraphie in Kombination mit einem CT des Abdomens indiziert
- Zum Ausschluss einer zerebralen Metastasierung wird insbesondere beim asymptomatischen Patienten eine MRT-Untersuchung empfohlen
- Eine craniale Computertomographie ist nur bei nichtdurchführbarer MRT akzeptabel.
- Bei therapeutischer Relevanz eines für eine Metastasierung verdächtigen Befundes ausschließlich in einem bildgebenden Verfahren bzw. der PET sollte eine morphologische Diagnosesicherung erfolgen, bevor dem Patienten eine kurative Therapie vorenthalten wird

Bei Patienten mit kleinzelligem Lungenkarzinom, die einer Therapie zugeführt werden, sollte eine

FDG-PET-Untersuchung zur Festlegung des Tumorstadiums in jedem Fall erfolgen.

Bei hormonaktiven Tumoren kann über entsprechende szintigraphische Methoden eine Ausbreitungsdiagnostik erfolgen. Eine zusammenfassende Übersicht des diagnostischen Algorithmus bei Lungenkarzinom ist der aktuell diskutierten S3-Leitlinie der AWMF zur Diagnostik des Lungenkarzinoms entnommen. Zum Vorgehen bei isoliertem pulmonalem Rundherd verweisen wir auf das Kap. 5.1.2.

Weitere für den Krankheitsverlauf wichtige Prognoseparameter

Leistungszustand (Karnofsky-Index, ECOG)

Karnofsky	ECOG	Symptomatik
100 %	0	beschwerdefrei, wie zuvor
ab 80 %	1	mäßige Krankheitszeichen, normale Hausarbeiten mit Anstrengung möglich
ab 70 %	2	gelegentlich fremde Hilfe nötig, Selbstversorgung noch möglich
ab 50 %	3	steht noch auf, mehr als 50 % des Tages im Bett
ab 20 %	4	bettlägerig, Vollversorgung notwendig

Tab. 5.6: Klinischer Leistungszustand.

Tumormarker

Der Wert der Bestimmung von Tumormarkern ist umstritten. Im Rahmen der Primärdiagnostik ist dieses Untersuchungsverfahren nicht relevant. Innerhalb des Szenarios eines präoperativ erhöhten Tumormarkers, der postoperativ normalisiert ist, kann die Tumormarkerbestimmung für den Umfang der Verlaufsdiagnostik in Einzelfällen hilfreich sein.

5.2.5. Verlaufsbeurteilung/Nachsorge

Für die Bewertung des Therapieerfolges bei Tumorerkrankungen hat sich die Einteilung der WHO aus dem Jahre 1979 durchgesetzt und ist weiterhin gültig. Hierbei werden das Ausmaß der Tumorrückbildung, das Vorhandensein von Tumormanifestationen, die Dauer der Remission, die Überlebenszeit, die Toxizität der Therapie sowie die Lebensqualität des Patienten beurteilt.

Nachsorge nach Zeitplan oder symptomorientierte Nachsorge

Sowohl bei kurativ behandelten Patienten mit Lungenkarzinom als auch bei Patienten nach Chemotherapie oder Radiotherapie ist es bisher unklar, ob die Patienten symptomorientiert oder regulär nachgesorgt werden sollten.

Outcome-orientierte prospektive Studiendaten existieren zu dieser Fragestellung nicht.

Retrospektive Daten konnten keinen Vorteil einer Nachsorge nach einem festen Zeitschema gegenüber symptomorientierter Nachsorge feststellen. Ebenso ist es ungewiss, ob eine Nachsorge nach Zeitintervall nach kurativem Eingriff den Anteil an erneut kurativ behandelbaren Patienten bei Rezidiv erhöht. Dennoch ist es aktuell gebräuchlich, nach einem festem Zeitplan nachzusorgen. Dies ist im Rahmen klinischer Studien unerlässlich und häufig aufgrund der Komorbidität der Patienten auch sinnvoll.

Die nationalen Empfehlungen kommen zu dem Ergebnis, dass die Nachsorge mit kurzen Zeitintervallen im Vergleich zur symptomorientierten Nachsorge keinen Überlebensvorteil erbringt und auch nicht kosteneffektiv ist [14].

Empfehlungen für die Praxis – Routinediagnostik Tumorstadien
• Intrathorakale Tumorstadiendiagnostik mittels Computertomogramm mit Kontrastmittel sowie flexibler Bronchoskopie • Extrathorakale Tumorstadiendiagnostik bei asymptomatischem Patienten mittels Oberbauchsonographie • Beurteilung der funktionellen Operabilität unabhängig vom Alter mittels objektiver, messbarer Befunde • Bei suspektem Befund bzw. Symptomatik weitergehende Untersuchungen • TNM-Formel sowie Leistungszustand nach Abschluss der Diagnostik schriftlich fixieren • Verlaufsbeurteilung mit der gleichen Untersuchungstechnik und nach definierten Kriterien

Unstrittig ist andererseits, dass zur Beurteilung von therapiebedingten Nebenwirkungen oder Folgen der Behandlung (z.B. nach Strahlentherapie) fixe Zeitpunkte der Verlaufsbeurteilung notwendig sind.

Vor diesem Hintergrund erschließt sich, dass eine Nachsorge dieser Patienten ambulant durchzuführen ist, um dem Patienten keine Lebenszeit mit stationären Aufenthalten zu entziehen.

Zeitpunkte zur Beurteilung des unmittelbaren Therapieerfolges bei palliativem Therapieansatz

- vor dem 4. Zyklus Chemotherapie sowie
- 4 Wochen nach dem 6. Zyklus bzw.
- 4 Wochen nach Abschluss der Bestrahlung

Bezüglich des Ausmaßes des Ansprechens der Therapie beschreibt man den **Tumorstatus** in die nachfolgend aufgeführten 5 verschiedenen Kategorien:

Kategorien der Verlaufsbeurteilung maligner Tumoren

Kürzel	Begriff	Erläuterung
CR	*Complete Remission*	Vollständige Rückbildung aller messbaren bzw. beurteilbaren Tumorbefunde für mindestens 4 Wochen
NED	*No Evidence of Disease*	Durch zusätzliche chirurgische Maßnahmen (z.B. nach Chemotherapie) erreichte Tumorfreiheit für mindestens 4 Wochen
PR	*Partial Remission*	Größenabnahme aller Tumormanifestationen um mindestens 50 % ohne Progression irgendeines Tumorbefundes für mindestens 4 Wochen
NC	*No Change*	Keine Größenänderung bzw. Größenabnahme um weniger als 50 % oder Größenzunahme um weniger als 25 % für mindestens 4 Wochen
PD	*Progressive Disease*	Größenzunahme um mehr als 25 % in einer der Tumormanifestationen, Neuauftreten von Tumorläsionen

Modus der Verlaufsbeurteilung

Im Rahmen der Verlaufsbeurteilung wird wiederholt das gleiche sensitivste verfügbare diagnostische Verfahren (z.B. CT, Rö-Thorax) angewandt und mit dem Ausgangsbefund (zur Diagnosestellung bzw. postoperativ) verglichen. Aus der Zusammenschau der Bewertungen hinsichtlich T, N und M wird die Gesamtbeurteilung des Tumorstatus erstellt. Ein neues TNM bzw. Tumorstadium wird im Verlauf in der Regel nicht angegeben. Eine Ausnahme bildet das "yTNM", das nach Operation infolge neoadjuvanter Therapie angegeben wird.

Nach erfolgter Tumorresektion wird ein durch histopathologische Untersuchungen ermitteltes "pTNM" festgelegt, das in diesen Fällen die Grundlage der Prognoseabschätzung bzw. weiterer Therapieoptionen darstellt.

Empfehlungen für die Praxis – Nachsorge
• Nachsorge nach kurativer Therapie - erste Vorstellung 4 bis 6 Wochen nach Abschluss der Behandlung mit Lungenfunktion, Diffusionskapazität, Anamnese und klinischer Untersuchung - in den folgenden 2 Jahren vierteljährlich, dann halbjährlich bis zum 5. Jahr, danach - jährlich, Anamnese, klinische Untersuchung, Rö-Thorax und Oberbauchsonogramm erwägen • Nachsorge nach palliativer Therapie - bei weiterer Therapieoption Nachsorgeintervalle nicht länger als vierteljährlich, mit Anamnese körperlicher Untersuchung, Rö-Thorax, andere diagnostische Verfahren, entsprechend der nachgewiesenen Tumormanifestationen

5.3. Wertigkeit weiterführender diagnostischer Verfahren

Studien haben gezeigt, dass die unterschiedlichen diagnostischen Verfahren hinsichtlich T-, N- bzw. M-Deskriptor von unterschiedlicher Wertigkeit sind.

5.3.1. Weiterführende diagnostische Verfahren hinsichtlich T-Deskriptor

Von prognostischer Bedeutung ist die Differenzierung zwischen T2 und T3 bzw. T4. Die derzeit verfügbaren bildgebenden Verfahren sind für diese

Fragestellung nicht immer von ausreichender Genauigkeit.

CT

Die CT erbringt hinsichtlich T eine diagnostische Sensitivität zwischen 54 % und 83 % (bei einer Spezifität um 85 %). Dies ist durch die schwierige Differenzierung zwischen Kontakt vs. Infiltration von Nachbarstrukturen bedingt [15]. Der Anteil an durch CT "overstagter" Patienten stellt hierbei ein besonderes diagnostisches Problem dar, da diesen Patienten u.U. eine kurative Therapieoption vorenthalten wird.

MRT

Die MRT erreicht hinsichtlich Infiltration von Wirbelkörper, Thoraxwand und für Pancoast-Tumore (peripheres Lungenkarzinom im Bereich der Lungenspitze) Sensitivitäten zwischen 85 % und 100 % und damit *bei diesen Fragestellungen* einen diagnostischen Gewinn. Bei den übrigen Fragestellungen hinsichtlich T-Deskriptor erreicht die MRT keinen Diagnostikvorteil [16].

FDG-PET

Die FDG-PET (FDG = Fluor-Desoxyglukose) hat infolge der relativ schlechten Lokalisationsauflösung auch in Kombination mit der CT keine diagnostische Relevanz hinsichtlich des T-Deskriptors [17]. Wenngleich die Lokalisationsauflösung für die Beurteilung des T-Deskriptors unzureichend ist, haben prospektive Studien und systematische Metaanalysen eine hohe Sensitivität und Spezifität zur Beurteilung der Malignität von Herden mit einem Durchmesser von mehr als 10 mm ergeben. Limitationen bestehen in entzündlichen Veränderungen, die aufgrund der Stoffwechselaktivierung ebenso anreichern können. Falsch negative Befunde der FDG-PET sind bei kleinen Herden (Durchmesser unter 8 mm) zu beobachten. Eine weitere Möglichkeit der falsch negativen Befunde kann bei gut differenzierten Karzinomen, die nur eine gering gesteigerte Stoffwechselaktivität haben, bestehen. Daneben besteht der Wert der PET in der Rezidivdiagnostik sowie in der frühzeitigen Detektion von Fernmetastasen [1].

Sonographie und Endosonographie

Der Stellenwert der Pleurasonographie hinsichtlich Pleurainfiltration sowie der transösophagealen Sonografie für die Beurteilung des Mediastinums muss noch durch Daten belegt werden.

Der Nachweis/Ausschluss des pleuralen Befalls gelingt bisher thorakoskopisch mit zufriedenstellender Sicherheit.

Weiterführende Diagnostik ausgewählter primärtumorassoziierter Befunde

Der tumorassoziierte Pleuraerguss stellt beim nicht-kleinzelligen Lungenkarzinom einen wichtigen prognostischen Parameter dar. Eine Untersuchung aus dem Jahre 1997 zeigte an 197 Patienten mit nicht-kleinzelligem Lungenkarzinom eine signifikante Abnahme des medianen Überlebens im Tumorstadium IIIB von 15,3 auf 7,5 Monate bei Auftreten eines Ergusses [18]. Aus diesem Grund ist bei Verdacht auf Pleuraerguss eine zytologische und laborchemische Diagnostik, bei therapeutischer Relevanz im Sinne eines kurativen Ansatzes ggf. auch eine thorakoskopische Abklärung immer notwendig.

Die therapeutische und prognostische Bedeutung des Nachweises der Infiltration der parietalen Pleura bzw. weiterer Thoraxwandstrukturen hat infolge verbesserter Resektionstechniken deutlich abgenommen. Der Verdacht auf eine Thoraxwandinfiltration stellt heute keine Kontraindikation für den operativen Eingriff dar. Die derzeitige Methode der Wahl zur Diagnostik der Thoraxwandinfiltration stellt die CT bzw. MRT dar. Diese wird zunehmend durch die Thoraxsonografie abgelöst.

Empfehlungen für die Praxis – Weiterführende Verfahren für T- und N-Deskriptor
• **Beurteilung suspekter Befunde des Primärtumors:** Weiterführend hinsichtlich Infiltration in Nachbarstrukturen, in Einzelfällen Thoraxsonographie, EUS, EBUS der CT überlegen, ggf. operative Exploration. • **Beurteilung mediastinaler Lymphknoten:** Die negative CT hat hohen diagnostischen Stellenwert. Ein CT-suspekter Lymphknoten kann bei negativem PET als wahrscheinlich nicht befallen bewertet werden. Bei positivem PET muss eine feingewebliche Klärung erfolgen. Die Wahl des interventionellen Verfahrens erfolgt nach Lokalisation und Verfügbarkeit.

Bei Patienten mit oberer Einflussstauung ist neben der Diagnosesicherung die schnelle Einleitung einer symptomatischen Therapie (meist Strahlentherapie) notwendig. Aus diesem Grund sollte nach Karzinomnachweis auch vor dem Eingang der definitiven Histologie die entsprechende Therapie eingeleitet werden. Bei Pancoast-Tumoren ist der Tumornachweis meist mittels perkutaner Punktion zu führen. Das weiterführende Untersuchungsverfahren hinsichtlich der Ausbreitungsdiagnostik bei Pancoast-Tumoren ist die MRT (☞ oben).

5.3.2. Weiterführende diagnostische Verfahren hinsichtlich N-Deskriptor

Aufgrund der neueren Erkenntnisse zur multimodalen Therapie des nicht-kleinzelligen Lungenkarzinoms hat eine differenzierte Analyse des Lymphknotenbefalls heute einen hohen Stellenwert im Rahmen der Therapieentscheidung über multimodale Therapieformen. Insbesondere der sichere Nachweis von N0 bzw. N3 hat therapeutische Relevanz. In Anbetracht dessen liegt eine weitere Indikation für die PET-Untersuchung in der Detektion konventionell nichtdiagnostizierter und asymptomatischer Fernmetastasen vor. So kann z.B. mittels PET-Untersuchung in 8-18 % aller Patienten mit nicht-kleinzelligem Lungenkarzinom, die konventionell in das klinische Tumorstadium I und II klassifiziert wurden, eine Metastasierung nachgewiesen werden [12]. Auch bei Patienten im klinischen Tumorstadium III können konventionell okkulte Fernmetastasen in einem deutlich relevanten Anteil durch PET-Untersuchungen nachgewiesen werden. Damit hat die PET-Untersuchung einen klaren positiven Einfluss auf das Management von Patienten mit potentiell resektabel klassifiziertem Lungenkarzinom, was auch in der o.g. Multicenter-Studie [12] nachgewiesen werden konnte.

■ CT

Die aktuellen computertomographischen Verfahren (0,8 mm Schichtdicke, Kontrast-CT der 3. Generation, Grenzwert 1,2 cm im kleinsten Durchmesser) haben hinsichtlich des hilären Lymphknotenbefalls Sensitivitäten zwischen 21 % und 73 % erbracht (Spezifität 22 % bis 92 %) [19]. Hinsichtlich der mediastinalen Lymphknoten liegt die Sensitivität bei etwa 67 % (zwischen 53 % und 90 %), die Spezifität bei etwa 70 % (zwischen 54 % und 86 %) [19]. Die Problematik besteht darin, dass tumorbefallene Lymphknoten erst im Laufe der Zeit (entsprechend der Proliferationsrate) tumorbedingt "wachsen", während thorakale Lymphknotenvergrößerungen auch bei den verschiedensten nichtmalignen Krankheiten (COPD, Sarkoidose) auftreten können.

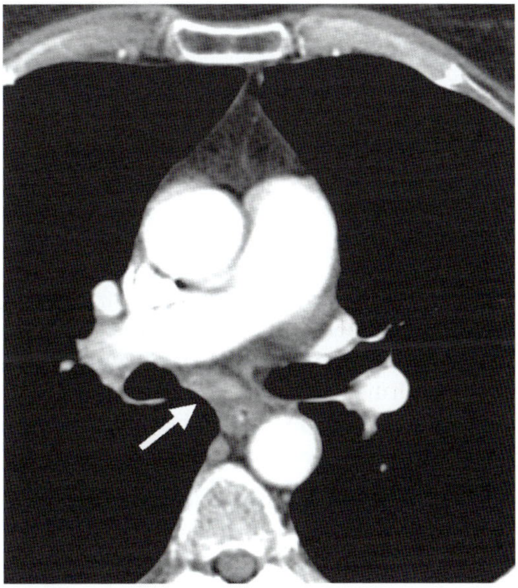

Abb. 5.6: Grenzen des CT: grenzwertig großer subcarinaler (möglicher N2) Lymphknoten.

Für die Routine wird derzeitig bei negativer CT von Operabilität bezüglich N ausgegangen. Bei positiver CT bzw. bei möglicher Operabilität sowie im Rahmen klinischer Studien ist der Einsatz weiterer Verfahren notwendig.

■ PET

Bezüglich der Beurteilung der N-Situation ist die PET (Positronen-Emissions-Tomographie mittels Fluor-Desoxyglukose) sensitiver (im Mittel etwa 83 %, *range* 67-100 %), mit höherer Spezifität (etwa 78 %, *range* 79-100 %) und erheblich genauer (*accuracy* 90 % für PET, 70 % für CT) als die computertomographische Beurteilung [20]. Betrachtet man nur die aktuellen prospektiven, verblindeten Vergleichsstudien (CT, PET, vs. histolog. Beurteilung) liegt der diagnostische Gewinn des PET-Einsatzes bei etwa 14 % (*accuracy*) [20]. Von besonderer Bedeutung hinsichtlich der präoperativen Diagnostik ist der hohe negative Vorhersagewert der PET von mindestens 90 %.

Weiterhin konnte gezeigt werden, dass die PET für die Remissionsbeurteilung der CT deutlich überlegen ist. Van Tinteren et al. publizierten in *Lancet* Daten, die zeigen konnten, dass die präoperative Durchführung der PET-Untersuchung bei potenziell operablem NSCLC zu einer 50%igen Reduktion von unnötigen Thorakotomien führt [12]. Unter anderem führten diese Daten zu der Aufnahme dieses Untersuchungsverfahrens in die ASCO-Empfehlungen 2003 als Routinediagnostik bei operablem NSCLC [13] sowie in die Empfehlungen der deutschen Fachgesellschaften 2009 [1]. Die Grenzen dieses Verfahrens liegen in der Abgrenzung entzündlicher Prozesse und in der Lokalisationsauflösung.

Mediastinoskopie

Die Mediastinoskopie gilt als die Referenzmethode zur Untersuchung zur Beurteilung mediastinaler Lymphknotenstationen. Über das Jugulum wird hierbei nach digitaler Tastung mittels eines starren Mediastinoskops das vordere obere und mittlere Mediastinum beurteilt und ggf. biopsiert. In der Literatur wird eine Sensitivtät von maximal 90 % [21] und Spezifität von 100 % vs. offener Thorakotomie beschrieben.

Bei Patienten mit Lungenkarzinom, die mediastinoskopisch N2/3 negativ beurteilt werden, wird in etwa 10 % aller Fälle bei unmittelbar anschließender Thorakotomie ein mediastinaler Befall nachgewiesen [21]. Dies wird durch mediastinoskopisch nicht/schwer erreichbare Lymphknotenstationen bedingt [21]. Dies sind im Einzelnen:

- Station 5 und 6 (aortal, aortopulmonales Fenster)
- Station 9 (Ligamentum pulmonale)
- Station 8 (paraösophageal, unteres Mediastinum) sowie
- z.T. Station 3 (3P) (retrotracheal)

(nach Naruke et al. [22]; ☞ dazu Abb. 5.7+5.8). Die Erweiterung des Verfahrens (nach Chamberlain, Ginsberg bzw. in Kombination mit VATS) lässt auch Aussagen zum Befall der Stationen 5, 6 und 9 zu, ist aber mit erhöhtem Risiko verbunden. Mediastinoskopisch sind keine Aussagen bezüglich N1 möglich. Die anatomische Lage der einzelnen Lymphknotenstationen beschreiben die Abb. 5.7 und 5.8.

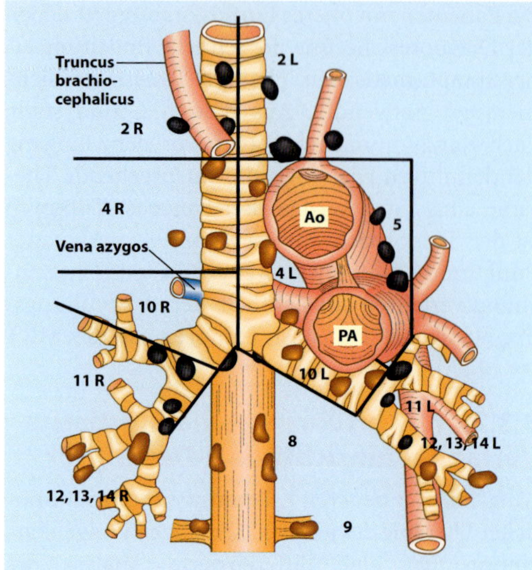

Abb. 5.7: Lymphknotenstationen im Mediastinum von ventral. Modifiziert nach Naruke [22] und Rusch [23].

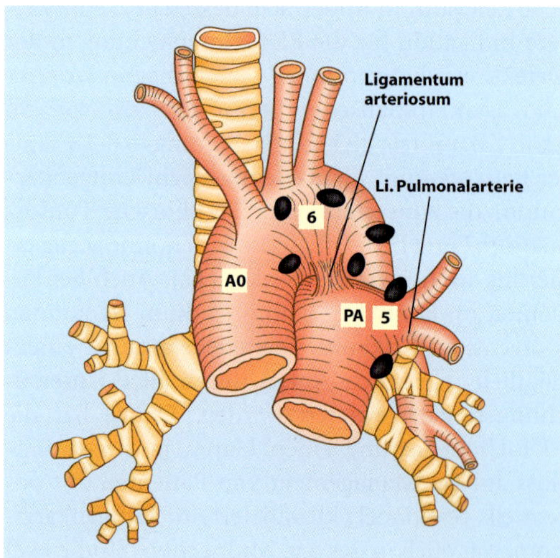

Abb. 5.8: Lymphknotenstationen im aortopulmonalen Fenster von rechts. Modifiziert nach Naruke [22] und Rusch [23].

Das relevante Risiko der Mediastinoskopie ist, wie die beiden Abbildungen 5.7+5.8 vermuten lassen, die Arrosionsblutung aus den großen intrathorakalen Gefäßen. Sie wird in weniger als 0,3 % der Fälle beschrieben. Andere seltene Komplikationen sind Laceration andere mediastinaler Strukturen, Pneumothorax und Wundinfektion. Die Gesamtkomplikationsrate wird in der Literatur mit 2,3 %

angegeben [24]. Remediastinoskopien gestalten sich infolge Narbenbildung komplizierter und komplikationsreicher.

Vergleichende Studien haben gezeigt, dass der diagnostische Gewinn der Mediastinoskopie bei nach CT-Kriterien N0 bzw. N2 negativ gestagtem Tumor vor der Resektion ausgesprochen gering ist. Daly et al. zeigten an 501 CT N2-negativen Patienten (davon 37 falsch negativ) einen diagnostischen Gewinn durch Mediastinoskopie in einem Fall. Die anderen 36 Fälle pN2 wurden erst durch die Thorakotomie und Lymphknotenresektion und nicht durch die Mediastinoskopie diagnostiziert [25].

Endosonographie

Die Endosonographie via ösophago-gastroskopischem Zugang sowie die endobronchiale Ultraschalluntersuchung (EBUS) stellen neue diagnostische Verfahren dar, die in Verbindung mit der Feinnadelpunktion zytologische Aussagen zu pathologischen Strukturen des Mediastinums ermöglichen. Hierbei sind zum einen die schwer erreichbare Region 3P (retrotracheal) sowie 8 und 9 (unteres Mediastinum) interessant, zum anderen erbringt eine höhere Lokalisationsauflösung diagnostischen Gewinn. Ein weiterer Vorteil besteht in der geringen Invasivität und damit beliebiger Wiederholbarkeit. Nachteile sind vor allem in dem Gebundensein an festgelegte Strukturen (Ösophagus, Trachea) sowie in der eingeschränkten Eindringtiefe zu sehen. Nichtvergrößerte befallene Lymphknoten können ebenfalls nicht sicher beurteilt werden.

5.3.3. Weiterführende diagnostische Verfahren hinsichtlich M-Deskriptor

Suspekte klinische/paraklinische Befunde, die Frage der Operabilität sowie klinische Studien erfordern weiterführende Untersuchungen der häufigsten Metastasierungsorte:

- Leber (40 % aller M1)
- Hirn (45 %)
- Nebennieren (40 %)
- Skelett (30 %)
- Lunge

Aktuelle Daten der internationalen Literatur beschreiben die hohe diagnostische Sicherheit des Ganzkörper-PET zur Detektion asymptomatischer Metastasen. Dieses Untersuchungsverfahren stellt derzeit das sensitivste, spezifischste und am

Lokalisation	Empfehlung
Knochen	Knochenszintigraphie *nur* bei • Knochenschmerzen • Thoraxschmerz • Hyperkalzämie • erhöhter Alkalischer Phosphatase • pathologischer Fraktur Bei suspektem Befund gezielte Röntgenaufnahme bzw. CT im "Knochenfenster" sowie Biopsie
Schädel	Schädel-CT mit Kontrastmittel bzw. MRT nur bei Symptomatik bzw. bei OP-Indikation sowie bei SCLC
Nebennieren	Screening mittels CT mit Kontrastmittel • bei suspektem Befund MRT- bzw. CT-gestützte Biopsie bzw. operative Extirpation • bei negativem PET-Befund abwartendes Verhalten möglich
Leber	Screening mittels CT mit Kontrastmittel sowie Ultraschall, bei suspektem Befund ultraschallgestützte Biopsie
Lunge	• bei morphologisch suspektem Befund zytologisch/histologischer Metastasen-Nachweis notwendig • bei negativem PET Befund abwartendes Verhalten möglich

Tab. 5.7: Untersuchungsverfahren zur Beurteilung verschiedener Fernmetastasierungsorte (nach ASCO Guidelines 2003 [13] und DGP/DKG 2009 [1] ergänzt).

Empfehlungen für die Praxis – Weiterführende Verfahren für M-Deskriptor

- **PET-CT** ist Goldstandard zum Ausschluss von Metastasierung
- Die Beurteilung **suspekter Knochenbefunde** erfolgt konventionell röntgenologisch, ggf. mittels CT, MRT
- Die Beurteilung **suspekter neurologischer Befunde** erfolgt durch MRT
- Die Beurteilung **suspekter Nebennierenbefunde** sollte durch MRT erfolgen. Kann der Befund nicht geklärt werden, muss bei therapeutischer Relevanz, eine histologische Klärung erfolgen
- Die Beurteilung **suspekter Leberbefunde** erfolgt durch Punktion
- Die Beurteilung **suspekter intrapulmonaler Befunde der Gegenseite** kann durch PET erfolgen. Bei weiterhin unklarem Befund und therapeutischer Relevanz sollte bei negativem bronchologischen Befund sich eine atypische Resektion der suspekten Herdes anschließen

wenigsten zeitaufwändige Verfahren zur Beurteilung von Fernmetastasen dar. Aus diesem Grund wird die FDG-PET bei fehlendem Hinweis auf Metastasierung im Thorax-CT von der Amerikanischen Krebsgesellschaft sowie der Deutschen Krebsgesellschaft [1] empfohlen [13]. Der Nachweis einzelner Zellen bzw. mikroskopisch nachweisbarer Zellverbände gelingt auch mit diesem Verfahren nicht. Letztendlich ist jedoch aufgrund der vorhandenen Daten zu fordern, dass zum Ausschluss okkulter Metastasen bei entsprechender therapeutischer Relevanz sowie bei kurativtherapeutischer Relevanz die PET-Untersuchung zum Einsatz kommt.

Nachfolgend ist die Wertigkeit anderer ausgewählter weiterführender Untersuchungsverfahren für ausgewählte Metastasierungsorte kurz umrissen.

Knochenmetastasen

Knochenmetastasen sind meist mit Knochenschmerzen, Hyperkalzämie und/oder erhöhter Alkalischer Phosphatase (AP) bzw. mit einer pathologischen Fraktur verbunden. Das entsprechende Screeningverfahren ist die Knochenszintigraphie. Die differenzierte lokale Beurteilung gelingt durch die entsprechende Röntgenuntersuchung und Computertomographie ("Knochenfenster"). Bei andererseits operablem Tumor sind Knochenmetastasen histologisch zu sichern [13] Knochenmetastasen sind schlecht therapeutisch zu beeinflussen und haben eine ungünstige Prognose.

Hirnmetastasen

Hirnmetastasen sind bei Patienten mit NSCLC assoziiert mit neurologischer Symptomatik oder anderen Hinweisen auf Generalisation der Erkrankung. Das derzeitige Routine-Untersuchungsverfahren ist die Computertomographie mit Kontrastmittel. Wenngleich die MRT des Schädels höhere diagnostische Genauigkeit erbringt, hat sie bisher jedoch keine prognostische Relevanz im palliativen Ansatz. Im potenziell kurativen Ansatz ist die MRT der CT infolge der besseren Auflösung vorzuziehen (☞ Abb. 5.9).

Bei Patienten mit SCLC haben asymptomatische synchrone Hirnmetastasen, wenn dies die einzige M1-Lokalisation ist, unter Chemotherapie die gleiche Prognose wie der M0-Tumor [26]. Von

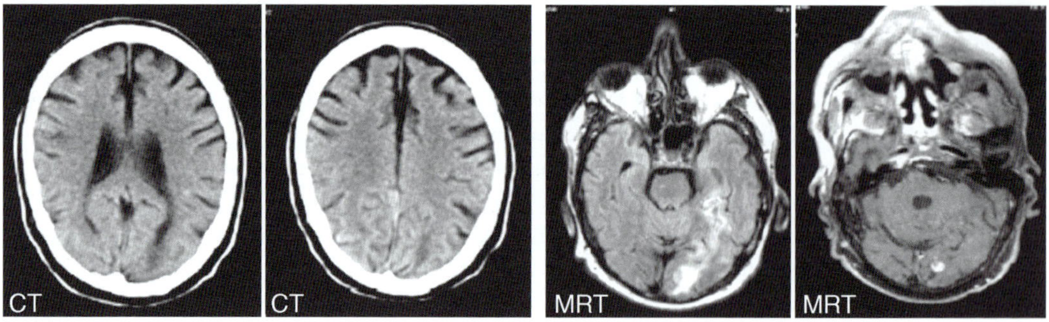

Abb. 5.9: Gegenüberstellung von CT (links) und MRT (rechts) bei Hirmetastasen eines NSCLC (Schichtebenen nicht identisch).

diagnostischer Bedeutung ist das Schädel-CT/MRT im Rahmen der Entscheidungsfindung hinsichtlich der intermittierenden Ganzhirnbestrahlung. PET spielt für diese Metastasierungslokalisation infolge des hohen Glucoseumsatzes des Hirns keine Rolle.

Nebennierenvergrößerungen

Nebennierenvergrößerungen sind asymptomatisch und werden durch die thorakale CT miterfasst. Weniger als 50 % aller beim Lungenkarzinom diagnostizierten Nebennierenvergrößerungen sind maligne [27]. Isolierte Nebennierenmetastasen ohne Befall des Mediastinums (pN2-3) oder andere Metastasierungslokalisationen sind außerordentlich selten. Das diagnostische Verfahren der Wahl ist die CT-gestützte Biopsie bzw. die offene Exstirpation [27]. Die MRT kann Nebennierenvergrößerungen infolge des besseren Auflösungsverhaltens früher diagnostizieren, Rückschlüsse auf die Dignität sind aber unsicher. An dieser Stelle sei erneut die PET erwähnt: Daten der Literatur belegen, dass die negative PET-Untersuchung einen sehr hohen prädiktiven Wert zur Beurteilung von Nebennierenveränderungen hat [28].

Lebermetastasen

Lebermetastasen werden mittels der Oberbauchsonographie bzw. der entsprechenden CT mit Kontrastmittel dargestellt. Die Spezifität der Sonographie (ggf. mit Kontrastmittel) ist höher als die der Computertomographie, die Sensitivität ist gleich oder geringer. Die ultraschallgestützte Biopsie ist das Mittel der Wahl zum histologischen Nachweis/Ausschluss der Malignität bei unklaren fokalen Veränderungen [13].

Intrapulmonale Veränderungen

Fokale intrapulmonale Veränderungen, die metastasenverdächtig sind, werden durch die Untersuchungstechniken bezüglich T-Deskriptor erfasst. Sie sollten bei therapeutischer Relevanz histologisch abgeklärt werden, da die Möglichkeit benigner Veränderungen bzw. eines Zweitkarzinoms besteht (☞ Abb. 5.10). Die MRT bringt im Vergleich zur CT keinen Vorteil, während die PET zwischen gesteigertem und normalem Stoffwechsel der im CT nachgewiesenen intrapulmonalen Rundherde unterscheiden kann und damit bei negativem Befund eine chirurgische Exploration vermeiden kann.

5.4. Molekulare Diagnostik beim Lungenkarzinom

5.4.1. Einleitung

In der Therapie des Lungenkrebses ist eine zunehmende Individualisierung gefordert. Voraussetzung dafür ist eine molekulare Diagnostik des Lungenkrebses. Beim kleinzelligen Lungenkrebs gibt es zurzeit keine Anhaltspunkte für eine Individualisierung. Beim nicht-kleinzelligen Lungenkrebs haben sich in den letzten Jahren molekulare Marker herauskristallisiert, die unbedingt in eine Therapieentscheidung mit einfließen müssen. Grundsätzlich findet man Treiberalterationen deutlich häufiger bei Adenokarzinomen sowie bei Patienten, die nie oder nur wenig geraucht haben. Daher wird die molekulare Diagnostik grundsätzlich für Nicht-Plattenepithelkarzinome empfohlen sowie bei Patienten mit Plattenepithelkarzinom und keinem oder nur geringem Nikotinkonsum (<10 Packungsjahre, >10 Jahre Nichtraucher oder <100

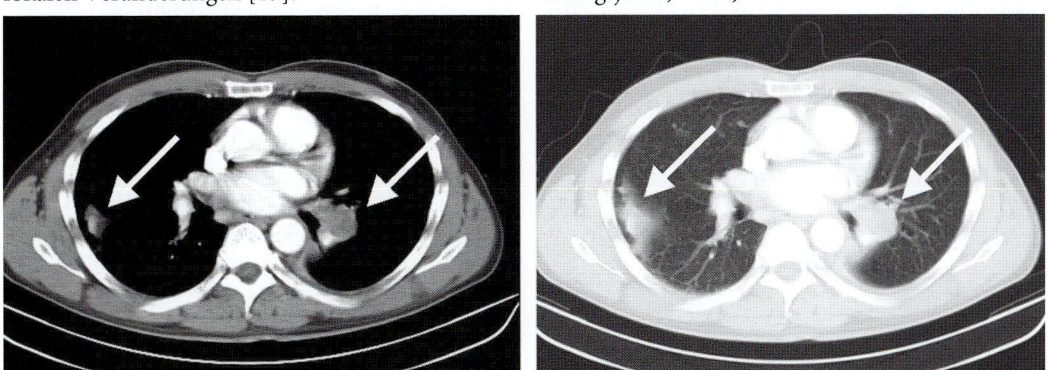

Abb. 5.10: Kontralateraler Tumor.

Zigaretten Lebenszeitkonsum) [1]. Die Therapie der spezifischen Treiberalterationen hat die Prognose der entsprechenden Patienten entscheidend verbessert. Es gibt mittlerweile sehr viele zielgerichtete Therapien bei Nachweis der entsprechenden Targets. Aktuell existieren in Europa zugelassene zielgerichtete Therapien für folgende Alterationen: EGFR-Mutation, EML4-ALK und ROS-1-Translokation, BRAF-V600E-Mutation und NTRK-Genfusionen. Für eine METex14-Mutation gibt es ebenfalls ein vielversprechendes Medikament, welches in den USA bereits zugelassen ist. In Europa steht die Zulassung jedoch noch aus.

Aktuell wird empfohlen, im metastasierten Tumorstadium mindestens auf EGFR-Mutationen im Exon 18-21, ALK-Fusionen, ROS-1-Fusionen und BRAF-V600-Mutationen zu testen [1]. Aufgrund der Tatsache, dass es nun auch für NTRK-Genfusionen eine zielgerichtete Therapie gibt, sollte dies natürlich auch getestet werden.

Grundsätzlich muss man sagen, dass die behandelbaren Treiberalterationen beim Plattenepithelkarzinom zwar deutlich seltener auftreten, jedoch z.B. EGFR-Mutationen oder BRAF-Mutationen mit einer Häufigkeit von 1-2 %. Warum also sollte man auf extrem seltene Mutationen beim Nicht-Plattenepithelkarzinom testen und auf genauso seltene Mutationen beim Plattenepithelkarzinom (+ Raucher) nicht? Daher wäre es auf jeden Fall im Sinne des Patienten, jeden nicht-kleinzelligen Tumor (im Stadium IV) auf entspreche Treiberalterationen unabhängig von der Histologie zu testen.

Eine seit langem bekannte und des Weiteren auch die häufigste Mutation ist die im K-RAS-Gen. Hier gab es zwar schon etliche Studien, jedoch wurde hier noch kein wirksamer TKI zur Behandlung gefunden. Generell wird ein K-RAS-positives Karzinom mit einer schlechteren Prognose assoziiert.

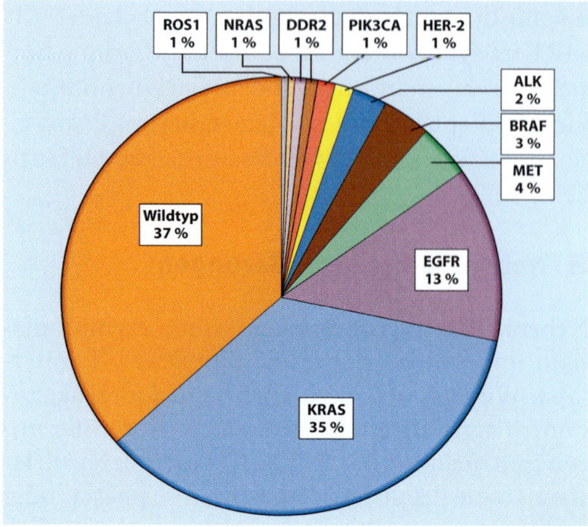

a

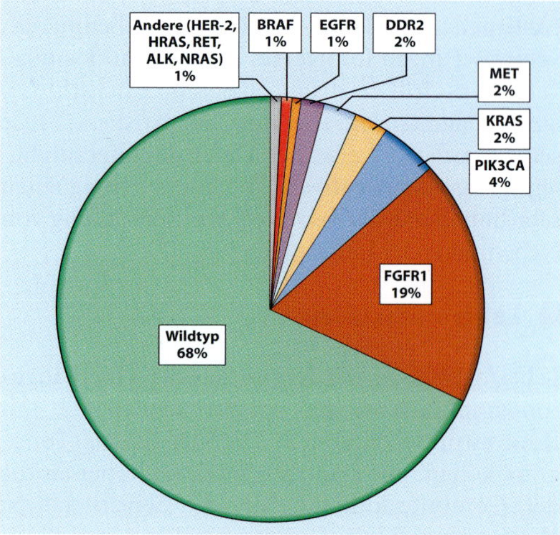

b

Abb. 5.11a+b: **a**: Verteilung aktivierender Mutationen beim NSCLC-Nicht-Plattenepithelkarzinom. **b**: Verteilung aktivierender Mutationen beim NSCLC-Plattenepithelkarzinom. Modif. nach [29].

5.4.2. EGF-Rezeptor

Die unkontrollierte Aktivität des *Epithelial Growth Factor Receptor* (EGFR) kann als onkogener Treiber und Ziel für präzisionsmedizinische Eingriffe fungieren. Mutationen des EGF-Rezeptors definieren eine Untergruppe von NSCLCs, die gegenüber einer zielgerichteten Therapie mit entsprechenden Tyrosinkinase-Inhibitoren (TKIs) empfindlich sind.

Die Hemmung der Tyrosinkinase hängt in der *First-line*-Behandlung vom Mutationsstatus des

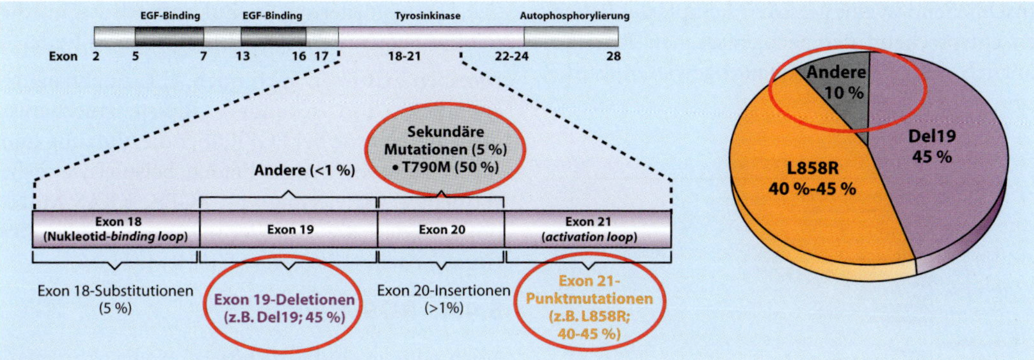

Abb. 5.12: Übersicht über die EGFR-Mutationen. Modif. nach [31].

EGF-Rezeptors ab. Bei Vorliegen einer aktivierenden Mutation ist die *First-line*-Behandlung mit einem Tyrosinkinase-Inhibitor deutlich wirksamer als eine Chemotherapie in Bezug auf das progressionsfreie Überleben. Die wichtigsten Mutationen lassen sich dabei auf den Exons 19 und 21(L858R) feststellen, allerdings sind auch auf den Exons 18 und 20 aktivierende Mutationen zu finden (*uncommon mutations*, ☞ Abb. 5.12). In der nicht-interventionellen epidemiologischen REASON-Studie wurde in Deutschland bei über 4.000 Patienten zum Diagnosezeitpunkt der Mutationsstatus erhoben [30]. Dabei konnte festgestellt werden, dass die Mutationsrate bei Frauen mit 15,7 % versus Männer mit 5,8 % deutlich erhöht ist. Ebenso sind bei Patienten mit Adenokarzinomen deutlich häufiger Mutationen festzustellen als bei Patienten mit großzelligen oder Plattenepithelkarzinomen. Hochprädiktiv ist auch der Raucherstatus. Nieraucher hatten eine Mutationsrate von 24,4 %, Raucher von 4,3 %. Auch bei Patienten mit schlechterem Performance-Status ist eher seltener mit einer Mutation zu rechnen im Vergleich zu Patienten mit gutem Performance-Status (☞ Abb. 5.13). In einer multivariaten Analyse zeigte sich, dass alle Faktoren signifikant sind. Aufgrund dieser Daten sollten alle Patienten entsprechend auf eine EGFR-Mutation getestet werden. Der Ausschluss von Patienten mit Plattenepithelkarzinomen ist unter Umständen möglich, da hier damit gerechnet werden kann, dass möglicherweise bei genauer Charakterisierung der Histologie eine relativ geringe Mutationsrate zu finden ist.

Die Behandlung mit EGFR-TKIs verbessert die Ergebnisse für Patienten, deren Tumore die entsprechende Mutation aufweisen, aber ihre Wirksamkeit wird durch die Entwicklung von erworbenen Resistenzen begrenzt. Die sekundäre *Gate-keeper*-Mutation T790M ist der häufigste Resistenzmechanismus, der bei Patienten mit Progress unter Therapie mit Erlotinib, Gefitinib, Afatinib oder Dacomitinib beobachtet wird (Therapie ☞ Kap. 13.1.). Hier gibt es bereits einen TKI der 3. Generation, Osimertinib, welcher sowohl die initiale Mutation als auch die T790M-Mutation selektiv hemmt. Die meisten Resistenzmechanismen entstehen durch die Aktivierung von Bypass-Pfaden durch Amplifikation, Mutation oder Fusion alternativer paralleler Rezeptortyrosinkinasen-Gene wie MET, ALK, ERBB, FGFRs, RET und NTRK. Mögliche Mechanismen der intrinsischen Resistenz sind u.a. Transformation in ein SCLC oder Plattenepithelkarzinom. Daher sollte bei Progress unter TKI-Therapie wenn möglich immer eine Re-Biopsie mit Resistenztestung erfolgen.

Eine Alternative dazu stellt die *Liquid Biopsy* dar. Hier erfolgt der Nachweis zirkulierender Tumor-DNA/RNA (ctDNA/RNA) in einer flüssigen Probe; häufig im Sinne einer Blutprobe, aber auch Liquor, Urin und Ergussflüssigkeit sind geeignet. Aus dieser Probe lässt sich dann gezielt auf eine T790M-Resistenzmutation testen. Die Sensitivität für diese Methode wird zwischen 73 und 81 % angegeben. Die Spezifität liegt zwischen 58 und 67 %. Insgesamt sind diese Zahlen jedoch stark von der richtigen Abnahmetechnik, von der Lagerung und vom Transport abhängig. Die *Liquid Biopsy* eignet sich vor allem bei Patienten, wo eine Re-Biopsie mit histologischer oder zytologischer Gewebesicherung nur schwer möglich ist, kann aber auch mit den anderen Verfahren kombiniert werden, um eine noch höhere Treffsicherheit zu erreichen.

Anschließend ist eine gezielte Therapie des Patienten entsprechend der nachgewiesenen Resistenz möglich, sofern eine solche nachgewiesen werden kann.

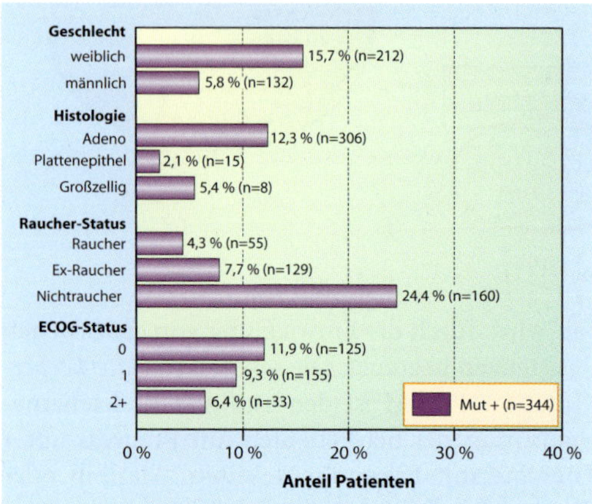

Abb. 5.13: Mutationshäufigkeit bei Patienten mit NSCLC in Abhängigkeit von Geschlecht, Histologie, Raucherstatus und Performance-Status. Modif. nach [30].

5.4.3. EML4-ALK

Das EML4-ALK-Fusionsonkogen stellt ein weiteres Target bei etwa 3-5 % der Patienten mit nichtkleinzelligem Lungenkrebs dar. Eine Inversion auf dem Chromosom 2p führt zur Expression einer veränderten Rezeptorstruktur mit Expression einer ebenfalls veränderten Tyrosinkinase. Dabei fusioniert EML4 (*echino-derm-microtubule-associated protein-like* 4) mit ALK (*anaplastic lymphoma kinase*). EML4-ALK hat eine hohe onkogene Aktivität. Eine Blockierung dieser onkogenen Aktivität ist durch mehrere Substanzen möglich (☞ Kap. 13.1.).

Auch hier sind jedoch Resistenzen zu verzeichnen. Es kann sich um so genannte primäre oder sekundäre Resistenzen handeln. Während die Mechanismen der primären Resistenz noch weitgehend unklar sind, sind die sekundären Mechanismen mittlerweile recht gut verstanden. Bei der sekundären Resistenzentwicklung kommt es zu Mutationen im Bereich der Bindungsstelle der TKIs. Dadurch wird die Bindung abgeschwächt oder sogar verhindert. Für jeden ALK-Inhibitor existiert aktuell ein spezifisches Resistenzprofil. Die spezifischen Resistenzen lassen sich zum Großteil durch den Wechsel auf einen anderen ALK-Inhibitor überwinden. Die Herausforderung in Zukunft wird sein, die richtige Sequenz der ALK-Inhibitoren zu finden.

Daneben existieren auch noch ALK-unabhängige erworbene also sekundäre Resistenzmechanismen, ähnlich wie bei EGFR über die Nutzung und Aktivierung von Bypass-Pfaden, beispielsweise die vermehrte Aktivierung von EGFR, KRAS-Mutationen oder die Aktivierung von *Insulin-Like Growth Factor 1 Receptor* (IGF1R) [32].

5.4.4. ROS-1

Noch seltener sind mit etwa 1-2 % die aktivierenden ROS1-Translokationen, welche zu einer Überexpression des Rezeptors führen. ROS1 ist ein Tyrosinkinase-Rezeptor aus der Untergruppe der Insulinrezeptor-Proteine und aktiviert verschiedende Signalwege, welche die zelluläre Differenzierung, die Proliferation, das zelluläre Wachstum und das Überleben der Zellen regulieren. Analog zu ALK-Translokationen kommt es nach einem chromosomalen Bruch zu einer Translokation eines ROS1-Chromosomenabschnitts. Das ROS1-Gen fusioniert mit zahlreichen Partnern, welche für das onkogene Ereignis entscheidende Eigenschaften besitzen. Auf Grund der Ähnlichkeit zur ALK-Translokation kommen hier zum Teil die gleichen TKIs zum Einsatz (☞ Kap. 13.1.).

5.4.5. BRAF-V600E

Ähnlich selten wie die ROS1-Translokationen sind mit 1-2 % die BRAF-Mutationen. Das BRAF-Gen kodiert für das Protein Serin/Threonin-Protein-Kinase B-RAF, welches bei der Regulation des MAPK/ERK-Signalweges eine Rolle spielt und u.a. Zellteilung und Differenzierung beeinflusst. Mutationen im BRAF-Gen können zu einer Daueraktivierung dieses Signalweges führen und so zur Krebsentstehung beitragen. Liegen beim NSCLC die Mutationen im Codon V600E, ist eine Kombination aus BRAF- und MEK-Inhibitor wirksam (☞ Kap. 13.1.).

5.4.6. NTRK

In 0,2 bis 3,3 % der Fälle finden sich NTRK-Genfusionen beim NSCLC. Bei einigen anderen seltenen Tumorentitäten beträgt die Rate fast 80 % (z.B. infantiles Fibrosarkom). NTRK-Genfusionen bzw. TRK-Fusionsproteine gelten als starke onkogene Treiber. Bei Nachweis von NTRK-Genfusionen können NTRK-Inhibitoren unabhängig von der Tumorentität eingesetzt werden (☞ Kap. 8.3.4. und 13.1.5.).

5.4.7. MET-Alterationen

Das MET-Proto-Onkogen ist eine Rezeptor-Tyrosinkinase, die als Rezeptor für den Hepatozyten-Wachstumsfaktor HGF (*Hepatocyte Growth Factor*) fungiert. In ca. 3 % der Adenokarzinome der Lunge treten Mutationen im MET-Gen auf, die einen normalen Spleißvorgang der MET-RNA im Bereich des Exons 14 verhindern. Als Folge davon geht das Exon 14 des MET-Gens in der prozessierten mRNA verloren ("*Exon 14 skipping*"). Das verkürzte MET-Protein reichert sich auf Grund des gestörten Proteinabbaus in der Zelle an und führt zu einer Liganden-unabhängigen, onkogenen Aktivierung des nachgeschalteten Signalweges. Studien und Fallberichte zeigen, dass Patienten mit MET-Exon 14-Alterationen und/oder MET-Amplifikation eine erhöhte Sensitivität gegenüber MET-Inhibitoren aufweisen (☞ Kap. 13.1.). Diese sind jedoch in Europa im Gegensatz zu den USA noch nicht zugelassen.

5.4.8. FGFR1-4

Mutationen im FGFR1-4-Gen kommen zu etwa 1 % beim NSCLC vor, auch Amplifikationen sind möglich. Der Fibroblasten-Wachstumsfaktor-Rezeptor 1 (FGFR1) ist ein Transmembranprotein und Mitglied der Fibroblasten-Wachstumsfaktor-Rezeptorfamilie. Eine Mutation oder Amplifikation können die Progression und die Invasion von malignen Tumoren fördern. Als Therapieansatz wurden verschiedene FGFR-Inhibitoren entwickelt und in klinischen Studien (Phase 1b) getestet, jedoch mit bescheidener Wirksamkeit.

5.4.9. HER2

Die Rezeptorfamilie des humanen epidermalen Wachstumsfaktors besteht aus vier Mitgliedern, HER1-4 (auch ErbB1-4 genannt). Die ersten Hinweise, dass HER2 eine Rolle in der Kanzerogenese spielt, fanden sich bei transgenen Mäusen mit Adenokarzinomen der Brust. Dies führte später zur Entwicklung der Anti-HER2-Therapie beim Mammakarzinom mit dem Antikörper Trastuzumab. Beim NSCLC treten aktivierende Mutationen im HER2-Gen in etwa 2-4 % der Fälle auf und nach Behandlung mit einem EGFR-TKI sogar in bis zu 10 % der Fälle. Neben Mutationen finden sich auch Amplifikationen, diese treten jedoch praktischerweise nie zusammen auf. Ein dritter Mechanismus der HER2-Aktivierung ist die Proteinüberexpression, die je nach Überexpressionsgrad in 2 bis 20 % der Fälle auftritt und mit einer schlechteren Prognose assoziiert zu sein scheint [33]. Zur gezielten Therapie erfolgten bereits verschiedene klinische Studien ohne durchbrechenden Erfolg, weshalb eine entsprechende Anti-HER2-Therapie in der Behandlung des Lungenkarzinoms bisher noch nicht etabliert ist.

5.4.10. RET

RET gehört zu den Rezeptor-Tyrosinkinasen, die eine wichtige Rolle bei der Entwicklung und Reifung spezifischer Komponenten des Nervensystems spielen. Veränderungen im RET-Gen wurden bei einer Reihe maligner Erkrankungen festgestellt wie zum Beispiel dem medullären und papillären Schilddrüsenkarzinom. Das RET-Fusionsonkogen tritt mit einer Häufigkeit von etwa 1-2 % beim NSCLC auf.

5.4.11. K-RAS

Eine Aktivierung von K-RAS führt ebenfalls zur Progression einer Tumorerkrankung. Eine Mutation führt zu einer ungesteuerten Aktivierung, die durch Hemmung einer übergeordneten Struktur nicht blockierbar erscheint. Beim Kolonkarzinom ist damit eine K-RAS-Mutation negativ prädiktiv für eine Behandlung mit einem EGFR-Antikörper. Das heißt, Patienten, die mutiert sind, profitieren nicht von einer EGFR-Antikörpertherapie. Beim Lungenkrebs ist eine Blockierung des EGF-Rezeptors mittels Antikörper oder der Tyrosinkinase-Inhibition denkbar. Damit wird der Signalweg, der über K-RAS führt, blockiert. Pathophysiologisch vernünftig wäre es, anzunehmen, dass bei K-RAS-Mutation, also bei einer ungesteuerten Aktivität von K-RAS, eine Blockierung des EGF-Rezeptors nicht sinnvoll ist. Für die Tyrosinkinase-Inhibitor-Therapie lässt sich dieser Zusammenhang allerdings nicht eindeutig belegen. Es muss jedoch angemerkt werden, dass eine aktivierende Mutation am EGF-Rezeptor sowie eine Mutation von K-RAS praktisch nicht gleichzeitig vorkommen und dass damit die *First-line*-Aktivität der TKIs durch eine K-RAS-Mutation nicht abgeschwächt werden sollte. Eine routinemäßige Bestimmung von K-RAS ist

Empfehlungen für die Praxis – Molekulardiagnostik

- Testung beim NSCLC mindestens alle Nicht-Plattenepithelkarzinome und Patienten mit Plattenepithelkarzinom und keinem oder nur geringem Nikotinkonsum (Trend geht zur Testung aller NSCLC-Patienten)
- Testung mindestens auf EGFR, ALK, ROS-1, BRAF V600E, NTRK auf Grund der Möglichkeit einer gezielten Therapie
- Re-Biopsie bei Progress unter TKI-Therapie, um mögliche therapierbare Resistenzmutationen zu identifizieren
- Bei EGFR-positiv und Progress unter TKI-Gabe auch *Liquid Biopsy* zur Testung auf T790M möglich
- *Liquid Biopsy* u.a. möglich aus Blut, Ergussflüssigkeit, Liquor, Urin (sinnvoll z.B. bei malignem Erguss oder Meningeosis carcinomatosa)

im Moment für die Behandlung des Lungenkrebses nicht unbedingt zu empfehlen.

5.4.12. Weitere Marker der Resistenz

In etwa 5-30 % der NSCLCs können Mutationen im STK11-Gen gefunden werden. STK11 ist eine Serin-Threonin-Kinase, die einen wichtigen Regulator des Zellstoffwechsels und der Energieerfassung darstellt und die durch Aktivierung der AMP-Kinase (AMPK) und AMPK-verwandter Familienmitglieder funktioniert. Der Verlust von STK11 erhöht die Serinverwertung und -synthese von S-Adenosylmethionin (SAM), einem Substrat für mehrere epigenetische Silencing-Enzyme, welche Gene beeinflussen können, die die Immunerkennung beeinflussen. In einigen Studien wurde das Vorliegen einer STK11-Mutation als wichtiger Regulator der Resistenz gegen Immuntherapien (Anti-PD-1 und -PD-L1, ☞ Kap. 13.2.) identifiziert [34]. Mutationen im STK11-Gen können zusammen mit K-RAS-Mutationen auftreten. Das Vorhandensein dieser doppelten Mutation wurde mit einem Trend zu einem schlechteren Gesamtüberleben unter Gabe von kombinierter Immun-/Chemotherapie (35-37) assoziiert.

Eine der häufigsten Mutationen, die mit einer Resistenz assoziiert ist, ist die im TP53-Gen. Dieses wurde erstmals 1979 beschrieben und war das erste identifizierte Tumorsuppressor-Gen. Die Inaktivierung dieses Gens findet häufig in malignen Tumoren des Menschen statt und ist mit einer erhöhten Malignität, einem schlechteren Überleben und mit einer Resistenz gegen die Tumortherapie assoziiert [38, 39]. Beim NSCLC treten Mutationen im TP53-Gen mit einer Häufigkeit von etwa 50 % auf [40]. Bisher ist die virusbasierte Therapie ein Ansatz in der Behandlung TP53-mutierter Tumore. Ziel ist die Einführung einer intakten cDNA-Kopie des TP53-Gen auf Basis eines Adenovirus (Adp53). Auf Grund der häufigen Mutation beim Lungenkarzinom wurde die gleichzeitige Therapie mit verschiedenen Chemotherapeutika und anderen Genersatzstrategien präklinisch und klinisch (Phase 1-Studien) mit vielversprechenden Ergebnissen getestet [41]. Hier laufen aktuell weitere Studien, deren Ergebnisse für eine später gezieltere Therapie abgewartet werden müssen.

5.4.13. Methoden der molekularen Testung

Aktuell können etwa 15-20 % der Patienten mit einem metastasierten NSCLC von einer zielgerichteten Therapie profitieren. Voraussetzung hierfür ist die molekulare Testung bereits zum Zeitpunkt der Erstdiagnose, vor Beginn einer Erstlinientherapie.

Es wird daher empfohlen, eine Testweise zu wählen, welche Ergebnisse innerhalb von 10 Werktagen liefert, die jedoch auch sensitiv genug ist, um Mutationen trotz nur 10 % Tumorzellen im Präparat zu detektieren. Die Deutsche Gesellschaft für Pathologie empfiehlt laut der S3-Leitlinie die Fluoreszenz-in-situ Hybridisierung (FISH), immunhistochemische Nachweise (IHC), Sequenzierverfahren oder auch quantitative PCR-Methoden zur Untersuchung prädiktiver Marker. Die Auswertung der Sanger-Sequenzierung erfolgt über den Vergleich der Fluoreszenintensitäten der an einer bestimmten Position im Gen aufgefundenen Nukleotide im Vergleich zur Referenzsequenz. Hierbei können Punktmutationen und Insertionen/

Deletionen detektiert werden. Für die Mutationsanalyse von nur wenigen Tumorzellen ist die Sanger-Sequenzierung nicht geeignet auf Grund der Tatsache, dass eine Sensitivität von 10 % nicht erreicht werden kann. Ein weiteres Verfahren ist das *Next Generation Sequencing* (NGS), bei dem viele einzelne Sequenzen nebeneinander analysiert werden. Hier zeigt sich eine höhere Sensitivität im Vergleich zur klassischen Sanger-Sequenzierung. Bei der Auswertung der NGS-Resultate werden zunächst die Rohdaten im fastq-Datei-Format im Vergleich zu einem definierten Referenzgenom (z.B. hg19/Grch37 oder Grch38) abgeglichen und die Millionen an sequenzierten, meist ca. 100 bis 200 Nukleotide langen Nukleotidsequenzen ("Reads") einer bestimmten Position zugeordnet ("Alignment"). Im nächsten Schritt wird eine Annotation der Varianten im Vergleich zum Referenzgenom vorgenommen ("Variant calling") und in einer Varianten-Datei (*variant call file*, vcf-Format) abgelegt [42]. Alle diese Schritte verlaufen automatisiert auf einer bioinformatischen Plattform, um stets mit den gleichen Algorithmen eine konstante Qualität und Nachvollziehbarkeit der erhobenen Datensätze zu gewährleisten. Nach eingehender Prüfung der Qualität und Plausibilität der gefundenen Varianten können diese anschließend klinisch-biologisch interpretiert werden. Zur Interpretation der gefundenen Varianten zieht der Befunder wissenschaftlich etablierte Datenbanken heran, wie z.B. den *Catalogue of Somatic Mutations in Cancer* oder ClinVar, ein öffentlich zugängliches Verzeichnis der Interpretation klinischer Varianten. Klinisch-biologisch in ihrer Funktion gesicherte Genvarianten können direkt im molekularpathologischen Befund berichtet werden, ggf. mit Verweis auf Therapieoptionen bzw. Festlegung der Therapie im klinisch-onkologischen Kontext, z.B. im molekularen oder organbezogenen Tumorboard. Komplexe genomische Aberrationen, wie z.B. ein Nachweis von therapeutisch relevanten Treibermutationen oder mit einer Resistenz gegenüber einer Therapie vergesellschafteten Alterationen erfordern eine genaue Analyse der aktuellen Literatur. Seltene Varianten mit unklarer klinischer Signifikanz haben meist keine unmittelbare klinische Relevanz, sollten aber dokumentiert werden, falls diese nach neu gewonnenen Erkenntnissen zu einem späteren Zeitpunkt klinisch relevant werden. Im Rahmen von ethisch begutachteten Studien, wie z.B. dem nationalen Netzwerk Genomische Medizin (nNGM, Internet: www.nngm.de), werden alle Varianten, auch die seltenen, systematisch in Datenbanken erfasst, anhand neuester Literatur im klinischen Kontext hinsichtlich Therapierelevanz interpretiert und für zukünftige Studienvorhaben zugänglich gemacht.

5.5. Immunstatus

Die Anfänge der Immuntherapie im Bereich der Onkologie reichen sehr weit zurück, nämlich bis in das 19. Jahrhundert. Hier injizierte ein amerikanischer Chirurg Streptokokken in maligne Tumore und konnte dadurch ein Ansprechen auf Grund einer Immunreaktion erzielen. In den 1970er und 1980er Jahren kam eine regelrechte Euphorie in Bezug auf die Immunonkologie auf. Es konnte beobachtet werden, dass zum Beispiel bei Patienten, die eine immunsuppressive Therapie nach Organtransplantationen erhielten, Malignome mit einer höheren Inzidenz auftraten. Bei anderen Patienten kam es hingegen zur spontanen Regression von Tumoren oder Metastasen. Diese Effekte konnten dem Immunsystem zugeschrieben werden. Lange Zeit konnten jedoch keine bahnbrechenden Erfolge in Bezug auf mögliche Therapieansätze im Bereich der Immunonkologie erzielt werden, weshalb man sich eher auf die Entwicklung von Targettherapien konzentrierte.

5.5.1. Krebs-Immunzell-Zyklus

Normalerweise werden Tumorzellen vom Immunsystem durch die Expression körperfremder Proteine erkannt und eliminiert. Dies nennt man den Krebs-Immunzell-Zyklus. Zunächst setzt die Tumorzelle entsprechende Proteine, also Antigene, frei. Antigen-präsentierende Zellen des Immunsystems, z.B. dendritische Zellen, nehmen die Tumorantigene auf, prozessieren sie und präsentieren sie naiven T-Zellen. Dies geschieht in den Lymphknoten und führt entsprechend zur Aktivierung der T-Zellen. Dies ist ein entscheidender Schritt, da hier eine Aktivierung verhindert werden kann, z.B. durch Checkpoint-Rezeptoren. Die aktivierten T-Zellen proliferieren und gelangen über das Blut in den gesamten Körper. Sie erreichen den Tumor, erkennen ihn über die Tumorantigene und lösen über diverse Mechanismen die Elimination dieser aus. Durch den Tumorzellzerfall werden neue Antigene freigesetzt und der Zyklus beginnt von neuem (☞ Abb. 5.14).

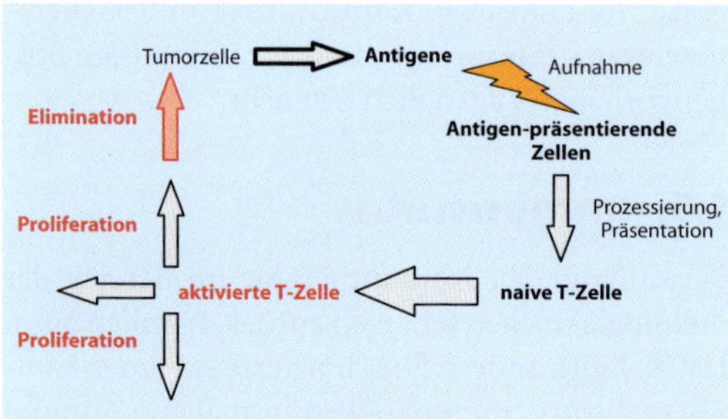

Abb. 5.14: Krebs-Immunzell-Zyklus.

Ist der Zyklus intakt, dann sind die Tumorzellen durch das Immunsystem unter Kontrolle. Es gibt jedoch einige Angriffspunkte für Tumorzellen, um sich dem Angriff durch das Immunsystem zu entziehen. Das Immunsystem unterliegt einer Balance zwischen Aggressivität und überschießender Immunantwort. Genau diese Mechanismen können Tumorzellen jedoch nutzen. Einige Beispiele sind:

- Expression immunsuppressiver Zytokine wie Interleukin 10 oder *Transforming Growth Factor* (TGF-β)
- Expression von IDO (Indolamin-2,3-Dioxygenase) und Arginase
- Freisetzung löslicher Liganden für den NKG2D-Rezeptor (*Natural killer Group* 2D)
- Infiltration von MDSC (*Myeloid-derived Suppressor Cells*)
- Herunterregulierung von MHC-I
- Hochregulierung von Liganden inhibitorischer T-Zellrezeptoren, unter anderem PD-L1 (*Programmed Cell Death Receptor-Ligand* 1)

5.5.2. PD-L1

Um eine überschießende Immunantwort zu vermeiden, tragen T-Zellen inhibierende Rezeptoren wie beispielsweise PD-1 (*programmed cell death receptor* 1), was einen Angriffspunkt für Immuntherapeutika darstellt. Bindet einer der beiden Liganden PD-L1 oder PD-L2 an den PD-1-Rezeptor auf der T-Zelle, wird deren zytotoxische Antwort unterdrückt. Das System bleibt so in Homöostase und verhindert eine überschießende Immunantwort. PD-1-Rezeptoren kommen hauptsächlich auf der Oberfläche aktivierter T-Zellen vor. Ihre Liganden PD-L1 sind auf der Oberfläche von Zellen des hämatopoetischen Systems, Endothelzellen und Epithelzellen exprimiert, während PD-L2 nur verhältnismäßig wenig auf Immunzellen exprimiert ist, sondern in höherer Dichte in vielen Organen wie Lunge und Darm vorkommt. Tumorzellen können sich dies durch Überexpression von PD-L1 zunutze machen. Damit werden zytotoxische T-Zellen sowohl in den Lymphknoten, also auf dendritischer Ebene, als auch im Tumor selbst in ihrer Aktivität stark vermindert.

PD-L1 kann mittels Immunhistochemie nachgewiesen werden. Die PD-L1-Testung erfordert eine sensitive Immunfärbung mit geeigneten Antikörpern und Färbeprotokollen. Die Auswertung erfolgt nach verschiedenen Algorithmen. Während TPS (*Tumor Proportion Score*) ausschließlich membranäre Färbungen in den Tumorzellen bewertet, berücksichtigen CPS (*Combined Positivity Score*) und das IC-Scoring (*Immune Cell*) auch oder ausschließlich PD-L1-Färbungen in den vorliegenden Immunzellen. Beim NSCLC wird hauptsächlich TPS eingesetzt. In der Abbildung 5.15 ist eine immunhistochemische Färbung eines NSCLC ohne PD-L1-Expression (☞ Abb. 5.15a),

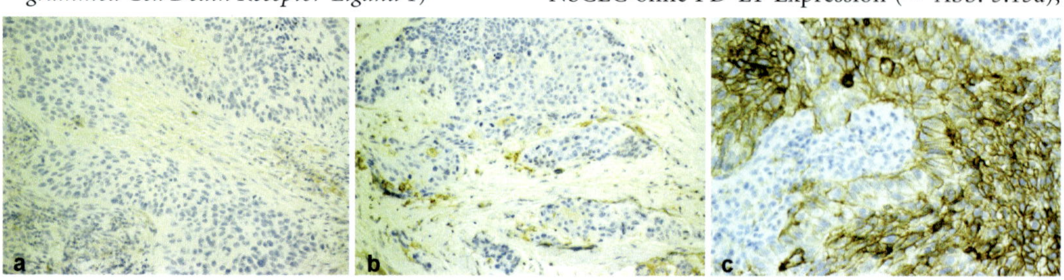

Abb. 5.15a-c: Immunhistochemische Färbung eines NSCLC ohne PD-L1-Expression (**a**), mit geringer Expression (**b**) und mit hoher Expression (**c**).

mit geringer Expression (☞ Abb. 5.15b) und mit hoher Expression (☞ Abb. 5.15c) dargestellt.

5.5.3. CTLA-4

Ein weiteres Protein, das an der Immunantwort beteiligt ist, ist CTLA-4 (*cytotoxic* T-*lymphocyte-associated antigen*-4). Dies kommt auf T-Helferzellen vor und wirkt inhibierend. Eine Hemmung von CTLA-4 durch Antikörper verstärkt die Immunantwort durch die T-Zellen. Besteht Ligandenkontakt, so sind die Zellen inaktiv. Die entsprechenden Liganden sind auf Antigen-präsentierenden Zellen, beispielsweise dendritischen Zellen, exprimiert. Durch Kombination von anti-PD-1- und anti-PD-L1-Antikörpern mit anti-CTLA4-Antikörpern lassen sich stark synergistische Wirkungen erreichen.

5.5.4. TMB

Die Tumormutationslast (TMB, *tumor mutational burden*) ist definiert als die Anzahl der Mutationen pro Megabase analysierte DNA. Es konnte beobachtet werden, dass eine erfolgreiche Hemmung von Immun-Checkpoints bei soliden Tumoren wie dem NSCLC mit einem hohen TMB verbunden ist [43]. Präklinische Daten deuten darauf hin, dass der Zusammenhang zwischen TMB und einer Wirksamkeit der Immun-Checkpoint-Therapie durch die Bildung von Neoantigenen erklärt werden könnte. Diese werden durch eine Mutationsakquisition, eine Erhöhung der Tumorimmunogenität und eine Reaktion auf die Immun-Checkpoint-Inhibitoren induziert. Zwischen PD-L1-Expression und TMB bestand in verschiedenen Studien keine Korrelation [44]. In einigen Studien wurden 10 Mutationen pro Megabase als Grenzwert für einen Vorteil im progressionsfreien Überleben festgelegt, jedoch waren nur 58 % der Proben überhaupt auswertbar in Bezug auf TMB [45, 46].

Derzeit gibt es mindestens 5 unterschiedliche TMB-Assays. Die Initiativen zur Harmonisierung der Ergebnisse dieser unterschiedlichen Tests haben zu dem Ergebnis geführt, dass alle derzeit verfügbaren TMB-Panels funktionieren und eine TMB-Schätzung nach Panelsequenzierung gut möglich ist. Einschränkend ist anzumerken, dass der Grenzwert für die Beurteilung einer hohen Mutationslast immer noch unklar ist und vor allem die Abdeckung (Mapping >1,1 Mb), der Tumorzellgehalt (mindestens 20 %) und die DNA-Menge (mindestens 20 ng) wichtige Parameter darstellen. Zukünftig könnten weitere Biomarker wie z.B. der Plasma-TMB-Test an Bedeutung gewinnen. Patienten mit mindestens 20 Mutationen pro Megabase zeigten einen Vorteil im Gesamtüberleben bei Therapie mit Durvalumab und Tremelimumab im Vergleich zur Chemotherapie (MYSTIC). In der klinischen Praxis kommt TMB jedoch aktuell noch nicht zum Einsatz.

Zahlreiche weitere prädiktive Biomarker sind derzeit in der klinischen Evaluation und werden hoffentlich zu einer verbesserten Stratifizierung der NSCLC-Patienten führen. Die Bedeutung des nNGM-Konsortiums für die Integration der Tests in die klinische Versorgung sei hervorzuheben. Ziel der nNGM-Zentren ist die Standardisierung der molekularpathologischen Testung in Deutschland unter Wahrung einheitlicher Qualitätsstandards.

Literatur

1. Goeckenjan G, Sitter H, Thomas M, Branscheid D, Flentje M, Griesinger F et al. Prävention, Diagnostik, Therapie und Nachsorge des Lungenkarzinoms [Prevention, diagnosis, therapy, and follow-up of lung cancer] (ger). Pneumologie (Stuttgart, Germany) 2010;64 Suppl 2:e1-164.

2. Mountain CF. Revisions in the International System for Staging Lung Cancer. Chest 1997;111(6):1710-7.

3. Wittekind C, editor. TNM-Klassifikation maligner Tumoren. Weinheim, Germany, [Geneva]: Wiley-VCH Verlag GmbH & Co. KGaA; UICC global cancer control; 2017. 313 p. ISBN: 978-3-527-34280-8.

4. McCaughan BC, Martini N, Bains MS, McCormack PM. Chest wall invasion in carcinoma of the lung. Therapeutic and prognostic implications. J Thorac Cardiovasc Surg 1985;89(6):836-41.

5. Buccheri G, Ferrigno D. Prognostic value of stage grouping and TNM descriptors in lung cancer. Chest 2000;117(5):1247-55.

6. Karrer K, Shields TW, Denck H, Hrabar B, Vogt-Moykopf I, Salzer GM. The importance of surgical and multimodality treatment for small cell bronchial carcinoma. J Thorac Cardiovasc Surg 1989;97(2):168-76.

7. Shepherd FA, Ginsberg RJ, Feld R, Evans WK, Johansen E. Surgical treatment for limited small-cell lung cancer. The University of Toronto Lung Oncology Group experience. J Thorac Cardiovasc Surg 1991;101(3): 385-93.

8. Shepherd FA, Ginsberg RJ, Haddad R, Feld R, Sagman U, Evans WK et al. Importance of clinical staging in li-

mited small-cell lung cancer: a valuable system to separate prognostic subgroups. The University of Toronto Lung Oncology Group. J Clin Oncol 1993;11(8): 1592-7.

9. Rami-Porta R, Bolejack V, Crowley J, Ball D, Kim J, Lyons G et al. The IASLC Lung Cancer Staging Project: Proposals for the Revisions of the T Descriptors in the Forthcoming Eighth Edition of the TNM Classification for Lung Cancer. J Thorac Oncol 2015;10(7):990-1003.

10. Asamura H, Chansky K, Crowley J, Goldstraw P, Rusch VW, Vansteenkiste JF et al. The International Association for the Study of Lung Cancer Lung Cancer Staging Project: Proposals for the Revision of the N Descriptors in the Forthcoming 8th Edition of the TNM Classification for Lung Cancer. J Thorac Oncol 2015;10(12): 1675-84.

11. Eberhardt WEE, Mitchell A, Crowley J, Kondo H, Kim YT, Turrisi A et al. The IASLC Lung Cancer Staging Project: Proposals for the Revision of the M Descriptors in the Forthcoming Eighth Edition of the TNM Classification of Lung Cancer. J Thorac Oncol 2015;10(11): 1515-22.

12. van Tinteren H, Hoekstra OS, Smit EF, van den Bergh JHAM, Schreurs AJM, Stallaert RALM et al. Effectiveness of positron emission tomography in the preoperative assessment of patients with suspected non-small-cell lung cancer: the PLUS multicentre randomised trial. Lancet 2002;359(9315):1388-93.

13. Pfister DG, Johnson DH, Azzoli CG, Sause W, Smith TJ, Baker S et al. American Society of Clinical Oncology treatment of unresectable non-small-cell lung cancer guideline: update 2003. J Clin Oncol 2004;22(2): 330-53.

14. Goldstraw P, Crowley J, Chansky K, Giroux DJ, Groome PA, Rami-Porta R et al. The IASLC Lung Cancer Staging Project: proposals for the revision of the TNM stage groupings in the forthcoming (seventh) edition of the TNM Classification of malignant tumours. J Thorac Oncol 2007;2(8):706-14.

15. Roberts JR, Blum MG, Arildsen R, Drinkwater DC, Christian KR, Powers TA et al. Prospective comparison of radiologic, thoracoscopic, and pathologic staging in patients with early non-small cell lung cancer. Ann Thorac Surg 1999;68(4):1154-8.

16. Padovani B, Mouroux J, Seksik L, Chanalet S, Sedat J, Rotomondo C et al. Chest wall invasion by bronchogenic carcinoma: evaluation with MR imaging. Radiology 1993;187(1):33-8.

17. Erasmus JJ, McAdams HP, Patz EF. Non-small cell lung cancer: FDG-PET imaging. J Thorac Imaging 1999; 14(4):247-56.

18. Sugiura S, Ando Y, Minami H, Ando M, Sakai S, Shimokata K. Prognostic value of pleural effusion in patients with non-small cell lung cancer. Clin Cancer Res 1997;3(1):47-50.

19. Gdeedo A, van Schil P, Corthouts B, van Mieghem F, van Meerbeeck J, van Marck E. Comparison of imaging TNM (i)TNM and pathological TNM pTNM in staging of bronchogenic carcinoma. Eur J Cardiothorac Surg 1997;12(2):224-7.

20. Stokkel MP, Bakker PF, Heine R, Schlösser NJ, Lammers JW, van Rijk PP. Staging of lymph nodes with FDG dual-headed PET in patients with non-small-cell lung cancer. Nucl Med Commun 1999;20(11):1001-7.

21. Hammoud ZT, Anderson RC, Meyers BF, Guthrie TJ, Roper CL, Cooper JD et al. The current role of mediastinoscopy in the evaluation of thoracic disease. J Thorac Cardiovasc Surg 1999;118(5):894-9.

22. Naruke T, Suemasu K, Ishikawa S. Lymph node mapping and curability at various levels of metastasis in resected lung cancer. J Thorac Cardiovasc Surg 1978;76 (6):832-9.

23. Rusch VW, Asamura H, Watanabe H, Giroux DJ, Rami-Porta R, Goldstraw P. The IASLC lung cancer staging project: a proposal for a new international lymph node map in the forthcoming seventh edition of the TNM classification for lung cancer. J Thorac Oncol 2009; 4(5): 568-77.

24. Luke WP, Pearson FG, Todd TR, Patterson GA, Cooper JD. Prospective evaluation of mediastinoscopy for assessment of carcinoma of the lung. J Thorac Cardiovasc Surg 1986;91(1):53-6.

25. Daly BD, Mueller JD, Faling LJ, Diehl JT, Bankoff MS, Karp DD et al. N2 lung cancer: outcome in patients with false-negative computed tomographic scans of the chest. J Thorac Cardiovasc Surg 1993;105(5):904-10; discussion 910-1.

26. Giannone L, Johnson DH, Hande KR, Greco FA. Favorable prognosis of brain metastases in small cell lung cancer. Ann Intern Med 1987;106(3):386-9.

27. Ettinghausen SE, Burt ME. Prospective evaluation of unilateral adrenal masses in patients with operable non-small-cell lung cancer. J Clin Oncol 1991;9(8): 1462-6.

28. Harrison J, Ali A, Bonomi P, Prinz R. The role of positron emission tomography in selecting patients with metastatic cancer for adrenalectomy. Am Surg 2000; 66(5): 432-6; discussion 436-7.

29. Lung Cancer Group Cologne. Treibermutationen - Lung Cancer Group Cologne [Internet] [updated 2017 Dec 20; cited 2021 Mar 31]. Available from: https://lungcancergroup.de/molekularpathologie/treibermutationen/.

30. Schuette W, Eberhardt W, Dietel M, Schirmacher P, Zirrgiebel U, Thomas M. Überlebensdaten der EGFR mutierten NSCLC Patienten im Stadium IV aus der epidemiologischen REASON-Studie. Pneumologie (Stuttgart, Germany) 2015;69(S 01).

31. Sharma SV, Bell DW, Settleman J, Haber DA. Epidermal growth factor receptor mutations in lung cancer. Nat Rev Cancer 2007;7(3):169-81.

32. Sharma GG, Mota I, Mologni L, Patrucco E, Gambacorti-Passerini C, Chiarle R. Tumor Resistance against ALK Targeted Therapy-Where It Comes From and Where It Goes. Cancers (Basel) 2018;10(3).

33. Liu L, Shao X, Gao W, Bai J, Wang R, Huang P et al. The role of human epidermal growth factor receptor 2 as a prognostic factor in lung cancer: a meta-analysis of published data. J Thorac Oncol 2010;5(12):1922-32.

34. Skoulidis F, Goldberg ME, Greenawalt DM, Hellmann MD, Awad MM, Gainor JF et al. STK11/LKB1 Mutations and PD-1 Inhibitor Resistance in KRAS-Mutant Lung Adenocarcinoma. Cancer Discov 2018; 8(7):822-35.

35. La Fleur L, Falk-Sörqvist E, Smeds P, Berglund A, Sundström M, Mattsson JS et al. Mutation patterns in a population-based non-small cell lung cancer cohort and prognostic impact of concomitant mutations in KRAS and TP53 or STK11. Lung Cancer 2019;130:50-8.

36. Facchinetti F, Bluthgen MV, Tergemina-Clain G, Faivre L, Pignon J-P, Planchard D et al. LKB1/STK11 mutations in non-small cell lung cancer patients: Descriptive analysis and prognostic value. Lung Cancer 2017;112:62-8.

37. Bange E, Marmarelis ME, Hwang W-T, Yang Y-X, Thompson JC, Rosenbaum J et al. Impact of KRAS and TP53 Co-Mutations on Outcomes After First-Line Systemic Therapy Among Patients With STK11-Mutated Advanced Non-Small-Cell Lung Cancer. JCO Precis Oncol 2019;3.

38. Munro AJ, Lain S, Lane DP. P53 abnormalities and outcomes in colorectal cancer: a systematic review. Br J Cancer 2005;92(3):434-44.

39. Vogelstein B, Lane D, Levine AJ. Surfing the p53 network. Nature 2000;408(6810):307-10.

40. Takahashi T, Nau MM, Chiba I, Birrer MJ, Rosenberg RK, Vinocour M et al. p53: a frequent target for genetic abnormalities in lung cancer. Science 1989;246(4929): 491-4.

41. Leslie WT, Bonomi PD. Novel treatments in non-small cell lung cancer. Hematol Oncol Clin North Am 2004;18(1):245-67.

42. Meyerson M, Gabriel S, Getz G. Advances in understanding cancer genomes through second-generation sequencing. Nat Rev Genet 2010;11(10):685-96.

43. Rizvi NA, Hellmann MD, Snyder A, Kvistborg P, Makarov V, Havel JJ et al. Cancer immunology. Mutational landscape determines sensitivity to PD-1 blockade in non-small cell lung cancer. Science 2015;348(6230):124-8.

44. Carbone DP, Reck M, Paz-Ares L, Creelan B, Horn L, Steins M et al. First-Line Nivolumab in Stage IV or Recurrent Non-Small-Cell Lung Cancer). New Engl J Med 2017;376(25):2415-26.

45. Hellmann MD, Ciuleanu T-E, Pluzanski A, Lee JS, Otterson GA, Audigier-Valette C et al. Nivolumab plus Ipilimumab in Lung Cancer with a High Tumor Mutational Burden. New Engl J Med 2018;378(22): 2093-104.

46. Ready N, Hellmann MD, Awad MM, Otterson GA, Gutierrez M, Gainor JF et al. First-Line Nivolumab Plus Ipilimumab in Advanced Non-Small-Cell Lung Cancer (CheckMate 568): Outcomes by Programmed Death Ligand 1 and Tumor Mutational Burden as Biomarkers. J Clin Oncol 2019;37(12):992-1000.

6. Die Operation in der Primärtherapie des Lungenkarzinoms

6.1. Zur Bedeutung der Operation in der Primärtherapie des Lungenkarzinoms

Die 1912 von Hugh Morriston Davies durchgeführte Lobektomie eines rechten Lungenunterlappens zur Therapie eines Lungenkarzinoms kann aus heutiger Sicht als Beginn der Chirurgie des Lungenkarzinoms angesehen werden [1, 2]. Aus onkologischer Sicht propagierte Davies die anatomische Resektion in der Behandlung von Lungenkarzinomen im Frühstadium [1]. Aus operationstechnischer Sicht stellte die separate Versorgung der Hilusstrukturen (Lungenarterie, Lungenvene und Bronchus) die Einführung einer neuen OP-Technik dar, die bis heute die Standardtechnik ist [1, 2].

> Ungeachtet der Fortschritte der nichtoperativen Therapieoptionen stellt die onkologische Operation des Lungenkarzinoms (☞ Kap. 6.4.) heute für Patienten mit einem normalen bis moderat erhöhten Operationsrisiko den Goldstandard in der Therapie des Lungenkarzinoms in frühen Tumorstadien (Stadium I bis II) dar [3].

Die Bedeutung der Operation des Lungenkarzinoms könnte in Zukunft weiter zunehmen, da Ergebnisse von Studien zu Lungenkarzinom-Screening-Programmen nahelegen, dass der Anteil der Lungenkarzinome im Frühstadium durch die Einführung dieser Programme für Risikopatienten ansteigen wird [3]. So wurden 68 % der Lungenkarzinome im Rahmen der National Lung Screening Trial im Stadium I diagnostiziert [4]. Für Patienten, die nicht operiert werden können, stellt die SBRT (*Stereotacitc Body Radiation Therapy*, stereotaktische Bestrahlung) bei Lungenkarzinomen im Frühstadium eine gute Therapiealternative mit guten lokalen Kontrollraten dar. Die bisher erhobenen Daten geben jedoch keinen Anlass, an der Stellung der Operation als Therapie der Wahl für Patienten mit normalem bis moderat erhöhtem Operationsrisiko zu zweifeln [3, 5]. Drei randomisierte Phase 3-Studien zum Vergleich Operation vs. SBRT wurden wegen Problemen hinsichtlich des Patienten-Einschlusses vorzeitig beendet [3]. Weitere Studien zu dieser Fragestellung wurden aufgelegt. Strahlentherapeutische Beobachtungsstudien beziehen sich zum großen Teil auf die Endpunkte "lokale Kontrollrate" bzw. "3-Jahres-Überlebensrate" und lassen keine Schlussfolgerungen hinsichtlich der Langzeitergebnisse im Vergleich zur operativen Therapie zu.

Für das Stadium IIIA ist die Chirurgie fester Bestandteil des multimodalen Therapiekonzeptes, während im Stadium IIIB ein operatives Vorgehen nur innerhalb von Studien gerechtfertigt ist. Darüber hinaus spielt die Operation des Lungenkarzinoms als symptomatische bzw. palliative Therapieoption eine Rolle. Diese Operationen sind jedoch nicht Gegenstand dieses Kapitels, das sich mit der Primärtherapie des Lungenkarzinoms beschäftigt.

6.2. Voraussetzungen für die onkologische Operation des Lungenkarzinoms

Für die onkologische Operation des Lungenkarzinoms im Sinne eines kurativen Therapieansatzes gibt es insbesondere in der Abwägung gegenüber nicht-operativen Therapieoptionen eine Reihe von Kriterien, die bezüglich der Indikationsstellung beachtet werden müssen:

1. Onkologische Indikation (Tumor-Staging)
2. Operationstechnische Resektabilität
3. Funktionelle Operabilität (Lungenfunktion, kardiopulmonale Leistungsfähigkeit)
4. Allgemeinzustand (Alter) des Patienten
5. Behandlungswunsch des Patienten
6. Wesentliche (v.a. kardiale) Begleiterkrankungen
7. Nikotingenuss

Während einige dieser Kriterien für tumorchirurgische Operationen in anderen Fachgebieten in ähnlicher Weise gelten, müssen die Punkte 3, 6 und 7 für Lungenresektionen in besonderer Weise Beachtung finden. Auf die Einschätzung der funktionellen Operabilität wird unter 6.3. gesondert eingegangen.

Co-Morbiditäten haben einen wesentlichen Einfluss auf die perioperative Morbidität und Mortalität. In einer französischen Studie, in die mehr als 15.000 Patienten eingeschlossen wurden, konnte gezeigt werden, dass das Risiko, während des Krankenhausaufenthaltes zu versterben, für Patienten mit mindestens drei Begleiterkrankungen um das 2,5-fache gegenüber Patienten ohne Nebenerkrankungen erhöht war [6]. Als häufigste Komorbiditäten wurden in dieser Studie Nikotinabhängigkeit, ein maligner Tumor in der Anamnese, COPD, arterielle Hypertonie und kardiale Vorerkrankungen erfasst (zusammen 70 % aller erfassten Komorbiditäten) [6]. Die perioperative Morbidität und Letalität kann durch eine konsequente präoperative Optimierung der Therapie von Nebenerkrankungen signifikant verringert werden [7]. Dies betrifft in besonderem Maße pulmonale und kardiovaskuläre Erkrankungen, Nieren- und Herzinsuffizienz, Diabetes mellitus sowie den Ernährungsstatus [7]. Besteht die Indikation zu einer koronaren Intervention bzw. Revaskularisation sollte das Vorgehen in enger interdisziplinärer Abstimmung festgelegt werden [8]. Sofern eine klare Indikation für eine Thrombozyten-Aggregationshemmung besteht, sollte diese soweit möglich perioperativ fortgeführt werden. Ist anamnestisch eine Transitorische ischämische Attacke in den letzten 6 Monaten bekannt, sollte präoperativ eine Karotis-Revaskularisation durchgeführt werden [9].

Untersuchungen zum Einfluss des Raucherstatus auf die postoperative Komplikationsrate zeigen für Raucher eine signifikant höhere Rate an postoperativen pulmonalen Komplikationen. Um die erhöhte Rate an pulmonalen Komplikationen deutlich zu senken bzw. dem Wert eines Nichtrauchers anzunähern, ist eine Beendigung des Rauchens mehrere Wochen vor der OP notwendig, ohne dass eine genaue Angabe zu diesem Zeitraum getroffen werden kann [10]. Den Patienten sollte aus verschiedenen Gründen (u.a. kardiovaskuläre Erkrankungen, Risiko eines Zweitkarzinoms) dringend zur Nikotinabstinenz geraten werden, und gelichzeitig ist es sinnvoll, unterstützende Maßnahmen anzubieten. Allerdings erscheint eine Verschiebung der Operation, nur um eine Nikotinabstinenz einzuhalten, nicht gerechtfertigt. Für den Fall, dass eine präoperative pulmonale Rehabilitation bei Patienten mit pulmonalen Vorerkrankungen durchgeführt wird (☞ auch Kap. 6.3.), ist die Raucherentwöhnung Bestandteil der Rehabilitationsmaßnahmen.

6.3. Die Abschätzung der funktionellen Operabilität

Die elektive Lungenkarzinomchirurgie mit einer möglichst geringen Rate an schwerwiegenden Komplikationen und einer sehr geringen Letalität durchzuführen ist ein zentraler Anspruch der thoraxchirurgischen Tätigkeit. Neben der sorgfältigen Diagnostik bzw. optimalen Einstellung von Begleiterkrankungen (☞ Kap. 6.2.), der Vermeidung von Pneumonektomien sofern onkologisch möglich, einer modernen peri- und postoperativen Betreuung in Zentren mit entsprechender Erfahrung kommt der Abschätzung der funktionellen Operabilität vor anatomischen Lungenresektionen eine besondere Bedeutung zu.

Im Folgenden soll unter Einbeziehung der aktuellsten Daten das empfohlene Vorgehen zur Einschätzung des Operationsrisikos für eine lungenresezierende Operation dargestellt werden. Drei Voraussetzungen sind zu beachten:

1. Es dürfen keine wesentlichen kardialen Erkrankungen bestehen oder diese müssen entsprechend therapiert sein.

2. Die individuelle Risikoeinschätzung ist eine wesentliche ärztliche Aufgabe, die durch einen auf diesem Gebiet erfahrenen Facharzt erfolgen muss. Die Daten der beschriebenen Funktionstests, insbesondere im Falle grenzwertiger Ergebnisse, sind dabei nur als Entscheidungshilfen anzusehen. Bei grenzwertigen Testergebnissen sollte eine interdisziplinäre Entscheidungsfindung angestrebt werden.

3. Der Patient ist in den Entscheidungsprozess mit einzubeziehen.

Die Basisdiagnostik zur Risikoeinschätzung vor lungenresezierenden Eingriffen beinhaltet die Bestimmung der postbronchodilatatorischen FEV_1 und der Diffusionskapazität (TLCO). Die TLCO korreliert unabhängig von der FEV_1 mit einem erhöhten Risiko für pulmonale Komplikationen (TLCO <80 %) bzw. einer erhöhten Letalität (TLCO <60 %) [11]. Unter Beachtung der o.g. Voraussetzungen ist für die folgenden Befundkonstellationen keine weitere Diagnostik notwendig:

a) für eine Lobektomie, wenn die FEV_1 >1,5 l (oder >80 %) und die TLCO >60 % beträgt

b) für eine Pneumonektomie, wenn die FEV_1 >2,0 l (oder >80 %) und die TLCO >80 % beträgt [12, 13].

Für Patienten, die die genannten Werte nicht erreichen, erfolgt eine erweiterte Diagnostik:

a) Spiroergometrie (alternativ, wenn eine Spiroergometrie nicht vorgehalten wird, Treppentest oder 6-Minuten-Gehtest mit entsprechend eingeschränkter Aussagekraft)

b) Lungenperfusionsszintigraphie mit Bestimmung der prädiktiven postoperativen (ppo) Lungenfunktion

Spiroergometrie

Die Spiroergometrie ermöglicht eine exzellente Gesamteinschätzung der kardio-pulmonalen Leistungsfähigkeit des Patienten und erlaubt insbesondere vor einer Pneumonektomie eine verlässliche Einschätzung des OP-Risikos. Es handelt sich um eine komplexe Untersuchung, die einem erfahrenen Untersucher eine differenzierte Leistungsbeurteilung ermöglicht. Aktuell stellt die maximale Sauerstoffaufnahme (VO_2peak) das wichtigste Unteruchungsergebnis für die Risikoeinstufung dar. Aktuelle Daten legen nahe, dass in Zukunft die Messung des VE/VCO_2-slopes an Bedeutung hinsichtlich der Risikostratifizierung gewinnen wird [14]. Die Spiroergometrie stellt entsprechend den Leitlinien der Europäischen Gesellschaften für Pneumologie und Thoraxchirurgie (ETS/ESTS) den ersten Schritt der erweiterten Diagnostik dar. Beträgt die VO_2peak >20 ml/kg/min oder 75 % der Norm, ist eine Resektion bis hin zur Pneumonektomie ohne wesentlich erhöhtes OP-Risiko möglich [15]. Bei einer VO_2peak <10 ml/kg/min oder <35 % der Norm, besteht ein deutlich erhöhtes Operationsrisiko für eine Lobektomie, so dass eine sublobäre Resektion oder eine nicht-operative Therapie angestrebt werden sollte [16]. Liegen die Werte für die VO_2peak zwischen 35-75 % oder 10-20 ml/kg/min, ist die Berechnung der ppo Lungenfunktion basierend auf der Lungenperfusionsszintigraphie notwendig [15].

Die Berechnung der postoperativen prädiktiven FEV_1 (ppoFEV_1) erfolgt nach der Formel:

$$ppoFEV_1 = \text{präoperative } FEV_1 \times (1 - \text{Anteil der Perfusion der zu resezierenden Lungenareale})$$

Die Berechnung der ppoTLCO und ppoVO_2max erfolgt analog. Für Lobektomien kann alternativ die Berechnung nach Segmentzählmethode erfolgen [13]. Eine Resektion ohne wesentlich erhöhtes OP-Risiko ist möglich, sofern ppoFEV_1 und ppoTLCO über 40 % (BTS-Leitlinie bzw. über 30 % (ERS/ESTS-Leitinie) liegen [13]. Eine Pneumonektomie ist ohne wesentlich erhöhtes OP-Risiko möglich, wenn sowohl die ppoFEV_1 als auch die ppoTLCO über 40 % liegen oder die ppo-VO_2max >35 % oder >10 ml/kg/min [15].

Eine Reihe von zum Teil randomisierten Studien, mit allerdings jeweils kleinen Patientenzahlen, belegen gute Ergebnisse einer präoperativen pulmonalen Rehabilitation [17]. Durch eine solche Maßnahme ließe sich sowohl der Anteil der Patienten, denen eine onkologische Operation des Lungenkarzinoms angeboten werden kann, erhöhen als auch die Rate an postoperativen pulmonalen Komplikationen senken. So konnte in einer prospektiven Studie mit 83 COPD-Patienten gezeigt werden, dass durch eine Rehabilitationmaßnahme über 2-4 Wochen die FEV_1 durchschnittlich um 370 ml gesteigert werden konnte. Diese Verbesserung des Lungenfunktionswertes korrelierte mit der Verbesserung der Belastbarkeit (6-Minuten-Gehtest) [18].

6.4. Die onkologische Operation des Lungenkarzinoms

Die onkologische Operation des Lungenkarzinoms beinhaltet zwei wesentliche Schritte:

1. Die Resektion der tumortragenden pulmonalen Funktionseinheit (Hintergrund ist die Entfernung der intrapulmonalen Lymphabflusswege mit dem Ziel, das Risiko eines Lokalrezidivs zu verringern)
2. Die systematische Lymphadenektomie

6.4.1. Anatomische Lungenresektion (Lobektomie, Segmentresektion, Pneumonektomie)

Seit der Publikation von Ginsberg et al. 1995 [18], die als Meilenstein gilt, ist die Resektion eines Lungenlappens (Lobektomie) der Standardeingriff in der Therapie des Lungenkarzinoms, sofern die Abschätzung der funktionellen Operabilität ein normales oder nur leicht erhöhtes Operationsrisiko für die geplante Lappenresektion ergibt. Es gibt Hinweise, dass unter Beachtung bestimmter Voraussetzungen eine anatomische Segmentresektion äquivalente onkologische Ergebnisse für sehr kleine Lungenkarzinome ohne Lymphknotenmetastasen erbringen kann. Diese Frage wird unter 6.5.2. ausführlicher diskutiert.

Gemeinsamkeit aller anatomischen Lungenresektion ist die separate Präparation der jeweiligen anatomischen Strukturen z.B. auf Lappen- oder Segmentebene: Lungenvene (☞ Abb. 6.1a), Pulmonalarterie (☞ Abb. 6.1b) und Bronchus. Zur Versorgung der Gefäße bzw. Bronchien werden insbesondere bei minimalinvasiven Operationen Klammernahtgeräte verwendet. Alternativ erfolgt die Versorgung durch Ligaturen bzw. Nähte.

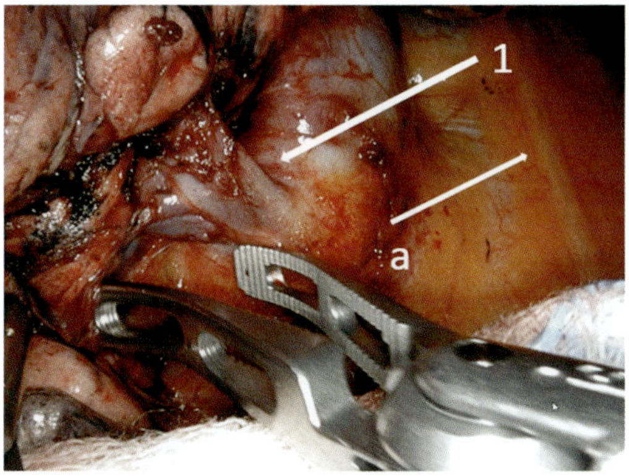

a

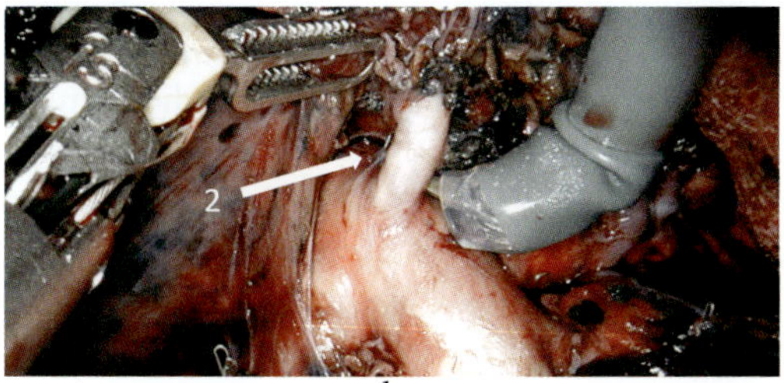

b

Abb. 6.1a+b: Präparation der Mittellappenvene (**a**) und der Mittellappenarterie (**b**) bei geplanter Lobektomie des Mittellappens wegen eines NSCLC (**1** = Mittellappenvene, **2** = Mittellappenerterie, **a** = N. phrenicus).

Die perioperative Letalität (30-Tage-Letalität bzw. In-Hospital-Letalität) für eine geplante Lungenresektion wegen eines Lungenkarzinoms liegt zwischen 1 % und 4 % [19, 20]. Mit schweren Komplikationen muss in 5-7 % der Operationen gerechnet werden. Der Analyse einer landesweiten japanischen Datenerfassung zufolge lag die Letalität der Lungenkarzinomchirurgie bei 0,8 % und die Rate an schweren Komplikationen bei 5,6 % [21]. Als statistisch signifikante Risikofaktoren wurden das männliche Geschlecht, interstitielle Lungenerkrankungen, Dialysepflichtigkeit, eine Lerberzirrhose sowie aus operationstechnischer Sicht die Pneumonektomie herausgearbeitet [21]. Auf Grund der signifikant höheren Komplikationsrate und Letalität nach Pneumonektomien wird versucht, durch broncho- und/oder angioplastische Operationen eine Pneumonektomie zu vermeiden (☞ Kap. 6.5.2.). In der Abwägung der Therapieverfahren im Rahmen der multimodalen Behandlung lokal fortgeschrittener Lungenkarzinome ist die Notwendigkeit einer Pneumonektomie ein Argument für nicht-operative Therapieoptionen. Trotz der Fortschritte der modernen Intensivmedizin muss mit einer 90-Tage-Letalität von bis zu 10 % für Pneumonektomien nach neoadjuvanter Behandlung gerechnet werden. Pulmonale Komplikationen sind die Hauptursache. Das Risiko ist für rechtsseitige Pneumonektomien signifikant höher. Allerdings ist bei sorgfältiger Indikationsstellung und Auswahl der Patienten, insbesondere hinsichtlich der funktionellen Operabilität, die Durchführung einer Pneumonektomie mit vertretbarem Risiko gut möglich.

Es gibt Hinweise, dass die Ergebnisse der Lungenkarzinomchirurgie in einem sog. *High Volume Centre* (>75 anatomische Lungenresektionen/Jahr) deutlich besser sind [22]. In einer deutschen Studie zeigte sich insbesondere im Vergleich zwischen Kliniken mit >75 anatomischen Lungenresekionen gegenüber Kliniken <25 Resektionen im Jahr ein signifikanter Unterschied hinsichtlich der perioperativen Letalität [22]. Dieser Zusammenhang konnte z.B. in einer australischen Studie vor dem Hintergrund eines grundsätzlich anders organisierten Gesundheitssystems nicht nachgewiesen werden [23]. Insbesondere für lokal fortgeschrittene Tumorstadien, die eine multimodale Therapie erfordern, scheint eine Behandlung in spezialisierten Zentren mit größeren Patientenzahlen das onkologische Outcome positiv zu beeinflussen [24].

6.4.2. Lymphadenektomie

Die systematische Entfernung der mediastinalen, hilären und interlobären Lymphknoten ist ein essentieller Bestandteil der onkologischen Lungenkarzinomoperation.

Durch die en-bloc-Resektion im Bereich der mediastinalen Lymphknotenstationen (Ausräumung des Fettkörpers mit den darin enthaltenen Lymphknoten der jeweiligen Lymphknotenstationen; ☞ Abb. 6.2) gelingt die Entfernung aller Lymphknoten im günstigsten Fall, ohne die Lymphknotenoberfläche zu verletzen. Die Lymphadenektomie erlaubt ein korrektes postoperatives Staging und hat damit durch die Ermöglichung der Einleitung einer adäquaten adjuvanten Therapie prognostische Bedeutung. Ob die vollständige Entfernung aller tumorbefallenen Lymphknoten per se zu einer Verbesserung der Prognose führt, lässt sich auf Grund der vorhandenen Daten nicht sicher einschätzen. Als zuverlässigster Marker für die Qualität der Lymphadenektomie gilt das perioperative "Upstaging", also der Anteil von im Rahmen der Operation neu entdeckten Lymphknotenmetastasen. Bei Vergleichen zwischen verschiedenen Zentren muss bedacht werden, dass dieser Wert (nodales "Upstaging") neben der Qualität der Lymphadenektomie auch durch den Umfang und die Qualität der präoperativen Diagnostik beeinflusst wird (PET-CT, EBUS, Mediastinoskopie).

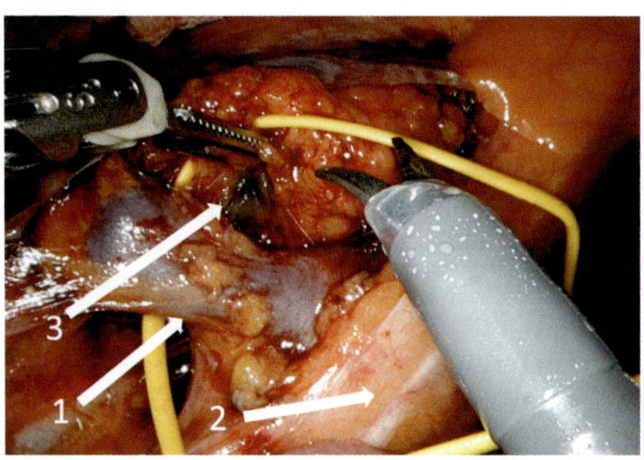

Abb. 6.2: Roboterassistierte Lymphadenektomie Station 2 rechts, En-bloc-Resektion des Fettgewebskörpers mit den darin enthaltenen Lymphknoten. **1** = V. azygos, **2** = N. phrenicus, **3** = Lymphknoten.

Zahlreiche Studien haben untersucht, ob ein geringeres Ausmaß der Lymphadenektomie, insbesondere für sehr frühe Tumorstadien, ohne Verschlechterung der onkologischen Ergebnisse möglich ist. Die Vergleichbarkeit der Daten wird jedoch durch Unterschiede in der Technik und Qualität der Lymphadenektomie sowie unterschiedliche Strategien hinsichtlich des präoperativen invasiven Lymphknoten-Stagings deutlich erschwert. Auch für NSCLC im klinischen Stadium I ist eine systematische Lymphadenektomie mit einem besseren Überleben im Vergleich zum Lymphknotensampling assoziiert [25]. Für die frühen Tumorstadien wird von einigen Autoren eine an den tumortragenden Lungenlappen angepasste ("lobe-specific") mediastinale Lymphadenektomie als ausreichend angesehen [25]. Hier sind jedoch weitere Untersuchungen notwendig, um Voraussetzungen für eine "Lungenlappen-spezifische" Lymphadenektomie zu definieren. In einer Untersuchung für cN0-cN1 Lungenkarzinome wurden mediastinale Lymphknotenmetastasen in nicht lappenspezifischen oder lappennahen Lymphknoten in 21 % (NSCLC des rechten Oberlappens) bis 55 % (NSCLC des rechten Unterlappens) nachgewiesen [26].

Somit sollte nach aktueller Datenlage die systematische Lymphadenektomie auch für Lungenkarzinome in frühen Stadien das Standardvorgehen darstellen.

6.5. Lungenparenchym sparende Operation

Neben der Verringerung des Zugangstraumas sind lungenparenchymsparende Operationen die zweite wesentliche chirurgische Option, um den Anteil operabler Patienten zu erhöhen bzw. die Komplikationsrate und die Einschränkung der Lebensqualität durch den chirurgischen Eingriff zu senken.

Grundprinzip der rekonstruktiven Verfahren ist die Durchtrennung tumorbefallener anatomischer Strukturen zentral und peripher der Tumorinvasion mit nachfolgender Rekonstruktion in der Regel durch eine circumferente Naht (Anastomose, ☞ Kap. 6.5.1. und Abb. 6.3a+b).

Als sublobäre Resektionen werden Lungenresektionen zusammengefasst, bei denen Teile des tumortragenden Lungenlappens erhalten werden. Aus onkologischer Sicht interessant sind die ana-

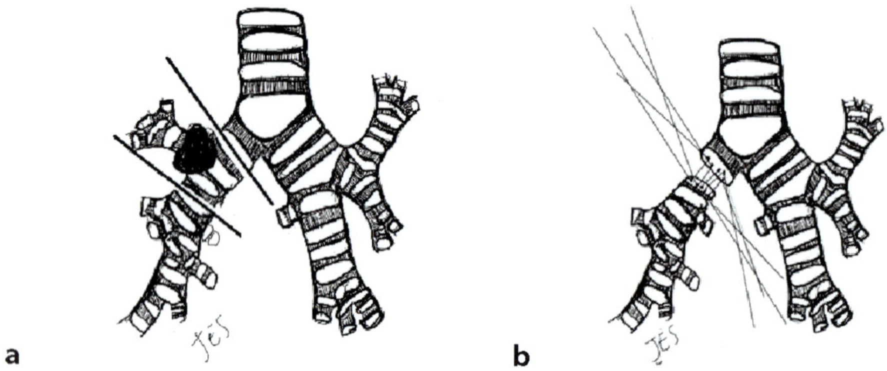

Abb. 6.3a+b: Schematische Darstellung einer Oberlappenmanschettenresektion rechts. **a**: Tumor ausgehend vom rechten Lungenoberlappen mit Infiltration des Hauptbronchus. Durch die beiden roten Linien sind die Resektionsebenen im Bereich des rechten Hauptbronchus und des Zwischenbronchus gekennzeichnet (die Bronchus-Resektionsebenen werden im intraoperativen Schnellschnitt auf Tumorfreiheit untersucht). **b**: Schematische Darstellung der Anastomose zwischen Haupt- und Zwischenbronchus nach Entfernung der Bronchusmanschette. Grafik: Jorge E. Silva.

tomischen Segmentresektionen, die unter Beachtung einer Reihe von Voraussetzungen für Lungenkarzinome im Frühstadium möglicherweise der zu favorisierende Eingriff sind (☞ Kap. 6.5.2.).

6.5.1. Broncho- und/oder angioplastische Operationen (u.a. Vermeidung von Pneumonektomien)

Auf Grund der unter 6.4.1. geschilderten Nachteile einer Pneumonektomie (u.a. signifikante Reduktion der Lungenfunktion, Rechtsherzbelastung, Leistungseinschränkung, signifikant höhere Morbidität und Letalität im Verglich zu Lobektomien), sollte eine Pneumonektomie wenn möglich vermieden werden. Eine gute Möglichkeit eine R0-Resektion bei zentralen Karzinomen ohne Pneumonektomie zu erreichen sind broncho- und/oder angioplastische Operationen. Die tumorbefallenen Anteile von Bronchus und/oder Pulmonalarterie werden gemeinsam mit dem betroffenen Lungenlappen reseziert (☞ Abb. 6.3a+b). Nachfolgend werden Bronchus und Arterie in der Regel durch eine circumferente Naht wieder anastomosiert. Die intraoperative Untersuchung der Resektionsränder zur Bestätigung der R0-Resektion und die gewissenhafte systematische Lymphadenektomie sind essentielle Bestandteile der OP-Methode. Die broncho- und/oder angioplastischen Operationen stellen die Operationsmethode der Wahl dar, sofern die Tumorausdehnung eine R0-Resektion durch diese Operation ermöglicht. Die Komplikationsrate nach diesen rekonstruktiven Eingriffen ist nicht wesentlich höher als nach Standardlobektomien, aber signifikant geringer im Vergleich zu Pneumonektomien [27]. Da keine randomisierten Daten vorliegen, ist es wahrscheinlich, dass Patienten die pneumonektomiert werden auch größere oder fortgeschrittenere Tumoren hatten. Das ändert jedoch nichts an der Strategie, eine Pneumonektomie durch eine rekonstruktive Operation zu vermeiden, sofern dies ohne onkologische Kompromisse möglich ist [27]. Da die broncho- und/oder angioplastischen Eingriffe zu den technisch schwierigen Operationen gehören, ist eine große Erfahrung im Umgang mit anatomischen Lungenresektionen inclusive der postoperativen Betreuung unabdingbare Voraussetzung für solche Eingriffe. Mit der entsprechenden Erfahrung ist die komplikationsarme Durchführung der rekonstruktiven Operationen über verschiedene Zugänge und mit unterschiedlichen Anastomosentechniken möglich. Insbesondere in Risikokonstellationen (z.B. nach neodadjuvanter Behandlung) trägt die Deckung der Anastomose mit vitalem Gewebe wie z.B. Muskelgewebe oder Perikard dazu bei, schwere Komplikationen zu vermeiden.

6.5.2. Anatomische Lungensegmentresektionen

Seit der o.g. Publikation von Ginsberg et al. 1995 [18] gilt die Lobektomie als Standard-OP unab-

hängig von der Größe des Lungenkarzinoms. Eine Reihe von aktuelleren Publikationen legen nahe, dass für kleine Lungenkarzinome <2 cm ohne Lymphknotenmetasten durch eine anatomische Segmentresektion gleichwertige onkologische Ergebnisse erreicht werden können [28]. Die Euphorie hinsichtlich der anatomischen Segmentresektionen wurde durch Untersuchungen zu einem neuen Prognosemarker (STAS, *tumor spread through airspaces*) deutlich abgeschwächt. In mehreren Analysen zeigte sich im Falle einer STAS-Positivität ein signifikant höheres Rezidivrisiko nach Segmentresektionen [29]. Allerdings wurden nicht in allen Studien die anerkannten Voraussetzungen für die Segmentresektion (☞ Übersicht 1) eingehalten. Darüber hinaus war das Risiko für ein Rezidiv nicht nur im Sinne eines Lokalrezidivs, sondern auch im Sinne von Fernmetastasen erhöht [29]. Es ist davon auszugehen, dass STAS-Positivität für sich genommen unabhängig vom Ausmaß der anatomischen Resektion ein signifikanter negativer Prognosefaktor ist. Eine retrospektive Analyse mit 848 Patienten im Stadium I zeigte für die Gruppe mit STAS-Positivität (n=139) ein signifikant schlechteres DFS (*disease-free survival*) nach 5 Jahren (64,5 % vs. 89 % für die STAS-negative Gruppe (n=709) [30].

Derzeit laufen zwei randomisierte Studien in den USA (CALGB140503, *Cancer and Leukemia Group* B-140503) und in Japan (JCOG0802/ WJOG4607L, JCOG1211) [31], die diese Fragestellung für Lungenkarzinome <2 cm untersuchen. Durch minimalinvasive Operationen könnte der Vorteil der Segmentresektionen insbesondere für Patienten mit eingeschränkter Lungenfunktion an Bedeutung gewinnen. Die Ergebnisse dieser Studien können möglicherweise zu einer deutlich häufigeren Anwendung von Segmentresektion führen. Bis dahin gilt die Lobektomie als Standardeingriff für Patienten mit normaler Lungenfunktion und ohne wesentlich erhöhtes OP-Risiko. Für Patienten mit funktionellen Einschränkungen können unter Einhaltung einer Reihe von Voraussetzungen (☞ Übersicht 1) durch die parenchymsparende Segmentresektion mit großer Wahrscheinlichkeit äquivalente onkologische Ergebnisse erreicht werden.

Übersicht 1

Voraussetzungen für die Durchführung einer anatomischen Segmentresektion mit weitgehend äquivalenten onkologischen Ergebnissen nach aktueller Datenlage*:

- Lungenkarzinom <2 cm
- peripher lokalisiert
- keine Lymphknotenmetasten
- technisch korrekte anatomische Lungenresektion (keine atypische Keilresektion)
- systematische Lymphadenektomie
- STAS-Negativität
- Sicherheitsabstand >1 cm oder >Durchmesser des Lungenkarzinoms für sehr kleine Befunde
- weitere Faktoren (SUV-Wert im PET, GGO-Anteil)

* Derzeit gilt die Lobektomie als Standardeingriff für Patienten mit normaler Lungenfunktion. Die Ergebnisse von zwei randomisierten Studien zum Vergleich anatomische Segmentresektion vs. Lobektomie werden in den nächsten Jahren erwartet.

6.6. Minimalinvasive anatomische Lungenresektionen im Rahmen der Lungenkarzinomchirurgie

6.6.1. Videoassistierte anatomische Lungenresektionen (VATS-Lobektomie)

Minimalinvasive videoassistierte anatomische Lungenresektionen (VATS-Lobektomie) werden immer häufiger durchgeführt und von einigen Autoren wird die VATS (videoassistierte Thorakoskopie) als Standard-Zugang angesehen [32]. Es gibt zwei gut belegbare Vorteile der VATS-Lobektomie gegenüber einer konventionellen Lobektomie über eine anterolaterale Thorakotomie:

1. eine signifikant geringere Schmerzsymptomatik in der früh-postoperativen Phase

2. eine bessere früh-postoperative Lungenfunktion (bezogen auf die präoperativen Lungenfunktionswerte)

Kosmetische Vorteile sind unbestreitbar, jedoch unterliegt deren Bewertung vor dem Hintergrund einer Karzinomtherapie individuellen Maßstäben.

Es konnte gezeigt werden, dass nach minimalinvasiven Operationen signifikant weniger pro- und antiinflammatorische Zytokine freigesetzt werden als nach Thorakotomien. Inwieweit dieses geringere Ausmaß der Immunantwort klinisch relevant ist, ist derzeit noch Gegenstand wissenschaftlicher Untersuchungen. Zahlreiche Studienergebnisse und Metaanalysen legen nahe, dass das onkologische Outcome durch den minimalinvasiven Zugang nicht negativ beeinflusst wird. Aus Sicht der Autoren ist, insbesondere für anatomische Lungenresektionen (Segmentresektion, Lobektomie) in der Therapie von Lungenkarzinomen im Stadium I und II, die VATS- oder RATS (roboterassistierte Thorakoskopie)-Lobektomie der bevorzugte Zugangsweg. Allerdings ist auf Grund der aktuellen Datenlage über die beiden o.g. Vorteile hinaus in vergleichenden Studien, insbesondere im randomisierten Studiendesign mit adäquaten Patientenzahlen, eine Überlegenheit der VATS - oder RATS -Lobektomie im Vergleich zur Thorakotomie bisher nicht nachgewiesen worden [32, 33]. In einer randomisierten Studie mit etwas mehr als 200 Patienten in jedem Studienarm wurden hinsichtlich der perioperativen und frühpostoperativen Phase keine wesentlichen Unterschiede zwischen einer VATS und einer axillären Thorakotomie gefunden (geringerer Blutverlust und kürzere OP-Zeit zugunsten der VATS) [34]. Rauma et al. mussten in einer aktuellen Studie sogar konstatieren, dass im Gegensatz zu den für die VATS-positiven Kurzzeitergebnissen eine Auswertung von Lebensqualitäts-Fragebögen im Langzeitverlauf Vorteile für die via Thorakotomie operierten Patienten ergaben [35]. Diese Beobachtung steht im Einklang mit Daten, die keinen oder keinen wesentlichen Vorteil der VATS-Lobektomie hinsichtlich chronischer Schmerzen nach thoraxchirurgischen Eingriffen nachweisen konnten [36, 37].

Aktuell wurde eine multizentrische randomisierte Studie in Großbritannien initiiert, deren primärer Endpunkt eine Überlegenheit der VATS hinsichtlich der Belastbarkeit einen Monat nach der OP ist [33]. Sekundäre Endpunkte sind das onkologische Outcome und die Lebensqualität 1 Jahr nach der Operation sowie das mediastinale Lymphknoten "Upstaging" [33]. Das hiläre und mediastinale "Upstaging" als Marker für die Qualität der Lymphadenektomie (☞ auch Kap. 6.4.2.) ist der Mehrzahl der Studien zufolge für die VATS-Lobektomie geringer im Vergleich zur Thorakotomie ("N1 + N2 – Upstaging") und zur RATS-Lobektomie ("N1 – Upstaging", ☞ auch Kap. 6.6.2.). Trotz zum Teil widersprüchlicher Ergebnisse verschiedener Beobachtungsstudien scheint die Anzahl der entfernten Lymphknoten bei per VATS operierten Patienten geringer zu sein. In einer Meta-Analyse (29 Publikationen mit 2.763 Pateinten in der VATS-Gruppe vs. 3.484 Patienten in der Thorakotomie-Gruppe) zeigte sich eine geringere Anzahl der entfernten Lymphknoten in der VATS-Gruppe ohne signifikante Unterschiede hinsichtlich der entfernten N2-Lymphknoten [38].

Die uniportale VATS-Lobektomie ist eine Variation der VATS-Lobektomie bei der die Operation ausschließlich über einen Zugang erfolgt. Auf die beiden ca. 1 cm bis 1,5 cm großen Trokarzugänge, die bei der klassischen triportalen VATS genutzt werden, wird hier verzichtet. Eine entsprechende Übung in der Technik vorausgesetzt, können mit der uniportalen VATS vergleichbare Ergebnisse erreicht werden [39]. Vorteile z.B. hinsichtlich postoperativer Schmerzen konnten, bei zu vermutendem stärkeren interkostalen Trauma, nicht überzeugend belegt werden. Ein Vorteil könnte sich im Zusammenhang mit Lungenresektionen in Spontanatmung (*non-intubated thoracic surgery*, NITS) ergeben, da hier der uniportale Zugang möglicherweise eine effektivere intraoperative lokale Schmerztherapie erlaubt [40] (☞ auch Kap. 6.8.1.).

Die uniportale VATS-Lobektomie über einen subxiphoidalen Zugang wird in spezialisierten Zentren routinemäßig eingesetzt [41]. Vorteil dieser Modifikation ist eine geringere Schmerzsymptomatik durch die vollständige Vermeidung eines interkostalen. Aus operationstechnischer Sicht stellen die Kontrolle von Blutungen aus größeren Gefäßen und die Durchführung einer vollständigen Lymphadenektomie Limitationen dieses Zugangs dar [41].

6.6.2. Roboter-assistierte anatomische Lungenresektionen (RATS-Lobektomie)

Roboter-assistierte anatomische Lungenresektionen werden im Rahmen der Lungenkarzinomchirurgie an dafür spezialisierten Zentren routinemäßig durchgeführt. Die Roboter-Technologie ermöglicht eine weitgehende Kombination der ex-

zellenten operationstechnischen Möglichkeiten der offenen Operation wie z.B. ein bimanuelles Präparieren mit 7-Freiheitsgraden an der Instrumentenspitze und eine 3-D-Sicht mit den Vorteilen des minimalinvasiven Zugangs (42) (☞ Übersicht 2). Durch zahlreiche Beobachtungsstudien konnte belegt werden, dass die roboterassistierte Lobektomie (RATS-Lobektomie) den anderen Zugängen nicht unterlegen ist (43), sofern man von den derzeit höheren Kosten absieht. Wie bereits für die VATS-Lobektomie ausgeführt, gibt es keine größeren randomisierten Studien, die Vorteile der RATS-Lobektomie gegenüber anderen Zugangsarten belegen. Ein von den meisten Autoren anerkannter Vorteil der RATS-Lobektomie ist die einfachere und damit in der Regel vollständigere hiläre Lympadenektomie (44). In einer Untersuchung mit 911 Patienten (254 RATS, 296 VATS und 261 Thorakotomie) zeigte sich ein höheres Gesamt-Upstaging in den Thorakotomie- und RATS-Gruppen gegenüber den per VATS lobektomierten Patienten (45).

Es gibt Hinweise, dass die Häufigkeit und Ausprägung chronischer Schmerzen durch den Einsatz der Robotertechnologie im Vergleich zur VATS-Lobektomie gesenkt werden kann. So konnten in einer Fall-Kontroll-Studie ein geringerer Schmerzmittelverbrauch und eine frühere Rückkehr zu den alltäglichen Tätigkeiten im Vergleich zur VATS-Lobektomie-Gruppe nachgewiesen werden [46]. Die These, dass chronische oder langanhaltende Schmerzen eher durch das Ausmaß der mechanischen Irritation im Bereich des Interkostalraums als durch die Anzahl der Zugänge getriggert wird, wird durch eine Publikation gestützt, die eine signifikant geringere Rate chronischer Schmerzen in der Patientengruppe mit 4 Zugängen im Vergleich zur konventionellen triportalen VATS (3 Zugänge) nachweist [47]. Der theoretische Hintergrund für ein geringeres interkostales Trauma und damit eine weniger ausgeprägte Schmerzsymptomatik ist eine Verminderung der Hebelwirkung der chirurgischen Instrumente und der Videokamera im Bereich des Interkostalraumes. Dies wird zum einen durch die gute Beweglichkeit an der Spitze der Roboterinstrumente (7-Freiheitsgrade) erreicht und zum anderen durch eine Positionierung der Trokare im Interkostalraum derart, dass eine Hebelbewegung soweit wie möglich in eine Drehbewegung auf Höhe des Interkostalraums umgewandelt wird.

Im Rahmen einer experimentellen Studie versuchen wir derzeit, eine geringere Schädigung der Interkostalnerven im Rahmen der RATS durch die Messung der peripheren motorischen Latenz (PmL) magnetisch evozierter motorischer Potentiale (MEP) der betreffenden Interkostalnerven objektiv zu belegen.

Übersicht 2

Potentielle Vorteile der Anwendung der Robotertechnologie im Rahmen der Lungenkarzinomchirurgie:

- Kombination der exzellenten operationstechnischen Möglichkeiten der offenen Operation (bimanuelles Präparieren mit 7-Freiheitsgraden an der Instrumentenspitze und eine 3-D-Sicht) mit den Vorteilen des minimalinvasiven Zugangs
- technisch einfachere und damit in der Regel vollständigere hiläre Lymphadenektomie
- technisch einfachere Durchführung bestimmter anatomischer Segmentresektionen (z.B. S1, S1+2, S3; ☞ Abb. 6.4a+b)
- Reduktion von postoperativen Schmerzen v.a. im Hinblick auf langanhaltende/chronische Beschwerden

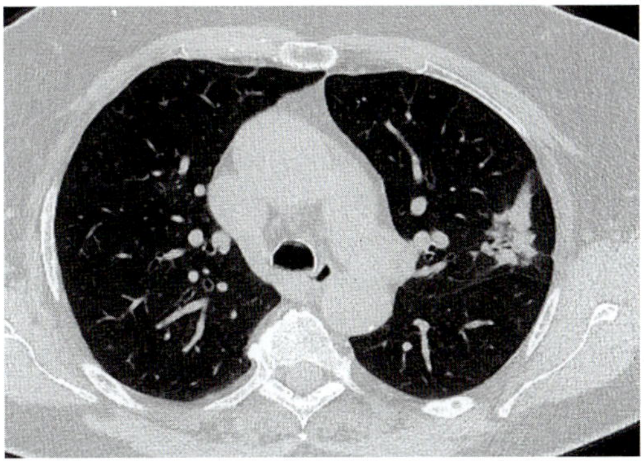

a

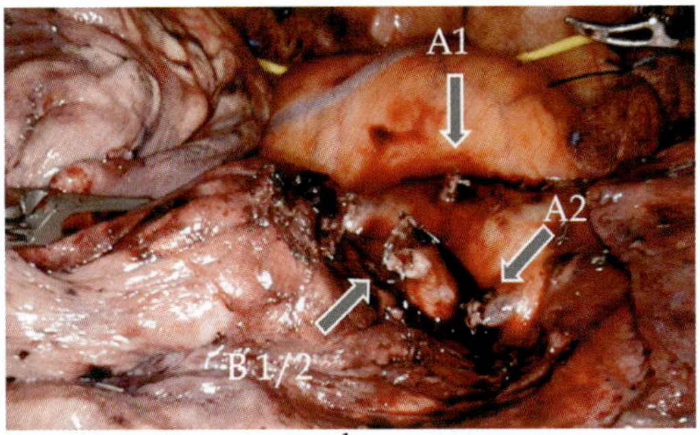

b

Abb. 6.4a+b: **a**: Thorax-CT, Lungenfenster mit Darstellung eines Infiltrats im linken Lungenoberlappen; histologisch Adenokarzinom; 84-jährige Patientin mit eingeschränkter Lungenfunktion. **b**: Roboterassistierte anatomische S1-und-S2-Resektion links; mäßig differenziertes primäres pulmonales Adenokarzinom (pT1c, pN0 (0/16), G2, R0). **B 1/2** = Segmentbronchus B1 und B2, **A1** = Segmentarterie A1, **A2** = Segmentarterie A2.

Es ist wichtig über die Diskussion des Zugangsweges andere wesentliche Einflussfaktoren auf die Ergebnisse der Lungenkarzinomchirurgie nicht aus dem Auge zu verlieren [48]:

- konsequentes Tumor–Staging
- systematische präoperative Lungenfunktionsdiagnostik (☞ Kap. 6.3.)
- optimale präoperative Einstellung von Begleiterkankungen (☞ Kap. 6.2.)
- Qualität der Operation und der Lymphadenektomie
- Qualität der Anästhesie, Intensivmedizin und peri- sowie postoperativen Schmerztherapie
- stadienadaptierte, ggf. multimodale Therapie des Lungenkarzinoms
- begleitende Physiotherapie und psychoonkologische Betreuung

6.7. Zusammenfassung und Ausblick

Die onkologische Operation des Lungenkarzinoms stellt für operable Patienten mit einem Lungenkarzinom im Stadium I und II die Therapie der Wahl dar. Für lokal fortgeschrittene Karziome im Stadium III ist die Operation fester Bestandteil multimodaler Therapiekonzepte. Es ist davon auszugehen, dass der Anteil von Lungenkarzinomen im Frühstadium durch die Etablierung von Screening-Programmen für Risikopatienten zunehmen wird. Dadurch wird die chirurgische Therapie und v.a. die minimalinvasive anatomische Lungenresektion weiter an Bedeutung gewinnen. Die ausstehenden Ergebnisse zweier randomisierter Studien werden möglicherweise einen Strategiewechsel für Lungenkarzinome im Frühstadium (<2m, N0) hin zu Lungenparenchym sparenden anatomischen Segmentresektionen für ausgewählte Patienten ermöglichen.

Anatomische Lungenresektionen können heute auch ohne Intubation am spontan atmenden Patienten vorgenommen werden (*non-intubated thoracic surgey*, NITS, bzw. nicht-intubierte VATS, NI-VATS). Potentielle Vorteile der NI-VATS sind eine geringere Rate pulmonaler Komplikationen durch den Verzicht auf die invasive Beatmung, eine schnellere postoperative Erholung des Patienten sowie geringere immunologische und inflammatorische Reize. Ein Ziel der NI-VATS ist es, auch Patienten mit einem hohen Risiko für eine Allgemeinanaesthesie mit Intubation eine kurative Operation zu ermöglichen.

Die für 2024 vorgesehene 9. Auflage der TNM-Klassifikation für das Lungenkarzinom wird eine Neufassung der R-Klassifikation enthalten. Durch die Einführung einer neuen R-Kategorie (R_{un}, $R_{uncertain}$) wird eine detailliertere Abschätzung der Prognose angestrebt. Durch die neue R-Klassifikation soll eine bessere Vergleichbarkeit der Therapiestudien zum Lungenkarzinom erreicht werden.

Die Kombination der Operation mit neoadjuvanten oder adjuvanten Immuntherapien scheint zu einer deutlichen Verbesserung der onkologischen Ergebnisse zu führen. Die Ergebnisse der Therapiestudien zu dieser Fragestellung werden mit großer Wahrscheinlichkeit die Indikationsstellung v.a. für lokal fortgeschrittene Lungenkarzinome in der Zukunft deutlich verändern.

Literatur

1. Naef AP. Hugh Morriston Davies: first dissection lobectomy in 1912. Ann Thorac Surg. 1993 Oct;56(4):988-9.

2. Meyer JA. Ann Thorac Surg. 1988. Hugh Morriston Davies and lobectomy for cancer, 1912. PMID: 3052336

3. Tandberg DJ, Tong BC, Ackerson BG, Kelsey CR. Cancer. Surgery versus stereotactic body radiation therapy for stage I non-small cell lung cancer: A comprehensive review. 2018 Feb 15;124(4):667-678.

4. Aberle DR, Adams AM, Berg CD, et al. Reduced lung-cancer mortality with low-dose computed tomographic screening. N Engl J Med. 2011;365:395-409.

5. Rocco G. Narcissus, the Beam, and lung cancer. J Thorac Cardiovasc Surg. 2016 Aug;152(2):338-343.e3.

6. Falcoz PE, Conti M, Brouchet L, et al. The Thoracic Surgery Scoring System (Thoracoscore): risk model for in-hospital death in 15,183 patients requiring thoracic surgery. J Thorac Cardiovasc Surg 2007;133:325-332.

7. Leduc C, Antoni D, Charloux A, Falcoz PE, Quoix E. Comorbidities in the management of patients with lung cancer. Eur Respir J 2017 Mar 29;49(3):1601721.

8. Tsubochi H, Shibano T, Endo S. Recommendations for perioperative management of lung cancer patients with comorbidities. Gen Thorac Cardiovasc Surg 2018 Feb;66(2):71-80.

9. European Stroke Organisation; Tendera M, Aboyans V, et al. ESC Guidelines on the diagnosis and treatment of peripheral artery diseases: Document covering atherosclerotic disease of extracranial carotid and vertebral, mesenteric, renal, upper and lower extremity arteries: the Task Force on the Diagnosis and Treatment of Peripheral Artery Diseases of the European Society of Cardiology (ESC). Eur Heart J 2011;32:2851-2906.

10. Lugg ST, Tikka T, Agostini PJ, Kerr A, Adams K, Kalkat MS, Steyn RS, Rajesh PB, Bishay E, Thickett DR, Naidu B. Smoking and timing of cessation on postoperative pulmonary complications after curative-intent lung cancer surgery. J Cardiothorac Surg 2017 Jun 19;12(1):52.

11. David EA, Marshall MB. Physiologic evaluation of lung resection candidates. Thorac Surg Clin 2012 Feb; 22(1):47-54, vi.

12. Wyser C, et al., Prospective evaluation of an algorithm for the functional assessment of lung resection candidates. Am J Respir Crit Care Med 1999;159(5 Pt 1):1450-1456.

13. Ewig S, Larrosa-Lombardi S, Halboos A, Hecker E. [Comprehensive Preoperative Evaluation of Patients with Lung Cancer]. Pneumologie 2019 Sep;73(9):523-532.

14. Salati M, Brunelli A.Risk Stratification in Lung Resection. Curr Surg Rep 2016;4(11):37.

15. Brunelli A, Charloux A, Bolliger CT, Rocco G, Sculier JP, Varela G, Licker M, Ferguson MK, Faivre-Finn C, Huber RM, Clini EM, Win T, De Ruysscher D, Goldman L; European Respiratory Society and European Society of Thoracic Surgeons joint task force on fitness for radical therapy. ERS/ESTS clinical guidelines on fitness for radical therapy in lung cancer patients (surgery and chemo-radiotherapy). Eur Respir J 2009 Jul;34(1):17-41.

16. Brunelli A. Risk Assessment for Pulmonary Resection. Semin Thorac Cardiovasc Surg 2010; 22(1):2-13.

17 Benzo R, Wigle D, Novotny P, et al. Preoperative pulmonary rehabilitation before lung cancer resection: results from two randomized studies. Lung Cancer 2011; 74:441-445.

18 Mujovic N, Subotic D, Marinkovic M, Milovanovic A, Stojsic J, Zugic V, Grajic M, Nikolic D. Preoperative pulmonary rehabilitation in patients with non-small cell lung cancer and chronic obstructive pulmonary disease. Arch Med Sci 2014 Feb 24;10(1):68-75.

18. Ginsberg RJ, Rubinstein LV. Randomized trial of lobectomy versus limited resection for T1 N0 non–small cell lung cancer. Lung Cancer Study Group. Ann Thorac Surg 1995;60:615-622.

19. Hu Y, McMurry TL, Wells KM, Isbell JM, Stukenborg GJ, Kozower BD. Postoperative mortality is an inadequate quality indicator for lung cancer resection. Ann Thorac Surg 2014 Mar;97(3):973-9; discussion 978-9.

20. Heineman DJ, Hoeijmakers F, Beck N, Dickhoff C, Daniels JM, Schreurs WH, Jakobsen E. Impact of health care organization on surgical lung cancer care. Lung Cancer 2019 Sep;135:181-187.

21. Endo S, Ikeda N, Kondo T, Nakajima J, Kondo H, Yokoi K, Chida M, Sato M, Toyooka S, Yoshida K, Okada Y, Sato Y, Okada M, Okumura M, Chihara K, Fukuchi E, Miyata H. Model of lung cancer surgery risk derived from a Japanese nationwide web-based database of 78 594 patients during 2014-2015. Eur J Cardiothorac Surg 2017 Dec 1;52(6):1182-1189.

22. Hoffmann H, Passlick B, Ukena D, Wesselmann S. [Surgical Therapy for Lung Cancer: Why it Should be Performed in High Volume Centres]. Pneumologie 2020 Oct;74(10):670-677.

23. Thai AA, Stuart E, Te Marvelde L, Milne RL, Knight S, Whitfield K, Mitchell P. Hospital lung surgery volume and patient outcomes. Lung Cancer 2019 Mar;129:22-27.

24. Kommalapati A, Tella SH, Appiah AK, Smith L, Ganti AK. Association Between Treatment Facility Volume, Therapy Types, and Overall Survival in Patients With Stage IIIA Non-Small Cell Lung Cancer. J Natl Compr Canc Netw 2019 Mar 1;17(3):229-236.

25. D'Andrilli A, Venuta F, Rendina EA. The role of lymphadenectomy in lung cancer surgery. Thorac Surg Clin 2012 May;22(2):227-37.

26. Fang L, Xu J, Ye B, Yu G, Chen G, Yang J. Is lobe specific lymph node dissection adequate for cN0-1 non-small cell lung cancer? J Cardiothorac Surg 2020 Feb 27;15 (1):46.

27. Stallard J, Loberg A, Dunning J, Dark J. Is a sleeve lobectomy significantly better than a pneumonectomy? Interact Cardiovasc Thorac Surg 2010 Nov;11(5):660-6.

28. Zeng W, Zhang W, Zhang J, You G, Mao Y, Xu J, Yu D, Peng J, Wei Y. Systematic review and meta-analysis of video-assisted thoracoscopic surgery segmentectomy

versus lobectomy for stage I non-small cell lung cancer. World J Surg Oncol 2020 Feb 27;18(1):44.

29. Kadota K, Nitadori JI, Sima CS, Ujiie H, Rizk NP, Jones DR, Adusumilli PS, Travis WD. Tumor Spread through Air Spaces is an Important Pattern of Invasion and Impacts the Frequency and Location of Recurrences after Limited Resection for Small Stage I Lung Adenocarcinomas. J Thorac Oncol 2015 May;10(5):806-814.

30. Shiono S, Endo M, Suzuki K, Hayasaka K, Yanagawa N. Spread through air spaces in lung cancer patients is a risk factor for pulmonary metastasis after surgery. J Thorac Dis 2019 Jan;11(1):177-187.

31. Nakamura K, Saji H, Nakajima R, et al. A phase III randomized trial of lobectomy versus limited resection for small-sized peripheral non-small cell lung cancer (JCOG0802/WJOG4607L). Jpn J Clin Oncol 2010;40: 271-4.

32. Vannucci F, Gonzalez-Rivas D. Is VATS lobectomy standard of care for operable non-small cell lung cancer? Lung Cancer 2016 Oct;100:114-119.

33. Lim E, Batchelor T, Shackcloth M, Dunning J, McGonigle N, Brush T, Dabner L, Harris R, Mckeon HE, Paramasivan S, Elliott D, Stokes EA, Wordsworth S, Blazeby J, Rogers CA; VIOLET Trialists. Study protocol for Video assisted thoracoscopic lobectomy versus conventional Open LobEcTomy for lung cancer, a UK multicentre randomised controlled trial with an internal pilot (the VIOLET study). BMJ Open 2019 Oct 14;9(10):e029507.

34. Long H, Tan Q, Luo Q, Wang Z, Jiang G, Situ D, Lin Y, Su X, Liu Q, Rong T. Thoracoscopic Surgery Versus Thoracotomy for Lung Cancer: Short-Term Outcomes of a Randomized Trial. Ann Thorac Surg 2018 Feb;105 (2):386-392.

35. Rauma V, Andersson S, Robinson EM, Räsänen JV, Sintonen H, Salo JA, Ilonen IK. Thoracotomy and VATS Surgery in Local Non-Small-Cell Lung Cancer: Differences in Long-Term Health-Related Quality Of Life. Clin Lung Cancer 2019 Sep;20(5):378-383.

36. Wildgaard K, Ravn J, Kehlet H. Chronic post-thoracotomy pain: a critical review of pathogenic mechanisms and strategies for prevention. Eur J Cardiothorac Surg 2009 Jul;36(1):170-80.

37. Bayman EO, Parekh KR, Keech J, Selte A, Brennan TJ. A Prospective Study of Chronic Pain after Thoracic Surgery. Anesthesiology 2017 May;126(5):938-951.

38. Zhang W, Wei Y, Jiang H, Xu J, Yu D. Thoracotomy is better than thoracoscopic lobectomy in the lymph node dissection of lung cancer: a systematic review and meta-analysis. World J Surg Oncol 2016 Nov 17;14(1):290.

39. Bertolaccini L, Batirel H, Brunelli A, Gonzalez-Rivas D, Ismail M, Ucar AM, Ng CSH, Scarci M, Sihoe ADL, Ugalde PA, Abu Akar F, Bedetti B, Nadal SB, Brandolini J, Crucitti P, Enyedi A, Fernando HC, Furak J, Gallego-Poveda J, Galvez-Munos C, Hanke I, Janik M, Juhos P, Libretti L, Lucciarini P, Macrì P, Margaritora S, Mahoozi HR, Nachira D, Pardolesi A, Pischik V, Sagan D, Schreurs H, Sekhniaidze D, Tosi D, Turna A, Vannucci F, Zielinski M, Rocco G. Uniportal video-assisted thoracic surgery lobectomy: a consensus report from the Uniportal VATS Interest Group (UVIG) of the European Society of Thoracic Surgeons (ESTS). Eur J Cardiothorac Surg 2019 Aug 1;56(2):224-229.

40. DE LA Torre M, González-Rivas D, Fernández R, Delgado M, Fieira E, Méndez L. Uniportal VATS lobectomy. Minerva Chir 2016 Feb;71(1):46-60. Epub 2015 Nov 24.

41. Carvalheiro C, Gallego-Poveda J, Gonzalez-Rivas D, Cruz J. Uniportal VATS Lobectomy: Subxiphoid Approach. Rev Port Cir Cardiotorac Vasc 2017 Jul-Dec;24(3-4):141.

42. Mazzei M, Abbas AE. Why comprehensive adoption of robotic assisted thoracic surgery is ideal for both simple and complex lung resections. J Thorac Dis 2020 Feb; 12(2):70-81.

43. Guo F, Ma D, Li S. Compare the prognosis of Da Vinci robot-assisted thoracic surgery (RATS) with video-assisted thoracic surgery (VATS) for non-small cell lung cancer: A Meta-analysis. Medicine (Baltimore) 2019 Sep; 98(39):e17089.

44. Dai F, Xu S, Xu W, Ding R, Liu B, Meng H, Kang Y, Meng X, Lin J, Wang S. [A Paired Case Controlled Study Comparing the Short-term Outcomes of Da Vinci RATS and VATS Approach for Non-small Cell Lung Cancer]. Zhongguo Fei Ai Za Zhi 2018 Mar 20;21(3):206-211.

45. Kneuertz PJ, Cheufou DH, D'Souza DM, Mardanzai K, Abdel-Rasoul M, Theegarten D, Moffatt-Bruce SD, Aigner C, Merritt RE. Propensity-score adjusted comparison of pathologic nodal upstaging by robotic, video-assisted thoracoscopic, and open lobectomy for non-small cell lung cancer. J Thorac Cardiovasc Surg 2019 Nov;158(5):1457-1466.e2. Epub 2019 Aug 28

46. Louie BE, Farivar AS, Aye RW, Vallières E. Early experience with robotic lung resection results in similar operative outcomes and morbidity when compared with matched video-assisted thoracoscopic surgery cases. Ann Thorac Surg 2012 May;93(5):1598-604; discussion 1604-5.

47. Billè A, Okiror L, Draaisma W, Choudhuri D, Harrison-Phipps K, Routledge T. et al. Thoracoscopic lobectomy: comparison of intraoperative and postoperative outcomes between 3 and 4 incision accesses. Tumori 2013 Jul-Aug;99(4):505-9.

48. Cheng AM, Wood DE. VATS versus open surgery for lung cancer resection: moving beyond the incision. J Natl Compr Canc Netw 2015 Feb;13(2):166-70.

7. Strahlentherapie des Lungenkarzinoms

7.1. Strahlentherapie des nicht-kleinzelligen Lungenkarzinoms (NSCLC)

Die Strahlentherapie wird bei NSCLC in den Frühstadien T1-2 N0 M0 als Alternative zur operativen Therapie eingesetzt

- in den lokoregionär fortgeschrittenen Stadien in der Regel als Radio-Chemotherapie, ggf. gefolgt von einer sequentiellen Immuntherapie und
- in der fernmetastasierten Situation zur palliativ-symptomatischen Behandlung

mit Besonderheiten im Zusammenhang mit Oligometastasierung.

7.1.1. Stereotaktische Strahlentherapie des nicht-kleinzelligen Lungenkarzinoms (NSCLC) im Frühstadium

Seit den späten 1990er Jahren wurde international die stereotaktische Strahlentherapie zur lokal-ablativen Behandlung des Lungenkarzinoms entwickelt.

Diese umfasst Dosiskonzepte, die wenige Sitzungen mit hohen Einzeldosen beinhalten und unter hochpräziser Lagerung und aufwendiger Bestrahlungsplanung kleinvolumig appliziert werden. Typische Dosiskonzepte sind heutzutage

- 3 x 15 Gy bei peripheren Tumoren
- 8 x 7,5 oder 6 x 8-9 Gy bei zentraler Lage oder
- 10 x 5 Gy bei ultrazentraler Lage

appliziert in Zeiträumen von etwa ein bis zwei Wochen.

Diese Verfahren wurden zunächst bei internistisch inoperablen, z.T. hochaltrigen Patienten der Stadien cT1-2 N0 M0 nach Staging einschließlich eines FDG-PET eingesetzt, in Einzelfällen auch ohne histologische Sicherung bei eindeutigen Malignitätskriterien in der Bildgebung. In großen Fallserien konnten damit folgende 5-Jahres-Tumorkontrollraten erzielt werden: lokale Kontrolle 89,5 %, regionäre Kontrolle 87,3 %, distante Kontrolle 80,1 % [1]. Die Gesamtüberlebensraten in solchen Fallserien waren aufgrund der negativen Patientenselektion – auf Basis der Komorbidität – dennoch ungünstig. Aktuelle Analysen der deutschen Krebsregisterdaten zeigen einen zunehmenden Einsatz der stereotaktischen Strahlentherapie bei NSCLC im Stadium I sowie eine Verbesserung des Gesamtüberlebens innerhalb des strahlentherapierten Kollektivs [2].

Das volle Potential der stereoktischen Strahlentherapie des NSCLC im Frühstadium wurde durch die Daten einer gepoolten Analyse zweier randomisierter Studien zum operablen NSCLC der Stadien cT1-2a (bis 4 cm) N0 M0 dokumentiert [3]. In diesen wurde die Lobektomie mit mediastinaler Lymphknotendissektion mit einer stereotaktischen Strahlentherapie mit 3 x 18 Gy bzw. bei zentralen Tumoren 4 x 12,5 Gy oder 5 x 12 Gy verglichen. Wenngleich die Interpretation der Studie aufgrund der geringen Fallzahl umstritten ist, bestätigte sich eine vergleichbare Tumorkontrolle für beide Therapiestrategien (3-Jahres-Lokalkontrolle: OP 100 %, stereotaktische Bestrahlung 96 %; 3-Jahres-regionäre Kontrolle: OP 96 %, stereotaktische Bestrahlung: 90 %). Interessanterweise war das 3-Jahres-Gesamtüberleben signifikant vorteilhaft für die stereotaktische Bestrahlung (95 % vs. 79 %, p=0,037).

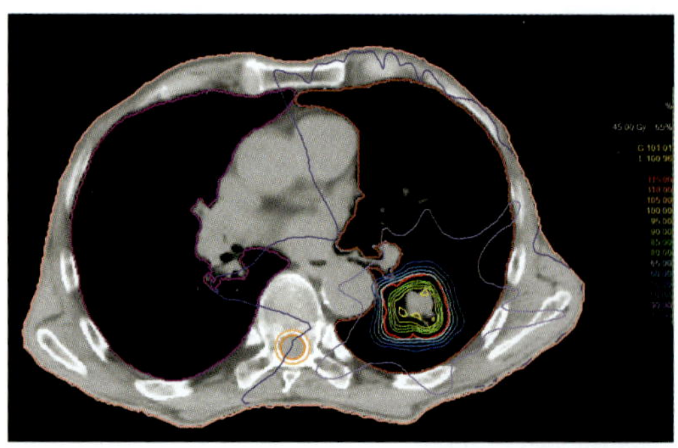

Abb. 7.1: Dosisverteilung einer stereotaktischen Bestrahlung bei nicht-kleinzelligem Lungenkarzinom (NSCLC).

Analysen US-amerikanischer Registerdaten zur altersabhängigen Frühmortalität nach Therapie des NSCLC der Stadien cT1-2a N0 M0 zeigen, dass – unabhängig vom Ausmaß der bestehenden Komorbiditäten – in den Altersgruppen bis 70 Jahre etwa vergleichbare Risiken der 90-Tages-Mortalität für beide Therapiestrategien bestehen, ab der

Altersgruppen 71-75 Jahre aber ein stark erhöhtes Risiko für das operative Vorgehen besteht [4]. Insofern kann aus strahlentherapeutischer Sicht die stereotaktische Strahlentherapie als sehr gute Alternative zur operativen Resektion für internistisch inoperable wie auch für ältere, potentiell noch operable Patienten angeboten werden.

Eine obere Altersgrenze für die stereotaktische Strahlentherapie besteht nicht, auch Kollektive über 80 Jahren wurden mit Standard-Dosis-Konzepten erfolgreich und ohne Hinweise auf ungewöhliche Toxizität behandelt [5]. Ebenso besteht kein unterer Grenzwert der Lungenfunktion für die Indikationsstellung. Langzeitanalysen der Lungenfunktion nach stereotaktischer Bestrahlung zeigten nur geringe Verschlechterungen der FEV_1 sowie der Diffusionskapazität und diese nicht bei den Patienten mit den schlechtesten prätherapeutischen Ausgangswerten [6].

Mit angepassten Dosiskonzepten wie 8 x 7,5 Gy können auch Tumore >5 cm erfolgreich stereotaktisch bestrahlt werden; hier wurden lokale Kontrollraten von 73 % bis 96 % nach ein bis zwei Jahren berichtet, allerdings sind in einer Fallserie tödliche Verläufe berichtet worden, die sich überwiegend durch vorbestehende interstitielle Lungenerkrankungen erklären lassen, so dass vorsichtig vorzugehen ist.

Die Behandlung zentraler Tumore in der zuvor als "No-Fly-Zone" bezeichneten Region innerhalb eines 2 cm-Radius um den zentralen Bronchialbaum ist nach den europäischen Langzeiterfahrungen mit Dosiskonzepten von 8 x 7,5 Gy oder 5 x 10 Gy durchaus gut möglich. Auch hier werden Lokalkontrollraten von 76 % bis 97 % nach zwei bis fünf Jahren berichtet, die sich auch in Einzelstudien nicht von denen für periphere Tumore unterscheiden [7]. Eine Besonderheit sind jedoch Tumore mit sog. "ultrazentraler" Lage, definiert als innerhalb 1 cm von oder in direktem Kontakt mit Haupt- oder Lobärbronchus bzw. Überschneidung des Zielvolumens mit Trachea oder Ösophagus. Bei diesen Tumoren müssen stärker fraktionierte Konzepte zur Anwendung kommen.

7.1.2. Strahlentherapie und Radio-Chemotherapie des nicht-kleinzelligen Lungenkarzinoms (NSCLC) im lokoregionär fortgeschrittenen Stadium

> Die simultane Cisplatin-basierte Radio-Chemotherapie stellt die Grundlage der – noch kurativ intendierten – Behandlung des lokoregionär fortgeschrittenen NSCLC (UICC-Stadium III) ohne OP-Indikation dar.

Dabei kommen in Deutschland in der Regel simultane Chemotherapien in Zweierkombination zum Einsatz wie z.B. Cisplatin und Vinorelbin, bei älteren Patienten auch Monotherapien z.B. mit Carboplatin.

Die Standard-Gesamtdosis der Strahlentherapie wird in dieser Indikation bei 60 bis 66 Gy gesehen. Zwar ist für das NSCLC eine Dosis-Wirkungs-Beziehung bezüglich der lokoregionären Tumorkontrolle nachgewiesen, neuere Studiendaten stellten aber eine Dosiseskalation zumindest jenseits von 70 Gy in Frage. In der randomisierten Studie RTOG 0617 wurde bei Patienten im Stadium III im Rahmen einer Radio-Chemotherapie (Paclitaxel, Carboplatin; ± Cetuximab in einer weiteren Randomisierung) zwischen den Dosislevels 60 Gy und 74 Gy randomisiert [8]. Das 2-Jahres-Gesamtüberleben war im 74 Gy-Arm signifikant schlechter (44,6 % vs. 57,6 %), aber auch die Lokalrezidivrate war mit 38,6 % vs. 30,7 % tendenziell ungünstiger. Obwohl Analysen der Toxizität den Überlebensnachteil im Hochdosisarm nicht voll erklären konnten, ist von einer Kombination aus (nicht voll erfassten) Nebenwirkungen und Qualitätsproblemen bei der Durchführung der Strahlentherapie im Hochdosisarm als Ursache auszugehen.

Die Studie bestätigte den Nutzen der **intensitätsmodulierten Radiotherapie** (IMRT) bei der Behandlung des lokoregionär fortgeschrittenen NSCLC. Die IMRT war ebenso wie die ältere 3D-konformale Strahlentherapie in der Studie erlaubt. Wie eine Subgruppenanalyse zeigte, wurde die IMRT bei Patienten mit im Vergleich zur 3D-konformalen Strahlentherapie größeren Zielvolumina eingesetzt, resultierte aber dennoch in einer im Trend niedrigeren mittleren Lungendosis sowie einer signifikant geringeren Rate an Pneumonitiden ≥Grad 3 (7,9 % vs. 3,5 %) und einem numerisch besseren 2-Jahres-Gesamtüberleben (53,2 % vs. 49,4 %) [9].

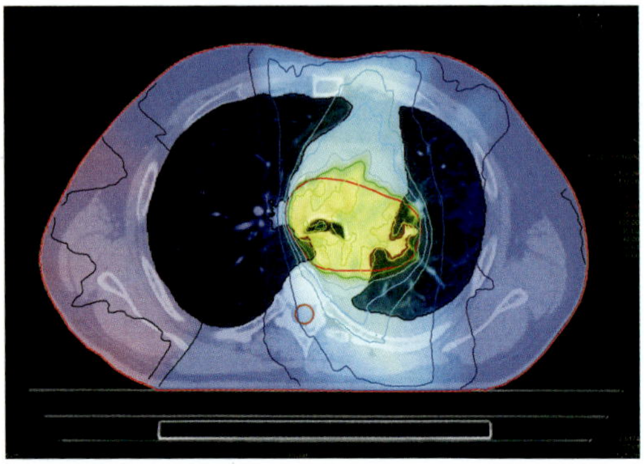

Abb. 7.2: Dosisverteilung einer intensitätsmodulierten Radiotherapie (IMRT) bei nicht-kleinzelligem Lungenkarzinom (NSCLC) im Stadium III.

Die Zielvolumendefinition bei NSCLC im Stadium III erfolgt auf der Basis eines aktuellen FDG-PET, wodurch die früher übliche adjuvante Miterfassung des gesamten mediastinalen Lymphabflussgebietes vermieden werden kann. Die randomisierte PET-Plan-Studie zeigte hier, dass im Rahmen einer Cisplatin-basierten Radio-Chemotherapie die PET-basierte Zielvolumendefinition ohne Bestrahlung des gesamten Mediastinums im primären Endpunkt der lokoregionären Progression der elektiven Mitbehandlung des Mediastinums nicht unterlegen ist [10]. Die Volumenänderung des NSCLC unter Strahlentherapie zwischen initialem Planungs-CT vor Therapiebeginn und Boost-Planungs-CT in der fünften Woche ist prognostisch relevant, insbesondere das absolute Tumorvolumen in Woche 5 prognostiziert das Gesamtüberleben, vermutlich, da es die Informationen des absoluten initialen Tumorvolumens und der Therapieresistenz integriert [11].

Während Studien zur sequentiellen Chemotherapie nach simultaner Radio-Chemotherapie bisher keine signifikanten Überlebensvorteile brachten [12], konnte die sequentielle Hinzunahme des PD-L1-Antikörpers Durvalumab, gegeben in 2-Wochen-Intervallen über ein Jahr, das Gesamtüberleben signifikant verbessern (☞ Tab. 7.1).

Für dieses Vorgehen zeigte sich in einer Langzeitauswertung aller Patienten (ITT, unabhängig vom PD-L1-Status) ein 4-Jahres-Gesamtüberleben nach Durvalumab von 49,6 % vs. 36,3 % im Kontrollarm sowie ein 4-Jahres-progressionsfreies Überleben nach Durvalumab von 35,3 % vs. 19,5 % im Kontrollarm [13]. Aufgrund der Ergeb-

Autoren	Jahr	Studiendesign	Ergebnis
Bradley et al. [8]	2015	Radio-Chemotherapie 60 Gy vs. 74 Gy, jeweils mit Carboplatin, Paclitaxel ± Cetuximab	2-Jahres-Gesamtüberleben 57,6 % vs. 44,6 % signifikant besser im niedrig dosierten Arm 60 Gy; IMRT (nicht randomisiert) günstig bezüglich Pneumonitis
Nestle et al. [10]	2020	Radio-Chemotherapie mit Platin-Doublette, Randomisierung: Bestrahlungsplanung CT- und PET-basiert unter Einschluss elektives Mediastinalvolumen vs. PET-basiert ohne elektives Mediastinalvolumen	PET-basierte Bestrahlungsplanung unter Verzicht auf elektives Mediastinalvolumen ermöglicht Applikation höherer Gesamtdosis (Mittelwert: 67,3 vs. 65,3 Gy) und signifikant niedrigere 2-Jahres-lokoregionäre Rezidivrate (20 % vs. 39 %)
Flentje et al. [12]	2016	Radio-Chemotherapie 60-70 Gy mit Cisplatin und Vinorelbin ± sequentiell 2 Zyklen Cisplatin/Vinorelbin	Kein signifikanter Vorteil für Konsolidierungs-Chemotherapie mit 2-Jahres-Gesamtüberleben 20,8 % vs. Kontrollarm 18,5 %
Faivre-Finn et al. [13]	2021	Radio-Chemotherapie 60-66 Gy platinbasiert ± sequentiell Durvalumab über 12 Monate	Signifikanter Vorteil im 4-Jahres-Gesamtüberleben für Durvalumab-Arm mit 49,6 % vs. 36,3 % (bezogen auf Gesamtstudienkollektiv mit jeglicher PD-L1-Expression)

Tab. 7.1: Zentrale neuere Studien zur Radio-Chemotherapie des nicht-kleinzelligen Lungenkarzinoms (NSCLC) im lokoregionär fortgeschrittenen Stadium.

nisse von Subgruppenanalysen wurde diese Therapie in Deutschland für Patienten mit PD-L1-Expression von ≥1 % zugelassen. Der Stellenwert einer simultanen Kombination einer Radio-Chemoherapie mit Immuntherapie wird in weiteren Studien untersucht.

Die postoperative Strahlentherapie des NSCLC im Stadium III wird bei Vorliegen einer R1-Situation und mit Einschränkungen bei inzidentellem histologischen Nachweis eines mediastinalen Lymphknotenbefalls (pN2, Robinson IIIA1-2) empfohlen. Aufgrund älterer Studiendaten wurde die postoperative Strahlentherapie teilweise zurückhaltend gesehen, die PORT-Metaanalyse hatte hier im Zeitraum 1966 bis 1994 sogar einen Überlebensnachteil für die postoperative Strahlentherapie gesehen, der allerdings auf den Stadien pN0 und pN1, nicht pN2 beruhte [14]. Aktuelle große Registerstudien zeigen für die Gruppe der pN2-Patienten, die alle mit kompletter Resektion und adjuvanter Chemotherapie therapiert wurden, einen Überlebensvorteil der postoperativen Strahlentherapie nach fünf Jahren von knapp 5 % (39,3 % vs. 34,8 %), der auch nach Adjustierung für Risikofaktoren signifkant blieb [15]. Stärker war in einer vergleichbaren Analyse der Effekt der postoperativen Strahlentherapie bei positivem Schnittrand, hier wurde das 5-Jahres-Gesamtüberleben von 23,7 % auf 32,4 % verbessert [16].

Eine Neubewertung des Stellenwertes der postoperativen Strahlentherapie ist nach Veröffentlichung der Daten zur randomisierten europäischen LungART-Studie zu erwarten.

7.1.3. Strahlentherapie und Radio-Chemotherapie des nicht-kleinzelligen Lungenkarzinoms (NSCLC) im fernmetastasiertem Stadium inklusive Oligometastasierung

Bei NSCLC im Stadium M1 kommt zusätzlich zur individualisierten Systemtherapie die Strahlentherapie als lokales Behandlungselement entweder in palliativ-symptomatischer Indikation oder auch lokal-ablativ zur Lokalkontrolle einzelner Metatasen, insbesondere im Kontext der Oligometastasierung, zum Einsatz. Während die klassische palliative Strahlentherapie überwiegend kurze und niedrig-dosierte Konzepte, z.B. ein Schema von 10 x 3 Gy zur Behandlung von Skelettmetastasen oder in Form einer Ganzhirnbestrahlung, verwendet, werden in der lokal-ablativen Therapie stereotaktische Dosiskonzepte zur langfristigen Ausschaltung von Einzelmetastasen des Gehirns, der Nebennieren, der Leber, der Lunge oder des Skeletts genutzt.

Das Potential moderner Strahlentherapieverfahren kann beispielhaft an der Therapie von Hirnmetastasen des NSCLC dargestellt werden. Hier ermöglichen Scoring-Systeme wie das Diagnose-spezifische *Graded Prognostic Assessment* (ds-GPA) [17] auf der Basis von Alter, Allgemeinzustand, Vorliegen extrakranieller Metastasierung und Anzahl der Hirnmetastasen die Identifikation von Patienten, die von einer intensiven Lokaltherapie der Hirnmetastasen profitieren. Die stereotaktische Einzeitbestrahlung (Radiochirurgie) von Hirnmetastasen des NSCLC erreicht hohe Lokalkontrollraten von über 90 %, die nicht vom Mutationsstatus des NSCLC abhängen, aber bei therapierbarer Mutation zu einem günstigen Langzeitüberleben beitragen [18]. Auch bei bis zu zehn Hirnmetastasen kann die alleinige lokale stereotaktische Strahlentherapie durchgeführt werden, um eine Ganzhirnbestrahlung und deren Risiko einer neurokognitiven Verschlechterung zunächst zu vermeiden [19]. Allerdings stehen aktuell Formen der Ganzhirnbestrahlung mit deutlich günstigerem Nutzen-Risiko-Profil zur Verfügung: So konnte einerseits für die Ganzhirnbestrahlung mit Hippocampusschonung ein deutlich verbesserter Erhalt der Neurokognition nachgewiesen werden [20], andererseits besteht zusätzlich die Möglichkeit der Therapieintensivierung durch Integration eines "simultan integrierten Boosts" (selektive Dosiserhöhung im Bereich sichtbarer Metastasen) zur Erhöhung der lokalen Kontrolle [21].

Die verbesserte Effektivität der Systemtherapie nach Integration immuntherapeutischer Ansätze erfordert eine Neubewertung des Stellenwertes der strahlentherapeutischen Beiträge im fernmetastasiertem Stadium des NSCLC. Für die zerebrale Metastasierung wurde in einer Metaanalyse gezeigt, dass auf der Grundlage einer Immun-Checkpoint-Inhibitor-Therapie die Hinzunahme der Strahlentherapie, nicht aber der alleinigen Chemotherapie, das intrakranielle Ansprechen wie auch die intrakranielle Tumorkontrolle signifikant erhöhte, ohne relevante zusätzlich Toxizität zu erzeugen [22].

Ein besonderer Stellenwert der Strahlentherapie besteht bei Oligometastasierung im Rahmen eines Konzeptes der lokal-ablativen Behandlung aller Läsionen einschließlich des Primärtumors bei limitierter Fernmetastasierung – in Ergänzung zur Systemtherapie. Die Datenlage beruht bisher überwiegend auf Studien aus der Ära der Chemotherapie ohne Immuntherapie. In ersten Phase 2-Studien wurden mit konsequenter Lokaltherapie (z.B. fraktionierter Radiotherapie von Primärtumor und Mediastinum, Radiochirurgie von Hirnmetastasen, Resektion weiterer Organmetastasen) ein zunächst ernüchterndes 5-Jahres-Überleben von 8 % erreicht [23]. In einer randomisierten Phase 2-Studie bei Patienten, die nach Induktionstherapie maximal drei Metastasen aufweisen, führte die Hinzunahme der Lokaltherapie (überwiegend hypofraktionierte, also mit erhöhten Einzeldosen durchgeführte Strahlentherapie) jedoch zu einem signifikanten Vorteil sowohl im progressionsfreien Überleben (median 14 vs. 4 Monate) wie auch im Gesamtüberleben (median 41 vs. 17 Monate) [24].

7.2. Strahlentherapie des kleinzelligen Lungenkarzinoms (SCLC)

> Bei kleinzelligem Lungenkarzinom (SCLC) ist die Strahlentherapie der thorakalen Primärtumormanifestation wie auch des Gehirns, prophylaktisch oder therapeutisch, ein wichtiges Therapieelement.

Ihre Indikationsstellung wurde in den letzten Jahren auf der Basis aktueller Studiendaten konkretisiert.

7.2.1. Strahlentherapie des kleinzelligen Lungenkarzinoms (SCLC) im Stadium *Limited Disease*

Die thorakale Strahlentherapie von Primärtumor und regionaler Metastasierung wird in das Konzept der primären Chemotherapie integriert; hierfür wurde schon in älteren Metaanalysen ein signifikanter Überlebensvorteil nachgewiesen [25]. Die Strahlentherapie soll dabei möglichst nicht sequentiell nach abgeschlossener Chemotherapie, sondern simultan und früh in deren Verlauf, in der Regel parallel zum ersten oder zweiten Zyklus, zum Einsatz kommen. Ein möglichst kurzes Intervall zwischen Start der Chemotherapie und Ende der Strahlentherapie wurde in einer Metaanalyse von Phase 3-Studien als wichtiger Prognosefaktor identifiziert [26]. Bisher wurden in Deutschland Dosiskonzepte mit Normofraktionierung (1 x 2 Gy pro Tag) mit Gesamtdosen von 50 bis 60 Gy oder Konzepte mit Hyperfraktionierung (2 x 1,5 Gy pro Tag) mit Gesamtdosis 45 Gy empfohlen. In der randomisierten CONVERT-Studie wurde geprüft, ob bei SCLC *Limited Disease* und Beginn der Strahlentherapie mit dem zweiten Zyklus der Chemotherapie eine höherdosierte normofraktionierte Strahlentherapie (66 Gy) vorteilhaft gegenüber der Hypofraktionierung (45 Gy) ist. Das Gesamtüberleben war jedoch nicht signifikant unterschiedlich (nach 2 Jahren: 56 % mit Hyperfraktionierung 45 Gy; 51 % mit Normofraktionierung 66 Gy; p= 0,014), so dass die hochdosierte normofraktionierte Strahlentherapie mit 66 Gy nicht als neuer Standard anzusehen ist [27].

Eine prophylaktische Ganzhirnbestrahlung bei SCLC im Stadium *Limited Disease* mit nach Studienkriterien kompletter Remission (teilweise noch ohne Schnittbildgebung ermittelt) ist nach einer Metaanalyse mit einer reduzierten Inzidenz von Hirnmetastasen (3 Jahre: 35 % vs. 59 % ohne Ganzhirnbestrahlung) und einem verbesserten Gesamtüberleben (3 Jahre: 21 % vs. 15 %) assoziiert [28]. Als etablierte Gesamtdosis der Ganzhirnbestrahlung bei *Limited Disease* werden 30 Gy angesehen.

7.2.2. Strahlentherapie des kleinzelligen Lungenkarzinoms (SCLC) im Stadium *Extensive Disease*

Studien zur Rolle der Strahlentherapie bei SCLC im Stadium *Extensive Disease* werden teilweise kontrovers diskutiert. In der randomisierten CREST-Studie erreichte in dieser Indikation eine sequentielle thorakale Bestrahlung mit 30 Gy bei Patienten mit Ansprechen auf eine Chemotherapie ein signifikant verbessertes 2-Jahres-Überleben von 13 % vs. 3 % (p=0,0004), die allerdings erst in einer Sekundäranalyse erkennbar war [29]. Daten zu Subgruppen zeigen, dass Patienten mit detektierbarem Resttumor nach Chemotherapie und Patienten mit initial maximal zwei Fernmetastasen sowie ohne Leber- oder Skelettmetastasen am deutlichsten von der thorakalen Radiotherapie profitieren [30].

Auch der Stellenwert der prophylaktischen Ganzhirnbestrahlung wurde bei SCLC im Stadium *Extensive Disease* evaluiert. Im Endpunkt Auftreten symptomatischer Hirnmetastasen (Bildgebung nur bei Vorliegen von Symptomen veranlasst) erzielte die prophylaktische Ganzhirnbestrahlung (am häufigsten eingesetztes Schema: 5 x 4 Gy) nach 12 Monaten eine signifikante Reduktion von 40 % auf 15 % sowie eine signifikante Verdoppelung des Gesamtüberlebens (27 % vs. 13 %) [31]. Die Lebensqualität der Patienten war mit beiden Strategien vergleichbar [32]. In einer Folgestudie wurde in selber Indikation die prophylaktische Ganzhirnbestrahlung mit 25 Gy (10 x 2,5 Gy) gegen Beobachtung geprüft, unter dreimonatlicher MRT-Kontrolle in beiden Armen [33]. Auch hier konnte die Ganzhirnbestrahlung das Auftreten von Hirnmetastasen signifikant auf ein Drittel reduzieren (46 % vs. 15 % nach 6 Monaten), ein Überlebensvorteil war jedoch nicht mehr nachweisbar. Auf dieser Grundlage wird im Stadium *Extensive Disease* der Verzicht auf eine prophylaktische Ganzhirnbestrahlung als akzeptabel angesehen, wenn eine engmaschige Durchführung des Schädel-MRTs in der Nachsorge gesichert ist.

Die Integration der Immuntherapie (Durvalumab, Atezolizumab) in die Primärbehandlung des SCLC im Stadium *Limited Disease* basiert auf Zulassungsstudien, in denen thorakale Strahlentherapie und prophylaktische Ganzhirnbestrahlung nicht oder nur in geringem Umfang eingesetzt wurden. Insofern wird hier der Stellenwert der strahlentherapeutischen Elemente wie auch der Durchführung (optimaler Zeitpunkt, Dosiskonzept) neu bewertet. Eine Einbeziehung der thorakalen Strahlentherapie bei Patienten mit ungenügender thorakaler Response auf eine Immun-Chemotherapie erscheint aktuell weiterhin sinnvoll.

Literatur

1. Senthi S, Lagerwaard FJ, Haasbeek CJ, Slotman BJ, Senan S. Patterns of disease recurrence after stereotactic ablative radiotherapy for early stage non-small-cell lung cancer: a retrospective analysis. Lancet Oncol. 2012 Aug; 13(8):802-9.

2. Ostheimer C, Evers C, Palm F, Mikolajczyk R, Vordermark D, Medenwald D. Mortality after radiotherapy or surgery in the treatment of early stage non-small-cell lung cancer: a population-based study on recent developments. J Cancer Res Clin Oncol. 2019 Nov;145(11): 2813-2822.

3. Chang JY, Senan S, Paul MA, Mehran RJ, Louie AV, Balter P, Groen HJ, McRae SE, Widder J, Feng L, van den Borne BE, Munsell MF, Hurkmans C, Berry DA, van Werkhoven E, Kresl JJ, Dingemans AM, Dawood O, Haasbeek CJ, Carpenter LS, De Jaeger K, Komaki R, Slotman BJ, Smit EF, Roth JA. Stereotactic ablative radiotherapy versus lobectomy for operable stage I non-small-cell lung cancer: a pooled analysis of two randomised trials. Lancet Oncol. 2015 Jun;16(6):630-7.

4. Stokes WA, Bronsert MR, Meguid RA, Blum MG, Jones BL, Koshy M, Sher DJ, Louie AV, Palma DA, Senan S, Gaspar LE, Kavanagh BD, Rusthoven CG. Post-Treatment Mortality After Surgery and Stereotactic Body Radiotherapy for Early-Stage Non-Small-Cell Lung Cancer. J Clin Oncol. 2018 Mar 1;36(7):642-651.

5. Kreinbrink P, Blumenfeld P, Tolekidis G, Sen N, Sher D, Marwaha G. Lung stereotactic body radiation therapy (SBRT) for early-stage non-small cell lung cancer in the very elderly (80years old): Extremely safe and effective. J Geriatr Oncol 2017 Sep;8(5):351-355.

6. Guckenberger M, Kestin LL, Hope AJ, Belderbos J, Werner-Wasik M, Yan D, Sonke JJ, Bissonnette JP, Wilbert J, Xiao Y, Grills IS. Is there a lower limit of pretreatment pulmonary function for safe and effective stereotactic body radiotherapy for early-stage non-small cell lung cancer? J Thorac Oncol. 2012 Mar;7(3):542-51.

7. Bang A, Bezjak A. Stereotactic body radiotherapy for centrally located stage I non-small cell lung cancer. Transl Lung Cancer Res. 2019 Feb;8(1):58-69.

8. Bradley JD, Paulus R, Komaki R, Masters G, Blumenschein G, Schild S, Bogart J, Hu C, Forster K, Magliocco A, Kavadi V, Garces YI, Narayan S, Iyengar P, Robinson C, Wynn RB, Koprowski C, Meng J, Beitler J, Gaur R, Curran W Jr, Choy H. Standard-dose versus high-dose conformal radiotherapy with concurrent and consolidation carboplatin plus paclitaxel with or without cetuximab for patients with stage IIIA or IIIB non-small-cell lung cancer (RTOG 0617): a randomised, two-by-two factorial phase 3 study. Lancet Oncol. 2015 Feb;16(2): 187-99.

9. Chun SG, Hu C, Choy H, Komaki RU, Timmerman RD, Schild SE, Bogart JA, Dobelbower MC, Bosch W, Galvin JM, Kavadi VS, Narayan S, Iyengar P, Robinson CG, Wynn RB, Raben A, Augspurger ME, MacRae RM, Paulus R, Bradley JD. Impact of Intensity-Modulated Radiation Therapy Technique for Locally Advanced Non-Small-Cell Lung Cancer: A Secondary Analysis of the NRG Oncology RTOG 0617 Randomized Clinical Trial. J Clin Oncol. 2017 Jan;35(1):56-62.

10. Nestle U, Schimek-Jasch T, Kremp S, Schaefer-Schuler A, Mix M, Küsters A, Tosch M, Hehr T, Eschmann SM, Bultel YP, Hass P, Fleckenstein J, Thieme A, Stockinger M, Dieckmann K, Miederer M, Holl G, Rischke HC, Gkika E, Adebahr S, König J, Grosu AL; PET-Plan study group. Imaging-based target volume reduction in chemoradiotherapy for locally advanced non-small-cell lung cancer (PET-Plan): a multicentre, open-label, randomised, controlled trial. Lancet Oncol. 2020 Apr;21(4):581-592.

11. Ostheimer C, Mäurer M, Ebert N, Schmitt D, Krug D, Baumann R, Henkenberens C, Giordano FA, Sautter L, López G, Fleischmann DF, Niyazi M, Käsmann L, Kaul D, Thieme AH, Billiet C, Dobiasch S, Arnold CR, Oertel M, Haussmann J, Gauer T, Goy Y, Suess C, Ziegler S, Panje CM, Baues C, Trommer M, Skripcak T, Medenwald D. Prognostic impact of gross tumor volume during radical radiochemotherapy of locally advanced non-small cell lung cancer-results from the NCT03055715 multicenter cohort study of the Young DEGRO Trial Group. Strahlenther Onkol. 2021 Jan 7. doi: 10.1007/s00066-020-01727-4. Online ahead of print.

12. Flentje M, Huber RM, Engel-Riedel W, Andreas S, Kollmeier J, Staar S, Dickgreber N, Vaissiere N, De Almeida C, Edlich B, Fietkau R. GILT—A randomised phase III study of oral vinorelbine and cisplatin with concomitant radiotherapy followed by either consolidation therapy with oral vinorelbine and cisplatin or best supportive care alone in stage III non-small cell lung cancer. Strahlenther Onkol. 2016 Apr;192(4):216-22.

13. Faivre-Finn C, Vicente D, Kurata T, Planchard D, Paz-Ares L, Vansteenkiste JF, Spigel DR, Garassino MC, Reck M, Senan S, Naidoo J, Rimner A, Wu YL, Gray JE, Özgüroðlu M, Lee KH, Cho BC, Kato T, de Wit M, Newton M, Wang L, Thiyagarajah P, Antonia SJ. Four-Year Survival With Durvalumab After Chemoradiotherapy in Stage III NSCLC-an Update From the PACIFIC Trial. J Thorac Oncol. 2021 Jan 19:S1556-0864(21)00022-8. doi: 10.1016/j.jtho.2020.12.015. Online ahead of print.

14. PORT Meta-analysis Trialists Group.Postoperative radiotherapy in non-small-cell lung cancer: systematic review and meta-analysis of individual patient data from nine randomised controlled trials. Lancet. 1998 Jul 25; 352(9124):257-63.

15. Robinson CG, Patel AP, Bradley JD, DeWees T, Waqar SN, Morgensztern D, Baggstrom MQ, Govindan R, Bell JM, Guthrie TJ, Colditz GA, Crabtree TD, Kreisel D, Krupnick AS, Patterson GA, Meyers BF, Puri V. Postoperative radiotherapy for pathologic N2 non-small-cell lung cancer treated with adjuvant chemotherapy: a review of the National Cancer Data Base. J Clin Oncol. 2015 Mar 10;33(8):870-6.

16. Wang EH, Corso CD, Rutter CE, Park HS, Chen AB, Kim AW, Wilson LD, Decker RH, Yu JB. Postoperative Radiation Therapy Is Associated With Improved Overall Survival in Incompletely Resected Stage II and III Non-Small-Cell Lung Cancer. J Clin Oncol. 2015 Sep 1;33 (25):2727-34.

17. Sperduto PW, Kased N, Roberge D, Xu Z, Shanley R, Luo X, Sneed PK, Chao ST, Weil RJ, Suh J, Bhatt A, Jensen AW, Brown PD, Shih HA, Kirkpatrick J, Gaspar LE, Fiveash JB, Chiang V, Knisely JP, Sperduto CM, Lin N, Mehta M. Summary report on the graded prognostic assessment: an accurate and facile diagnosis-specific tool to estimate survival for patients with brain metastases. J Clin Oncol. 2012 Feb 1;30(4):419-25.

18. Wang TJ, Saad S, Qureshi YH, Jani A, Nanda T, Yaeh AM, Rozenblat T, Sisti MB, Bruce JN, McKhann GM, Lesser J, Halmos B, Stoopler MB, Lassman AB, Cheng SK, Isaacson SR. Does lung cancer mutation status and targeted therapy predict for outcomes and local control in the setting of brain metastases treated with radiation? Neuro Oncol. 2015 Jul;17(7):1022-8.

19. Yamamoto M, Serizawa T, Shuto T, Akabane A, Higuchi Y, Kawagishi J, Yamanaka K, Sato Y, Jokura H, Yomo S, Nagano O, Kenai H, Moriki A, Suzuki S, Kida Y, Iwai Y, Hayashi M, Onishi H, Gondo M, Sato M, Akimitsu T, Kubo K, Kikuchi Y, Shibasaki T, Goto T, Takanashi M, Mori Y, Takakura K, Saeki N, Kunieda E, Aoyama H, Momoshima S, Tsuchiya K. Stereotactic radiosurgery for patients with multiple brain metastases (JLGK0901): a multi-institutional prospective observational study. Lancet Oncol. 2014 Apr;15(4):387-95.

20. Brown PD, Gondi V, Pugh S, Tome WA, Wefel JS, Armstrong TS, Bovi JA, Robinson C, Konski A, Khuntia D, Grosshans D, Benzinger TLS, Bruner D, Gilbert MR, Roberge D, Kundapur V, Devisetty K, Shah S, Usuki K, Anderson BM, Stea B, Yoon H, Li J, Laack NN, Kruser TJ, Chmura SJ, Shi W, Deshmukh S, Mehta MP, Kachnic LA; for NRG Oncology. Hippocampal Avoidance During Whole-Brain Radiotherapy Plus Memantine for Patients With Brain Metastases: Phase III Trial NRG Oncology CC001. J Clin Oncol. 2020 Apr 1;38(10):1019-1029.

21. Du TQ, Li X, Zhong WS, Tian JD, Zhao YX, Liu D. Brain metastases of lung cancer: comparison of survival outcomes among whole brain radiotherapy, whole brain radiotherapy with consecutive boost, and simultaneous integrated boost. J Cancer Res Clin Oncol. 2021 Feb; 147(2):569-577.

22. Kim DY, Kim PH, Suh CH, Kim KW, Kim HS. Immune Checkpoint Inhibitors with or without Radiotherapy in Non-Small Cell Lung Cancer Patients with Brain Metastases: A Systematic Review and Meta-Analysis. Diagnostics (Basel). 2020 Dec 16;10(12):1098.

23. De Ruysscher D, Wanders R, Hendriks LE, van Baardwijk A, Reymen B, Houben R, Bootsma G, Pitz C,

van Eijsden L, Dingemans AC. Progression-Free Survival and Overall Survival Beyond 5 Years of NSCLC Patients With Synchronous Oligometastases Treated in a Prospective Phase II Trial (NCT 01282450). J Thorac Oncol. 2018 Dec;13(12):1958-1961.

24. Gomez DR, Tang C, Zhang J, Blumenschein GR Jr, Hernandez M, Lee JJ, Ye R, Palma DA, Louie AV, Camidge DR, Doebele RC, Skoulidis F, Gaspar LE, Welsh JW, Gibbons DL, Karam JA, Kavanagh BD, Tsao AS, Sepesi B, Swisher SG, Heymach JV. Local Consolidative Therapy Vs. Maintenance Therapy or Observation for Patients With Oligometastatic Non-Small-Cell Lung Cancer: Long-Term Results of a Multi-Institutional, Phase II, Randomized Study. J Clin Oncol. 2019 Jun 20;37(18): 1558-1565.

25. Pignon JP, Arriagada R, Ihde DC, Johnson DH, Perry MC, Souhami RL, Brodin O, Joss RA, Kies MS, Lebeau B, et al. A meta-analysis of thoracic radiotherapy for small-cell lung cancer. N Engl J Med. 1992 Dec 3;327(23):1618-24.

26. De Ruysscher D, Pijls-Johannesma M, Bentzen SM, Minken A, Wanders R, Lutgens L, Hochstenbag M, Boersma L, Wouters B, Lammering G, Vansteenkiste J, Lambin P. Time between the first day of chemotherapy and the last day of chest radiation is the most important predictor of survival in limited-disease small-cell lung cancer. J Clin Oncol. 2006 Mar 1;24(7):1057-63.

27. Faivre-Finn C, Snee M, Ashcroft L, Appel W, Barlesi F, Bhatnagar A, Bezjak A, Cardenal F, Fournel P, Harden S, Le Pechoux C, McMenemin R, Mohammed N, O'Brien M, Pantarotto J, Surmont V, Van Meerbeeck JP, Woll PJ, Lorigan P, Blackhall F; CONVERT Study Team. Concurrent once-daily versus twice-daily chemoradiotherapy in patients with limited-stage small-cell lung cancer (CONVERT): an open-label, phase 3, randomised, superiority trial. Lancet Oncol. 2017 Aug;18(8): 1116-1125.

28. Aupérin A, Arriagada R, Pignon JP, Le Péchoux C, Gregor A, Stephens RJ, Kristjansen PE, Johnson BE, Ueoka H, Wagner H, Aisner J. Prophylactic cranial irradiation for patients with small-cell lung cancer in complete remission. Prophylactic Cranial Irradiation Overview Collaborative Group. N Engl J Med. 1999 Aug 12;341(7):476-84.

29. Slotman BJ, van Tinteren H, Praag JO, Knegjens JL, El Sharouni SY, Hatton M, Keijser A, Faivre-Finn C, Senan S. Use of thoracic radiotherapy for extensive stage small-cell lung cancer: a phase 3 randomised controlled trial. Lancet. 2015 Jan 3;385(9962):36-42.

30. Slotman BJ, Faivre-Finn C, van Tinteren H, Keijser A, Praag J, Knegjens J, Hatton M, van Dam I, van der Leest A, Reymen B, Stigt J, Haslett K, Tripathi D, Smit EF, Senan S. Which patients with ES-SCLC are most likely to benefit from more aggressive radiotherapy: A secondary analysis of the Phase III CREST trial. Lung Cancer. 2017 Jun;108:150-153.

31. Slotman B, Faivre-Finn C, Kramer G, Rankin E, Snee M, Hatton M, Postmus P, Collette L, Musat E, Senan S; EORTC Radiation Oncology Group and Lung Cancer Group. Prophylactic cranial irradiation in extensive small-cell lung cancer. N Engl J Med. 2007 Aug 16; 357(7):664-72.

32. Slotman BJ, Mauer ME, Bottomley A, Faivre-Finn C, Kramer GW, Rankin EM, Snee M, Hatton M, Postmus PE, Collette L, Senan S. Prophylactic cranial irradiation in extensive disease small-cell lung cancer: short-term health-related quality of life and patient reported symptoms: results of an international Phase III randomized controlled trial by the EORTC Radiation Oncology and Lung Cancer Groups. J Clin Oncol. 2009 Jan 1;27(1):78-84.

33. Takahashi T, Yamanaka T, Seto T, Harada H, Nokihara H, Saka H, Nishio M, Kaneda H, Takayama K, Ishimoto O, Takeda K, Yoshioka H, Tachihara M, Sakai H, Goto K, Yamamoto N. Prophylactic cranial irradiation versus observation in patients with extensive-disease small-cell lung cancer: a multicentre, randomised, open-label, phase 3 trial. Lancet Oncol. 2017 May;18(5):663-671.

8. Prinzipien der systemischen Therapie

8.1. Chemotherapie und Antiangiogenese

In der Therapie des Lungenkarzinoms gibt es sehr viele Substanzen, für die eine Wirksamkeit gezeigt werden konnte. Die Tabelle 8.1 gibt einen kurzen Überblick über den Bereich der Chemotherapie und Antiangiogenese (weitere Targettherapeutika ☞ Kap. 8.3.).

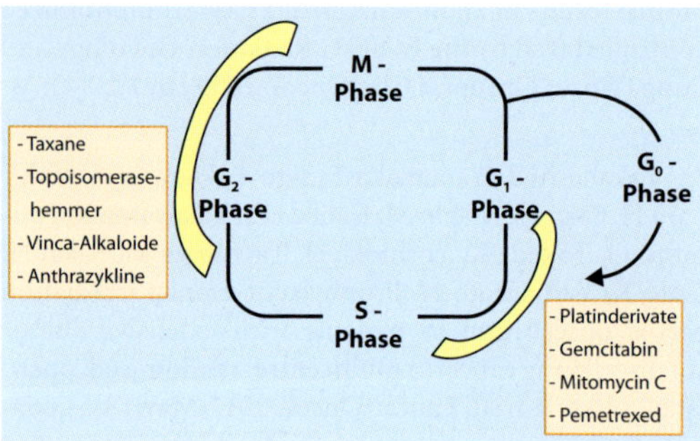

Abb. 8.1: Angriffspunkte der verschiedenen Zytostatikagruppen.

Wie zu erkennen ist, wirken Chemotherapeutika vor allem auf in Teilung befindliche bzw. in der Synthesephase befindliche Zellen, während Zellen in Ruhe nicht bzw. weniger zytotoxisch beeinflusst werden.

Nachfolgend sind die tumorbiologischen Wirkungen sowie wesentliche charakteristische Nebenwirkungen der einzelnen Stoffgruppen kurz beschrieben. Auf allgemeine Nebenwirkungen zytostatischer Therapie wird nicht eingegangen.

Alkylanzien

Das Wirkprinzip der Alkylanzien besteht in der Alkylierung und damit irreversiblen Verkettung der DNA bzw. RNA. Dies verursacht eine Hemmung der Transkription und Replikation der DNA und irreversible DNA-Schäden. Eine Besonderheit der N-Lost-Derivate ist die Urotoxizität, weshalb die prophylaktische Gabe von Mesna bzw. N-Acetylcystein sowie eine additive intravenöse Flüssigkeitszufuhr notwendig sind. Allopurinol führt zu einer Verstärkung der Myelosuppression. Antiemetische Prophylaxe ist obligat. Bei Diabetikern können N-Lost-Derivate eine blutzuckersenkende Wirkung haben.

Alkylanzien	Mitosehemmstoffe	Antimetabolite
Platinderivate	*Vincaalkaloide*	• Gemcitabin • Pemetrexed
• Cisplatin • Carboplatin • Oxaliplatin	• Vincristin • Vinorelbin	
N-Lost-Derivate	*Topoisomerase II-Inhibitoren*	**Spezielle Targettherapeutika**
• Ifosfamid • Cyclophosphamid	• Etoposid	*VEGF-Inhibitoren*
Antrazykline	*Taxane*	• Bevacizumab • Nintedanib (+ FGF und PDGF) • Ramucirumab
• Doxorubicin (= Adriamycin) • Epirubicin	• Paclitaxel • Nab-Paclitaxel • Docetaxel	
	Topoisomerase I-Inhibitoren	
	• Topotecan • Irinotecan	

Tab. 8.1: Wirksame Substanzen beim Lungenkarzinom aus dem Bereich Chemotherapie und Antiangiogenese. **FGF** = *Fibroblast Growth Factor*, **PDGF** = *Platelet-Derived Growth Factor.*

Platinderivate

Die Tumorwirksamkeit der Platinderivate ist zellzyklusunabhängig. Sie werden systemisch, zur lokalen Instillation (intraperitoneal) und als Radiosensitizer eingesetzt. Systemisches Antidot (z.B. bei selektiv-lokaler Anwendung) ist Natriumthiosulfat. Aufgrund von überwiegend renaler Elimination und Nephrotoxizität sollte eine Dosisanpassung nach Kreatininclearance (AUC-Formel) erfolgen. Diese kann nach der folgenden Formel berechnet werden:

$$\%\ \textit{der Carboplatin-Solldosis} = (\mathit{GFR} \times 0{,}65) + 18$$

In den meisten Bestellprogrammen für Zytostatika wird der AUC-Wert automatisch nach Eingabe der GFR ermittelt.

Platinderivate hemmen den Metabolismus von Zytostatika, deren Wirkung durch Cytochrom-P-450-abhängige Oxidasen beeinflusst wird. Aus diesem Grund sollte in Kombinationen Platin immer als letzte Substanz appliziert werden.

Wegen möglicher Tubulusschädigung sollte eine gleichzeitige Gabe von Schleifendiuretika (Furesis) vermieden werden. Forcierte Diurese ist bei Cisplatingabe mittels Flüssigkeitszufuhr (mindestens 2 Liter kristalloide Lösung) obligat. Weitere spezifische Nebenwirkungen sind Myelo-, Neuro- und Ototoxizität sowie Emetogenität. Cisplatin ist deutlich nebenwirkungsreicher als das auch oral verfügbare Carboplatin.

Anthrazykline

Anthrazykline können den tumorhemmenden Antibiotika zugeordnet werden und wirken über den Einbau in die DNA, der zu Strangbrüchen führt sowie durch die Bildung sog. freier Radikale. Anthrazykline persistieren lange im Gewebe, sind bei paravenöser Applikation hochtoxisch und besitzen eine kumulative, durch Radiatio verstärkte Kardiotoxizität sowie ausgeprägte Myelotoxizität. Die Ausscheidung erfolgt biliär. Bei erhöhtem Bilirubinspiegel muss eine Dosisreduktion erfolgen (z.B. ab 19 µmol/l Reduktion um 50 %). Mitomycin wird z.T. auch renal ausgeschieden und wirkt hier kumulativ-toxisch ab einer Gesamtdosisintensität über 50 mg/m².

Mitosehemmstoffe

Die Mitosehemmstoffe inhibieren die Ausbildung der mitotischen Spindel durch die Bindung an Tubulin. Es kommt zu einer Unterbrechung des Zellzyklus in der Pro- bzw. Metaphase sowie zu zellulärer Instabilität.

Vinca-Alkaloide

Vinca-Alkaloide sind gewebstoxisch (paravenöse Applikation) und verursachen häufig eine periphere Polyneuropathie. Die Elimination erfolgt überwiegend biliär und kaum renal. Bei Leberfunktionsstörungen ist eine Dosisanpassung notwendig. Vincristin ist im Vergleich zu den anderen Substanzen dieser Gruppe weniger myelotoxisch, aber am stärksten neurotoxisch. Vinorelbin ist ein in den 70er Jahren entwickeltes semisynthetisches Vinblastinanalogon mit dem typischen Wirkmechanismus. Vinorelbin wird nach i.v.-Applikation selektiv in Nieren, Milz und Lunge angereichert. Es kann in pulmonalem Tumorgewebe das bis zu 100-fache der Serumkonzentration erreichen. Schwere Leberinsuffizienz ist eine Kontraindikation für Vinorelbin. Dosisanpassungsformeln sind nicht bekannt. Das Nebenwirkungsspektrum gleicht dem zuvor Gesagten, der Nebenwirkungsschweregrad wird als geringer (insbesondere Neurotoxizität) beschrieben. Es besteht kumulative Neurotoxizität mit Taxol.

Etoposid

Wenngleich Etoposid ebenfalls am Tubulin bindet, ist der Wirkmechanismus hierdurch nicht vermittelt: Etoposid bewirkt eine Stabilisierung des Komplexes zwischen Topoisomerase II und DNA und DNA-Strangbrüche. Es kommt zu einem Arrest in der S-Phase der Zellteilung sowie zu einer verminderten DNA-Reparaturkapazität (Sensibilisierung gegen andere Zytostatika). Applikationsformen sind oral bzw. intravenös (Lösungsmittel: 0,9 % NaCl, Ausfällen in Glucoselösungen). Dosislimitierend ist die Myelotoxizität, eine antiemetische Prophylaxe ist notwendig. Bei Niereninsuffizienz erfolgt die Reduktion der Etoposiddosis nach der Formel:

$$\mathit{Dosis} = \frac{\mathit{Standarddosis}}{2} \times \frac{\mathit{Patientenclearance}}{\mathit{Normwert}} + 1$$

Aufgrund einer hohen Plasmaproteinbindung (bis 97 %) kommt es zur verstärkten Toxizität bei Hypalbuminämie. Es sollte eine Dosisreduktion um 30 % bei einem Serum-Albumin unter 35 g/l erfolgen. Wird Etoposid nach Platin gegeben, kommt es zu einer verlangsamten Ausscheidung.

▶ Taxane

Die Taxane gehören zu den modernen Mitosehemmstoffen. Sie wirken über eine selektive Tubulinbindung unabhängig von den zuvor besprochenen Ansätzen und verursachen einen Mitosearrest. In geringeren Dosen können Taxane als Radiosensitizer eingesetzt werden. Taxane werden Cytochrom-P-450-abhängig metabolisiert, weshalb bei erhöhten Transaminasen eine Dosisreduktion notwendig ist (bei 1,5-facher Erhöhung Dosisreduktion um 25 %). Hauptnebenwirkungen sind die allergische Reaktion (prophylaktische Gabe von Dexamethason obligat, z.B. 40 mg 30 min vor Infusion), Polyneuropathie sowie die Myelosuppression. In Kombination mit Platinderivaten sollten Taxane vor den Platinderivaten appliziert werden (sonst Einschränkung der Taxan-Clearance). Im Jahr 2015 wurde nab-Paclitaxel, eine Weiterentwicklung von Paclitaxel, für die Therapie des metastasierten NSCLC zugelassen, eine Albumin-basierte Nanotechnologieformulierung von Paclitaxel. In der Zulassungsstudie zeigten sich im Vergleich zu konventionellem Paclitaxel plus Carboplatin höhere Ansprechraten und eine geringere Toxizität. Vorteilhaft für die Praxis ist auch die ausreichende Wasserlöslichkeit von nab-Paclitaxel. Deshalb sind keine Lösungsvermittler nötig, und es kommt nicht zu lösungsmittelbedingten Toxizitäten, was wiederum eine Prämedikation hinfällig macht und die Infusionszeit verkürzt.

▶ Topoisomerase-Inhibitoren

Der Wirkmechanismus der Topoisomerase-Inhibitoren erschließt sich aus dem Namen (Blockierung der Verbindung zwischen Topoisomerase I bzw. II und der DNA-Helix, DNA-Brüche). Diese Stoffgruppe (Camphotherizin-Derivate) wurde erstmals in den 70er Jahren untersucht, dann aber infolge des Nebenwirkungsspektrums wieder verlassen. Die neuen Camphotherizin-Derivate Irinotecan und Topotecan haben ein deutlich milderes Nebenwirkungsspektrum als die in den 70er Jahren getesteten Substanzen. Myelosuppression ist die dosislimitierende hämatologische Toxizität (Neutropenie ± Thrombozytopenie). Eine häufig auftretende schwere nicht-hämatologische Nebenwirkung ist die Diarrhoe, welche unter Irinotecan mit Loperamid zu behandeln ist. Aufgrund der überwiegend renalen Elimination sollte bei einer Kreatininclearance unter 30 ml/min eine Dosisreduktion von Topotecan um 50 %, bei Clearance unter 20 ml/min keine Topotecanapplikation erfolgen. Irinotecan kann bei Niereninsuffizienz angewandt werden, da es enteral ausgeschieden wird. Eine antiemetische Prophylaxe (5-HT_3-Antagonisten) ist unter Umständen notwendig.

■ Antimetabolite

▶ Gemcitabin

Gemcitabin, ein neuerer Antimetabolit (Nucleosidanalogon), wird anstelle von Cytosin als "falsche Base" in die DNA bzw. RNA eingebaut, und führt damit zum Zellzyklusarrest. Die dosislimitierenden Toxizitäten sind die Thrombopenie und teils auch die Anämie. Seltene nichthämatologische Toxizität ist die Dermatitis (Pruritus). Es tritt praktisch nie Alopezie auf.

▶ Pemetrexed

Ein Folsäure-Antimetabolit der neuen Generation ist Pemetrexed. Dies hat eine Multi-Target-Aktivität gegen die Enzyme Thymidilatsynthase, Dihydrofolatreduktase und Glycinamid-Ribonucleotidformyltransferase. Neben einer hervorragenden Wirkung beim malignen Pleuramesotheliom ist für Pemetrexed auch eine sehr gute Aktivität beim NSCLC (Nicht-Plattenepithelkarzinom) nachgewiesen worden. Das Toxizitätsspektrum von Pemetrexed ist bei konsequenter Begleittherapie mit Vitamin B12 und Folsäure als ausgesprochen moderat einzuschätzen. Ein Haarausfall tritt üblicherweise nicht auf. Seltene Nebenwirkungen sind Neutropenie, febrile Neutropenie, Anämie und Thrombozytopenie sowie eine Mucositis. Die üblichen Dosierungen beim Lungenkarzinom sind 500 mg/m² Körperoberfläche.

■ VEGF-Inhibitoren

▶ Bevacizumab

Bevacizumab ist ein Antikörper gegen den *Vascular Endothelial Growth Factor* (VEGF). Bevacizumab wird ebenfalls in der Therapie des NSCLC eingesetzt. Dabei zeigt sich, dass mit der Zugabe von Bevacizumab zur klassischen Chemotherapie (z.B.

Paclitaxel und Carboplatin) eine deutliche Verbesserung des medianen Überlebens um 2 Monate erreicht werden kann. Bei Adenokarzinomen beträgt der Vorteil mit Bevacizumab 3,9 Monate [1].

▶ Nintedanib

Nintedanib ist ein Tyrosinkinase-Inhibitor und ein Angiokinase-Inhibitor, der nicht nur VEGF, sondern auch FGF (Fibroblasten-Wachstumsfaktor) und PDGF (*Platelet-Derived Growth Factor*) blockiert. Dieser Multikinase-Inhibitor kann so die Neoangiogenese des Tumors hemmen. Häufige unerwünschte Wirkungen sind gastrointestinale Nebenwirkungen wie Diarrhoe, Nausea, Emesis, abdominelle Schmerzen sowie Erhöhung der Leberenzyme. Der Patient sollte prophylaktisch ein Rezept über Loperamid erhalten, und es sollte eine regelmäßige Kontrolle der Leberwerte unter Therapie erfolgen.

▶ Ramucirumab

Der monoklonale Antikörper Ramucirumab blockiert die Bindung von VEGF an den VEGF2-Rezeptor und hemmt so die Migration von Endothelzellen, die Proliferation und die vaskuläre Permeabilität. Nebenwirkungen sind unter anderem Neutropenie, Stomatitis, Blutungen, Thrombosen und arterielle Hypertonie.

8.2. Immuntherapie

8.2.1. Überblick

Die Immuntherapeutika haben die Therapie des Lungenkarzinoms revolutioniert. Verschiedene Angriffspunkte ("Check-Points") konnten identifiziert und genutzt werden, um das Immunsystem zu aktivieren, anstatt es zu bremsen. Deshalb haben Immuntherapeutika auch den Namen "Checkpoint-Inhibitoren". Die Tabelle 8.2 gibt einen Überblick über die zugelassenen Immuntherapeutika mit ihren Angriffspunkten.

Angriffspunkt	PD-1	PD-L1	CTLA4
Medikament	• Nivolumab • Pembrolizumab	• Atezolizumab • Durvalumab	• Ipilimumab

Tab. 8.2: Übersicht über die zugelassenen Immuntherapeutika mit ihrem jeweiligen Angriffspunkt.

Im Juli 2015 wurde das erste Immuntherapeutikum Nivolumab für das NSCLC (Plattenepithelkarzinom) nach Versagen einer Chemotherapie unabhängig vom PD-L1-Status zugelassen. Nivolumab nutzt als Checkpoint-Rezeptor PD-1 (*Programmed Death*-1), welcher auf aktivierten T-Zellen zu finden ist. Bindet die Tumorzelle mit ihrem Liganden PD-L1 an den PD-1-Rezeptor der T-Zelle, so resultiert eine Inhibition der T-Zelle, und die Tumorzelle entzieht sich so einer Elimination durch das Immunsystem. Ein weiterer PD-1-Inhibitor ist Pembrolizumab.

Atezolizumab und Durvalumab binden im Vergleich zu den zwei o.g. an PD-L1, also an den entsprechenden Liganden (L) auf den Tumorzellen.

Das fünfte und neueste zugelassene Immuntherapeutikum in der Therapie des metastasierten NSCLC ist Ipilimumab. Dies ist ein Antikörper gegen CTLA-4, welches sich auf T-Zellen befindet mit der Funktion der Regulation und Abschwächung der Immunantwort, um eine Überaktivierung des Immunsystems zu verhindern. Dadurch kommt es zur Aktivierung von T-Zellen, Proliferation sowie zur Infiltration von Lymphozyten in den Tumor und somit zum Absterben der Tumorzellen.

8.2.2. Nebenwirkungen

Mögliche Nebenwirkungen der Immuntherapeutika sind im Vergleich zu den Chemotherapeutika seltener und dann autoimmuner Natur und somit vollkommen verschieden gegenüber denen der letztgenannten. Immunbedingte Nebenwirkungen können grundsätzlich alle Organe oder Gewebe betreffen, am häufigsten die Haut, das Kolon, die Lunge, die Leber und endokrine Organe wie Hypophyse oder Schilddrüse. Andere Organe sind sehr selten betroffen, entsprechende Nebenwirkungen können aber sehr schwerwiegend oder sogar tödlich sein wie z.B. neurologische Störungen und Myokarditis.

Die meisten dieser Nebenwirkungen sind jedoch leicht bis mäßig und reversibel, wenn sie frühzeitig erkannt und behandelt werden. Die Nebenwirkungen einer Therapie mit Checkpoint-Inhibitoren treten normalerweise innerhalb weniger Wochen oder Monate nach Behandlungsbeginn auf. Sie können aber auch jederzeit während der Behandlung auftreten, z.B. schon ein paar Tage nach der ersten Infusion oder manchmal erst 1 Jahr nach Ende der Behandlung. Die häufigsten Nebenwirkungen sind Juckreiz, gastrointestinale Symptome (wie Diarrhoe z.B. bei Kolitis), Pneumonitis sowie Funktionsstörungen der Schilddrüse.

Nebenwirkungen bei PD-1/PD-L1-Blockade

Die am häufigsten gemeldete unterwünschte Wirkung unter Anti-PD-1/PD-L1-Blockade ist Fatigue. Die Inzidenz dieser, deren Pathogenese in einzelnen Arzneimittelstudien kaum bekannt ist, beträgt 16-37 % für Anti-PD-1 und 12-24 % für Anti-PD-L1 [2]. Nur bei einer Minderheit der Patienten kann die Fatigue auf eine Hypothyreose zurückgeführt werden. Hochgradige Toxizitäten von Anti-PD-1 (entweder Nivolumab oder Pembrolizumab) sind weniger häufig als bei CTLA-4-Blockade. Für Nivolumab wurde bei 74-85 % der Patienten eine behandlungsbedingte unerwünschte Wirkung dokumentiert, wobei 12-20 % Grad 3 und 4 waren [3].

In der KEYNOTE-024-Studie wurde Pembrolizumab, verabreicht alle 3 Wochen in einer fixen Dosis von 200 mg, mit einer Chemotherapie auf Cisplatin-Basis als Erstlinientherapie bei metastasierten NSCLC-Patienten verglichen (Tumor-PD-L1-Expression ≥50 %). Eine behandlungsbedingte Toxizität wurde bei 73,4 % (jede Nebenwirkung) festgestellt und 26,6 % der Patienten hatten eine Toxizität 3. Grades oder höher [4].

Nebenwirkungen unter Ipilimumab

Unter Ipilimumab treten von allen zugelassenen Immuntherapeutika im Durchschnitt die häufigsten Nebenwirkungen auf. Bei einer Dosis von 3 mg/kg KG leiden etwa 60-85 % der Patienten unter unerwünschten Wirkungen [5]. Die meisten davon sind im Schweregrad 1-2, jedoch entwickeln zwischen 10 und 27 % der Patienten Nebenwirkungen vom Schweregrad 3 und 4. In der ersten Phase 3-Studie konnten 2,1 % Todesfälle in Zusammenhang mit Ipilimumab dokumentiert werden [5]. Der Beginn dieser Toxizitäten variiert, tritt jedoch in der Regel etwa 8-12 Wochen nach Beginn der Behandlung auf. Als erstes tritt meist die Hauttoxizität auf und zuletzt die der Leber oder Hypophyse. Diese Toxizitäten sind dosisabhängig, da bei einer Dosis von 0,3 mg/kg KG Ipilimumab keine Nebenwirkungen vom Grad 3 bis 4 beobachtet wurden, während diese Toxizitäten bei einer Dosis von 10 mg/kgKG auf 30 % anstiegen [6].

Kombination aus CTLA-4-Blockade und PD-1-Blockade

Die kombinierte Immuntherapie wurde initial für Patienten mit metastasiertem Melanom zugelassen. Seit 2020 gibt es nun auch eine Zulassung in der *First-line*-Therapie des metastasierten Lungenkarzinoms in Kombination mit zwei Zyklen Chemotherapie. Behandlungsbedingte Nebenwirkungen wurden in den Melanomstudien bei 95 % der Patienten beobachtet. Bei 55 % der Patienten waren diese Nebenwirkungen dritten Grades oder höher [7]. In der Studie bezüglich des Lungenkarzinoms konnten keine neuen Sicherheitshinweise oder Nebenwirkungen gefunden werden.

Somit kommt es bei Kombination von CTLA-4- und PD-1-Blockade zur höchsten Nebenwirkungsrate, gefolgt von singulärer CTLA-4-Blockade (die bei der Therapie des Lungenkarzinoms nicht zugelassen ist). Die Monotherapie mit Anti-PD-1 und -PD-L1 ist insgesamt am wenigsten nebenwirkungsbehaftet.

Nebenwirkungsmanagement

Bei Hypothyreose wird ab einem TSH-Wert über 10 μU/ml die Einleitung einer entsprechenden Substitution empfohlen. Für alle anderen Nebenwirkungen gilt: Leichte unerwünschte Wirkungen (Grad 1-2) werden in der Regel symptomatisch behandelt, eine Therapieunterbrechung ist nicht notwendig. Bei persistierenden Beschwerden entsprechend einem Grad 2 kann eine Unterbrechung im Verlauf notwendig sein. Bei schweren oder persistierenden Nebenwirkungen muss eine orale oder intravenöse Applikation von Kortikosteroiden erfolgen. Die genauen Dosierungen, die dazu notwendig sind, können nicht angegeben werden, da entsprechende Studien fehlen. Zum Teil sind auch weitere Immunsuppressiva notwendig (z.B. TNF-alpha-Antagonisten), deren Einsatz anhand von Studien ist jedoch noch nicht ausreichend untersucht. Bei schweren Nebenwirkungen muss die Immuntherapie dauerhaft beendet werden. Zur Behandlung von immuntherapievermittelten Nebenwirkungen existieren spezielle Therapiebücher und Leitfäden, an denen man sich orientieren kann wie z.B. die ESMO Guidelines [8].

Unerwünschte Wirkungen sind möglicherweise sogar ein Prädiktor für ein längeres Gesamtüberleben (OS). Dies konnte zumindest unter Therapie beim malignen Melanom gezeigt werden. Patienten mit immunvermittelter Kolitis und Diarrhoe egal welchen Grades zeigten ein verlängertes OS (HR 0,53; p<0,01) (9).

Eine weitere Besonderheit der Immuntherapie stellt die so genannte "Pseudoprogression" dar. Dies ist keine Nebenwirkung im eigentlichen Sinne. So kann man zum Teil zunächst ein Wachstum des Tumors in den ersten radiologischen Kontrolluntersuchungen unter der Therapie feststellen. Man könnte also radiologisch einen Progress vermuten. Dieser lässt sich im Falle eines Pseudoprogresses jedoch klinisch ganz und gar nicht feststellen. Patienten mit einem Pseudoprogress fühlen sich meist klinisch besser, was im Gegensatz zum radiologischen Befund steht. Das scheinbare Tumorwachstum ist jedoch auf eine Einwanderung von Immunzellen ins Tumorgewebe zurückzuführen, was wiederum zu einer Zunahme des Volumens ohne Proliferation der Tumorzellen führt. Es handelt sich um eine Art Entzündungsreaktion. Eine Unterscheidung zwischen Tumor- und Immunzellen ist radiologisch jedoch nicht möglich. In diesem Fall muss man sich also zwingend an der Klinik des Patienten orientieren. Geht es ihm besser, nehmen seine Schmerzen ab und sein Appetit zu oder ähnliches, so sollte die Immuntherapie bis zum nächsten Staging oder bis zur Verschlechterung der Klinik zunächst fortgeführt werden. Handelt es sich um einen Pseudoprogress, so kann man beim nächsten Staging meist eine Remission feststellen.

Im Gegensatz dazu steht die so genannte "Hyperprogression". Dies stellt ein übermäßiges Wachstum des Tumors unter Checkpoint-Blockade dar. Der Unterschied im Vergleich zur Pseudoprogression ist, dass es sich um einen echten Progress handelt, der scheinbar noch ausgeprägter ist, als wenn man den Patienten gar nicht spezifisch behandelt hätte, also über einen normalen Progress hinausgeht. Die Klinik des Patienten zeigt in der Regel eine Verschlechterung der Symptome und des Allgemeinzustands. Radiologisch zeigt sich eine Volumenzunahme des Tumors, und es können auch neue Läsionen hinzukommen. Dies ist eine eindeutige Abgrenzung zum Pseudoprogress. Immunzellen können nur dort einwandern, wo schon Tumorzellen vorhanden sind, daher zeigt sich die Entstehung neuer Läsionen nie bei einem Pseudoprogress. Die Häufigkeit einer Hyperprogression variiert in der Literatur, häufig wird sie jedoch bei bis etwa 10 % der Behandelten angegeben. Bei einer Hyperprogression sollte die Immuntherapie unverzüglich abgebrochen werden und auf eine Chemotherapie umgestellt werden, sofern das beim Patienten möglich ist. Die Abb. 8.2 zeigt die Möglichkeiten des Ansprechens auf eine Immuntherapie inkl. Pseudoprogression und Hyperprogression.

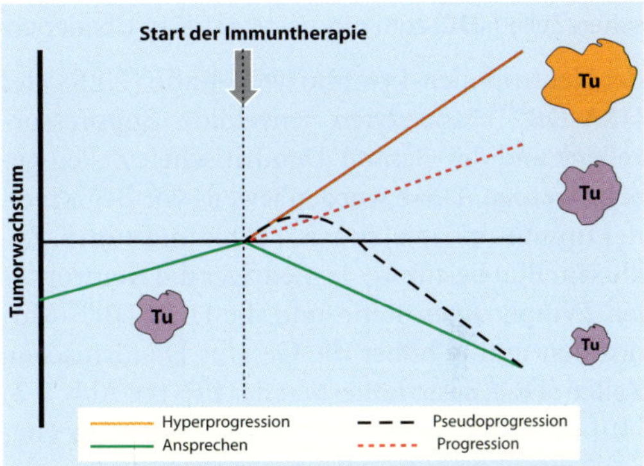

Abb. 8.2: Möglichkeiten des Ansprechens auf eine Immuntherapie.

8.2.3. Weitere Marker

Obwohl die Immuntherapeutika die Behandlung des NSCLC revolutioniert haben, gibt es einige Patienten, die nicht auf eine Immuntherapie ansprechen und auch solche, die mit einer Hyperprogression auf die Therapie reagieren. In der Erstlinie sprechen durchschnittlich etwa 50 % der Patienten an, in der Zweitlinie nur noch rund 20 % (ohne Immuntherapie in der Erstlinie).

Als aktuell nahezu einziger etablierter Marker gilt PD-L1. Dieser hilft uns allerdings im heutigen Alltag nur unzureichend weiter. Schließt man alle Patienten mit behandelbarer Treiberalteration aus, bekommen so gut wie alle Patienten in der ersten Therapielinie eine Immuntherapie, sei es als Monotherapie oder in Kombination mit einer Chemotherapie. Doch wie können wir Patienten im Vorfeld besser selektionieren? Diesbezüglich wurde in Kapitel 5. schon auf einige Marker wie TMB hingewiesen. Viele weitere Marker werden derzeit noch untersucht. Beispielsweise konnte in einer Arbeit ein Zusammenhang zwischen dem Ansprechen auf eine Immuntherapie durch Bestimmung

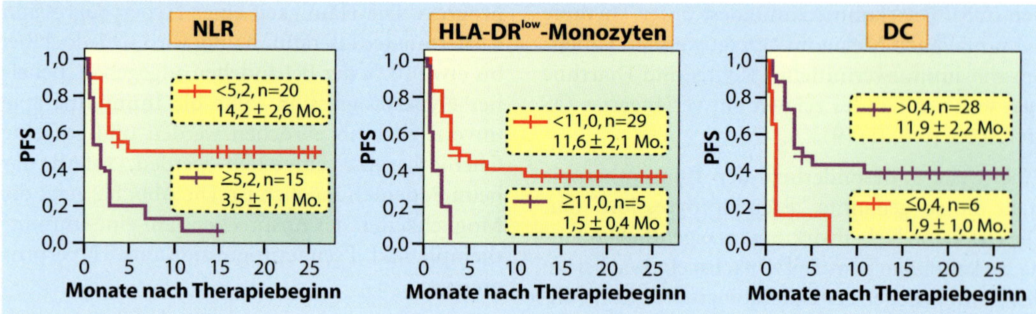

Abb. 8.3: Verhältnis von Neutrophilen-Lymphozyten-Ratio (**NLR**), HLA-DR^{low}-Monozyten und Gesamt-Dendritischen Zellen (**DC**) zum progressionsfreien Überleben (**PFS**). Modif. nach [10].

der Neutrophilen-Lymphozyten-Ratio (NLR), der HLA-DR^{low}-Monozyten (myeloide Suppressorzellen) und der Gesamt-Dendritischen Zellen gezeigt werden. Diese wurden jeweils vor Beginn einer Immuntherapie, zum 3. Zyklus und zum 5. Zyklus im Blut bestimmt. Je niedriger die Neutrophilen-Lymphozyten-Ratio und die HLA-DR^{low}Monozyten und je höher die Gesamt-Dendritischen Zellen (DC), desto höher war das PFS (☞ Abb. 8.3) [10]. Auch hier zeigte sich ein Nachteil beim Therapieansprechen für die Nichtraucher. Die genannte Studie schloss zunächst nur Patienten mit alleiniger Immuntherapie ein, aktuell laufen jedoch auch Studien zur Kombination mit Chemotherapie sowie zum kleinzelligen Lungenkarzinom. Weitere Studien zu prädiktiven Markern bleiben abzuwarten.

8.2.4. Dauer der Immuntherapie

Eine weitere Frage beschäftigt sich mit der Dauer der Immuntherapie. Wie lange diese bei fehlendem Progress und guter Verträglichkeit gegeben werden sollte, ist bisher nicht geklärt. In den Studien wurden die Immuntherapien nach zwei Jahren beendet, die Zulassung sieht jedoch die Fortsetzung bis zum Progress vor.

In einer explorativen Analyse der CheckMate 153-Studie zeigte sich ein signifikanter Vorteil für Patienten, die dauerhaft bis zum Progress oder Auftreten einer nicht akzeptablen Toxizität mit Nivolumab behandelt wurden, gegenüber Patienten, bei denen die Therapie nach einem Jahr beendet wurde. Eingeschlossen wurden Patienten mit vorbehandeltem metastasierten NSCLC. Es wurden insgesamt 1.428 Patienten eingeschlossen, von diesen hatten 252 Patienten nach einem Jahr noch keinen Progress unter Nivolumabtherapie und wurden somit in zwei Gruppen randomisiert. Die eine Gruppe erhielt Nivolumab weiter, bei der anderen wurde die Therapie zunächst beendet. Das PFS in der Gruppe mit fortgesetzter Immuntherapie betrug 24,7 Monate versus 9,4 Monate bei Beendigung der Therapie nach einem Jahr (HR 0,56). Das mediane OS ist bei fortgesetzter Therapie noch nicht erreicht gegenüber 32,5 Monate bei beendeter Nivolumab-Gabe (HR 0,61; ☞ Abb. 8.4) [11].

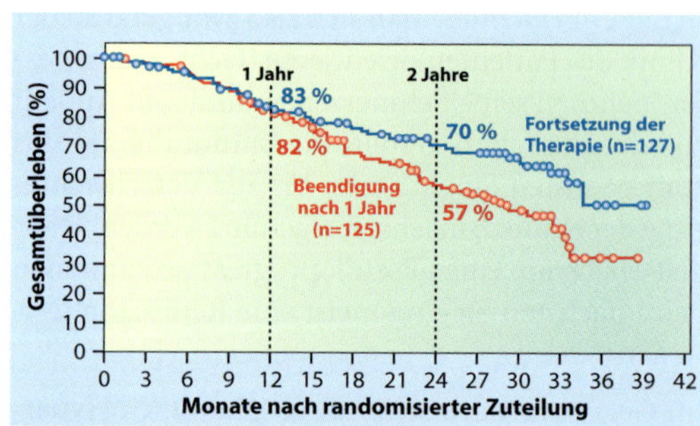

Abb. 8.4: OS von Patienten unter Nivolumab bei Beendigung nach 1 Jahr vs. fortgesetzter Therapie. Modif. nach [11].

Dies ist die erste randomisierte Studie mit dem Ziel, die Dauer einer Immuntherapie zu untersuchen. Sie zeigt eindeutig, dass eine fortgesetzte Gabe signifikant besser ist als die Therapie nach einem Jahr zu beenden. Wie die Situation nach zwei Jahren oder länger aussieht, ist allerdings unklar.

Es herrscht zumindest Einigkeit, dass eine Immuntherapie ohne Progress und relevante Nebenwirkungen für mindestens zwei Jahre gegeben werden sollte, entsprechend der Dauer in den Zulassungsstudien. Danach kann diese auch in Abhängigkeit vom Patientenwillen z.B. bei geringeren Nebenwirkungen (die den Patienten aber stärker belasten) oder ähnlichem großzügiger beendet werden. Auch eine Wiederaufnahme bei Progress ist dann möglich.

8.3. Targettherapeutika bei Treiberalterationen

8.3.1. EGFR-Inhibitoren

Das spezielle Target der EGFR-Inhibitoren, die Tyrosinkinase, ist für Migration, Proliferation, Adhäsion, Invasion, Angiogenese und Hemmung der Apoptose mit verantwortlich. Durch Beeinflussung dieser Prozesse kann eine antitumoröse Wirkung entfaltet werden. Aktuell stehen fünf Medikamente zur Verfügung:

- Gefitinib
- Erlotinib
- Afatinib
- Osimertinib und
- Dacomitinib

Die Tyrosinkinase-Inhibitoren werden oral appliziert. Ihr typisches Nebenwirkungsspektrum beinhaltet hauptsächlich Hautveränderungen, die in Einzelfällen als deutlicher Rush imponieren können. Eine gewisse Korrelation zwischen Hautveränderungen und Wirksamkeit wird beschrieben, wobei diese für die Tyrosinkinase-Iinhibitoren als nicht sehr streng angesehen werden darf, so dass auch Patienten, die keine Hautveränderung haben, von der Therapie profitieren können. Eine prophylaktische Therapie von kutanen Veränderungen wird aktuell noch nicht empfohlen, jedoch ist eine frühzeitige Intervention beim Auftreten der kutanen Nebenwirkungen obligat. Dem Patienten sind zudem eine Basispflege sowie ein Sonnenschutz zu empfehlen. Hautreaktionen treten unter der Therapie mit EGFR-Inhibitoren zu 90 % auf, jedoch meist in einer geringen Ausprägung. Nur bei 10 bis 15 % der Patienten liegen die Reaktionen im Bereich Grad 3 und höher. Lokaltherapeutisch ist in der Frühphase der akneiformen Reaktion eine hydrophile, nicht fettende Creme zu bevorzugen. In der Spätphase sollte auf eine rückfettende Salbe oder Lipolotion umgestellt werden. Bei moderaten bis schweren akneiformen Reaktionen können orale Tetracycline eingesetzt werden. Die Empfehlung der frühzeitigen Gabe von systemischen Tetracyclinen bereits ab Grad 2 des akneiformen Exanthems basiert vor allem auf ihren immunmodulierenden und entzündungshemmenden Eigenschaften. Juckreiz kann gut auf Thesit-haltige Cremes oder/und orale Antihistaminika ansprechen. Gerade die neueren Antihistaminika wie Cetirizin, Levocetirizin oder Desloratadin weisen ein günstiges Neben- und Wechselwirkungsprofil auf.

Weitere häufige Nebenwirkungen stellen gastrointestinale Beschwerden dar. Vor allem Diarrhoe kommt häufig vor. Den Patienten sollte zu Therapiebeginn ein Rezept über Loperamid ausgestellt werden, welches sie bei Bedarf einlösen können.

8.3.2. ALK- und ROS-1-Inhibitoren

Die Vertreter der ALK-Inhibitoren umfassen ebenfalls fünf zugelassene Substanzen:

- Crizotinib
- Ceritinib
- Alectinib
- Brigatinib und
- Lorlatinib

Auf Grund der hohen Ähnlichkeit der ROS-1-Translokation zur ALK-Translokation sind viele ALK-Inhibitoren wie Crizotinib und Lorlatinib auch gegen ROS-1-Translokationen wirksam. Entrectinib (☞ Kap. 8.3.4.) ist ebenfalls zur Therapie bei ROS-1-Translokation zugelassen. Die Applikation der Inhibitoren erfolgt ebenfalls oral.

Als Nebenwirkung tritt am häufigsten eine Hepatotoxizität unter Therapie mit ALK-Inhibitoren auf. Dies stellt sich in einer Erhöhung der Leberwerte, insbesondere ASAT, ALAT und γ-GT dar. Somit sind entsprechende paraklinische Kontrollen unter dieser Behandlung obligat durchzuführen. Weiterhin sind auch gastrointestinale Nebenwirkungen wie Obstipation, Diarrhoe, Nausea und Emesis häufiger. Besonders bei Ceritinib kommt es zu ausgeprägten gastrointestinalen Nebenwirkungen, wobei bis zu 12 % der Patienten mit Grad 3- und -4-Toxizitäten zu kämpfen hatten. Eine symptomatische Therapie mit Antidiarrhoika und Antiemetika ist erforderlich. Zu den häufigsten unerwünschten Wirkungen zählen ferner auch Fatigue, Hautausschlag und Anämie. Unter Alectinib zeigen sich zudem noch eine erhöhte Ödemneigung und auch Myalgien.

Bei den neueren ALK-Inhibitoren kommt es weiterhin auch zu Stoffwechselstörungen wie Hyperglykämien und Hyperinsulinämien unter Brigatinib sowie Hyperlipidämie unter Lorlatinib. Entsprechende paraklinische Verlaufskontrollen sind einzuleiten.

8.3.3. BRAF- und MEK-Inhibition

In diesem Bereich sind

- Dabrafenib als BRAF-Inhibitor und
- Trametinib als MEK-Inhibitor

beim BRAF-mutierten NSCLC ebenfalls als orale Therapie zugelassen. Hauttoxizitäten sind die häufigsten Nebenwirkungen unter BRAF-Inhibitor-Therapie und in ihrer Ausprägung meist leicht- bis mittelgradig. Unter einer MEK-Inhibitor-Therapie findet man ebenfalls häufig kutane Nebenwirkungen sowie Diarrhoe, periphere Ödeme, Fatigue, Nausea und Emesis. Insgesamt kommt es bei über 90 % der Patienten zu mindestens einer Nebenwirkung, wobei die meisten als mild (Grad 1 und 2) einzustufen sind. Neben den o.g. Toxizitäten kann es zusätzlich zu Arthralgien, QT-Zeit-Verlängerungen und Pyrexie kommen. Gelenkschmerzen sprechen in der Regel gut auf nichtsteroidale Antirheumatika an, selten müssen auch Kortikosteroide zum Einsatz kommen. Bezüglich der QT-Zeit-Verlängerung sollte darauf geachtet werden, andere QT-Zeit verlängernde Medikamente wenn möglich abzusetzen sowie für ausgeglichene Elektrolyte im Serum zu sorgen bzw. diese regelmäßig zu monitoren. Besonderes Augenmerk ist hier auf Magnesium zu legen. Bei Patienten mit hepatischer Metastasierung mit Leberfunktionsstörung ist eine engaschigere Kontrolle angezeigt. Als letztes soll auf das vermehrte Auftreten von Plattenepithelkarzinomen aufmerksam gemacht werden. Die genaue Pathogenese hierzu ist noch nicht geklärt. Häufig zeigen sich zunächst gut differenzierte Keratoakanthome, welche frühzeitig vollständig exzidiert werden sollten.

8.3.4. NTRK-Inhibitoren

- Entrectinib sowie
- Larotrectinib

sind zugelassene NTRK-Inhibitoren, welche bei verschiedenen NTRK-positiven Tumoren eingesetzt werden können. Auch hier erfolgt die Applikation oral. Schwerwiegende Nebenwirkungen Grad 3 und höher konnten bei 5 % der Patienten unter der Therapie dokumentiert werden. Die häufigsten Nebenwirkungen waren Fatigue (32 %), erhöhte ALAT-Werte (31 %), Schwindel (30 %), erhöhte ASAT-Werte (29 %), Obstipation (29 %), Übelkeit (26 %), Anämie (24 %) und Erbrechen (20 %). Bei Erwachsenen und pädiatrischen Patienten wurden vermehrte Knochenfrakturen in Zusammenhang mit Entrectinib beobachtet.

8.3.5. RET-Inhibitoren

- Selpercatinib und
- Pralsetinib

sind die ersten beiden selektiven RET-Inhibitoren und erst seit 2021 verfügbar. Die häufigsten Nebenwirkungen dieser Substanzgruppe sind die Erhöhung der Transaminasen sowie Hypertonie. Weiterhin traten auch Anämie oder Neutropenie auf, weshalb regelmäßige Blutbildkontrollen und Kontrollen der Leberparaklinik notwendig sind. Die Applikation erfolgt oral.

8.4. Aspekte der Indikationsstellung der systemischen Therapie bei Patienten mit Lungenkarzinom

> Aufgrund des palliativen Ansatzes und der mit der systemischen Therapie verbundenen Nebenwirkungen und Begleiterscheinungen (Krankenhausaufendhalt, verminderte physische Leistungsfähigkeit etc.) sollte die Entscheidung über eine Therapie sowie über deren Aggressivität sorgfältig mit dem Patienten gemeinsam getroffen werden.

Dabei kann die "statistische Aussage" zum Überleben nur ein Element im Rahmen der Entscheidungsfindung sein. Es sei zu bedenken, dass das "mediane Überleben" nur die Zeit angibt, die 50 % aller Patienten (unter der entsprechenden Therapie) überleben. Das heißt: Es besteht eine 50%ige Chance, länger als im medianen Überleben angegeben zu überleben. Die Immuntherapien sowie die Targettherapien haben außerdem die Prognose deutlich verbessert, und es gibt sogar einen nicht unerheblichen Teil der Patienten, die zu Langzeitüberlebenden werden. Dazu kommt die Möglichkeit, Patienten mit schlechterem ECOG mit einer alleinigen Immuntherapie zu behandeln, sei es mit

Pembrolizumab oder Atezolizumab bei hoher PD-L1-Expression oder auch im Rahmen von Studien.

> Der wichtigste prognostische Faktor für den Benefit einer systemischen Therapie ist neben dem histologischen Typ und dem Stadium der Erkrankung der klinische Leistungszustand. Bei Patienten mit kleinzelligem Lungenkarzinom sollte unabhängig vom Stadium der Erkrankung eine systemische Therapie erwogen werden, während diese bei Patienten mit Nicht-Kleinzelligem Lungenkarzinom in schlechtem Allgemeinzustand kritischer diskutiert werden muss

Prognostische Faktoren für das Ansprechen der Therapie

Untersuchungen zu prognostischen Faktoren unter Chemotherapie im Tumorstadium IIIB und IV des NSCLC zeigen in multivariaten Analysen, dass

- ein guter Allgemeinzustand (Karnofsky-Index)
- nicht erhöhte Serum-LDH und
- eine fehlende Gewichtsabnahme (unter 5 %)

mit längerem Überleben assoziiert sind [12]. Weiterhin sind

- das Ansprechen auf die Chemotherapie und
- das progressionsfreie Intervall

Prognoseparameter. Kürzeres Überleben war u.a. mit multiplen bzw. Knochen- oder Lebermetastasen assoziiert.

Prädiktive Faktoren für das Ansprechen der Chemotherapie

Im Gegensatz zu prognostischen Faktoren, die unabhängig vom jeweiligen Therapiekonzept Aussagen zum Ausgang der Erkrankung machen, weisen prädiktive Faktoren auf den Vorteil einer Therapieform gegenüber einer anderen hin. Damit ermöglichen prädiktive Faktoren eine Individualisierung der Therapie. Beim nicht-kleinzelligen Lungenkarzinom gelten die Histologie, der Mutationsstatus, die PD-L1-Expression sowie die Expression von Reparaturenzymen als prädiktive Faktoren. In Bezug auf die Histologie hat sich dabei gezeigt, dass Pemetrexed eine sehr effektive Substanz bei Nicht-Plattenepithelkarzinom-Patienten ist, bei Plattenepithelkarzinom-Patienten jedoch nur eine geringe oder keine Wirkung vorliegt. Der Mutationsstatus ist prädiktiv für eine Behandlung mit einem Tyrosinkinase-Inhibitor. Diese zeigen bei Patienten mit Vorliegen einer behandelbaren Treiberalteration eine sehr viel effektivere Wirkung als bei Patienten ohne Mutation. Die PD-L1-Expression ist prädiktiv für die Behandlung mit einer Immuntherapie.

Um den prädiktiven Effekt der Treiberalterationen ausnutzen zu können, ist eine flächendeckende Testung von Patienten im Tumorstadium IV notwendig. Allerdings zeigen aktuelle Daten der Deutschen Registerstudie CRISP eine immer noch unbefriedigende Testrate, was nur teilweise an immer noch ungeklärten Erstattungsbedingungen in manchen klinischen Situationen erklärt werden kann [13]. Ein wichtiges Ziel für die Zukunft ist die Erhöhung der Testrate.

Häufiger treten Treiberalterationen bei weiblichen Patienten, bei Nierauchern oder Asiaten auf, allerdings lässt sich im Moment die genaue Verteilung auf diese Gruppen in Deutschland nicht einschätzen. In Bezug auf die Histologie sind Patienten mit Adenokarzinom deutlich häufiger vertreten als Patienten mit Plattenepithelkarzinom. In einer multivariaten Analyse zeigte sich, dass der Raucherstatus, das Geschlecht und die Histologie unabhängige, signifikante, prädiktive Kriterien für das Auftreten einer Mutation sind.

Patientenwunsch

Neben diesen "objektiven Faktoren" sollte nach Einschätzung der Autoren insbesondere der Therapiewunsch des Patienten eine erhebliche Rolle bei der Entscheidungsfindung spielen.

Slevin untersuchte 1990 die Einstellung zu Chemotherapie von etwa 100 Patienten mit soliden Tumoren, 150 Onkologen, 790 Allgemeinpraktikern, 300 Onkologieschwestern und 100 Gesunden [14]. Er fand heraus, dass die Patienten aggressive, nebenwirkungsreiche Chemotherapie für einen Überlebensgewinn von 12 Monaten bzw. einer Heilungschance von 1 % und einer Symptomenkontrollrate von 50 % wählen würden. Nebenwirkungsarme Chemotherapie (leichte Übelkeit, gelegentliche i.v.-Therapie, einmal monatliche stationäre Aufnahme) wurde auch für einen Überlebensgewinn von mindestens 3 Monaten gewählt. Hier unterschied sich die Einstellung der Patienten deutlich von der der Ärzte und Schwestern. Diese Einstellung der Patienten änderte sich nicht nach der Applikation der ersten 3 Zyklen Chemotherapie.

Diese Untersuchung zeigt – wenngleich mit methodischem Vorbehalt – dass der Benefit dieser Therapieform unterschiedlich bewertet wird und damit der Aufklärung des Patienten sowie dem Wissen um die entsprechenden Alternativen, Wirkungen und Nebenwirkungen eine erhebliche Bedeutung zukommt.

Die Wahl der Art der systemischen Therapie sollte auch die Art und Schwere der zu erwartenden Nebenwirkungen berücksichtigen.

Nebenwirkungen

Hinsichtlich der Nebenwirkungen sei erwähnt, dass der Schweregrad der Nebenwirkungen nach einheitlichen Kriterien (z.B. WHO bzw. CTCAE [*Common Terminology Criteria of Adverse Events*]) angegeben wird. Während die WHO-Einteilung akute Chemotherapie-bedingte Nebenwirkungen klassifiziert, erfassen die CTCAE organspezifisch unerwünschte Ereignisse.

Im Allgemeinen gilt (nach ECOG) die in Tab. 8.3 folgende Schweregradeinteilung der Toxizität.

Grad	Schwere der Toxizität
0	Keine Toxizität
1	Milde, nicht behandlungspflichtige Toxizität
2	Mäßige, ambulant behandelbare Toxizität
3	Schwere, stationär zu behandelnde Toxizität
4	Irreversible, potenziell lebensbedrohliche Toxizität

Tab. 8.3: Schweregradeinteilung der Toxizität (nach ECOG).

Die Qualität der im Folgenden diskutierten Daten ist in hohem Maße abhängig von der Art der zugrundeliegenden klinischen Studien. Aus diesem Grund sei an dieser Stelle auf die Tumorstadieneinteilung klinischer Studien kurz eingegangen.

Phaseneinteilung klinischer Studien

Die Phaseneinteilung klinischer Studien hat sich im Rahmen der Arzneimittelzulassung durchgesetzt und wird heute in der Onkologie zur Beantwortung klinischer Fragestellungen sowie zur Beurteilung des Evidenzgrades von Ergebnissen klinischer Medikamentenuntersuchungen angewandt. In der klinischen Forschung werden Phase 1-, Phase 2- und Phase 3-Studien durchgeführt. Sogenannte "Phase 4-Studien", also Untersuchungen im Rahmen von Anwendungsbeobachtungen zur Ermittlung des Nebenwirkungsspektrums bzw. des Durchsetzungsgrades eines Medikaments, werden an dieser Stelle nicht weiter betrachtet.

Phase 1-Studien

Phase 1-Studien sind sogenannte "Dosisfindungsstudien", in denen nach den Ergebnissen präklinischer Untersuchungen für nachfolgende Studien das optimale Dosierungsschema entsprechend der "dosislimitierenden Toxizität" ermittelt wird.

Phase 2-Studien

In Phase 2-Studien wird untersucht, bei welchen Tumoren die neue Substanz therapeutische Wirksamkeit besitzt, wie das Toxizitätsspektrum zu bewerten ist und ob das in Phase 1-Studien ermittelte Dosisschema klinisch akzeptabel ist. Damit ist offensichtlich, dass Daten zu Ansprechen bzw. Überleben aus Phase 2-Studien nur eine begrenzte Aussagekraft haben und im Rahmen von *Evidence-Based Medicine* weniger Berücksichtigung finden.

Phase 3-Studien

Phase 3-Studien sind kontrollierte, zumeist randomisierte Untersuchungen, die entsprechend ihres Studiendesigns eine Verallgemeinerung der Studienaussage gestatten sollten und den "Überlegenheitsnachweis" einer Therapieform ermöglichen sollten.

Typische **Zielparameter** dieser Untersuchungen sind in der Onkologie:

- **Remissionsrate:** CR = *Complete Remission*, PR = *Partial Remission*, ORR = *Overall Response Rate*, SD = *Stable Disease*, DCR = *Disease Control Rate*, PD = *Progressive Disease*
- **Überlebenszeit:** 1-Jahres-, 2-Jahres-, 5-Jahres-Überlebensrate, mediane Überlebenszeit
- **Remissionsdauer:** *Median Time to Progression*
- **Toxizitätsdaten:** Differenz in Toxizität oder in SAE = *Serious Adverse Event*
- **Lebensqualität:** Differenzen in Lebensqualität (LQ) gemessen mit evaluierten Lebensqualitätsbögen (☞ Kap. 9.)

Für Phase 3-Studien existieren qualitätsdefinierende Parameter (CONSORT-Kriterien; GCP), die die Einordnung der Studienergebnisse nach dem Evidenzgrad (Hierarchie der *Evidence-Based Medicine*) ermöglichen. Somit sind vor allem Phase 3-Studien für die Bewertung hinsichtlich *Evidence-Based Medicine* aussagekräftig.

8.5. Therapieschemata beim NSCLC

Nachfolgend sind die aktuell etabliertesten Therapieschemata ausgewählt. Sie spiegeln die derzeitige subjektive Auswahl der Autoren wider, erheben keinen Anspruch auf Vollständigkeit und stellen keine Wertung dar.

8.5.1. Neoadjuvante und adjuvante Therapieprotokolle

In diesem Setting sind die Protokolle (entsprechend der jeweiligen Histologie) analog Stadium IV, nur ohne Immuntherapeutikum und/oder Bevacizumab, gültig.

8.5.2. Protokolle der systemischen Therapien im Stadium III

Substanz	Dosierung	Gabe	Wiederholung	Zyklen
Cisplatin *oder*	80 mg/m²	Tag 1	Tag 22	2
Carboplatin	AUC 5	Tag 1	Tag 22	2
Vinorelbin *oder*	30 mg/m²	Tag 1, 8	Tag 22	2
Paclitaxel *oder*	200 mg/m²	Tag 1	Tag 22	2
Docetaxel *oder*	75 mg/m²	Tag 1	Tag 22	2
Pemetrexed	500 mg/m²	Tag 1	Tag 22	2

PACIFIC-Studie (nach abgeschlossener Radio-Chemotherapie) [15]

Substanz	Dosierung	Gabe	Wiederholung	Zyklen
Durvalumab	10 mg/kg KG	Tag 1	Tag 15	26

Die Zulassung gilt nur für PD-L1-positive Tumore (PD-L1 mindestens 1 %). Die Prognose ist umso besser, je schneller nach Abschluss der Radio-Chemotherapie die Immuntherapie mit Durvalumab eingeleitet wird.

8.5.3. *First-line*-Therapie-Protokolle

Plattenepithelkarzinom

CheckMate 9LA-Studie [16]

Substanz	Dosierung	Gabe	Wiederholung	Zyklen
Nivolumab	360 mg	Tag 1	Tag 22	Erhaltung
Ipilimumab	1 mg/kg KG	Tag 1	Tag 43	Erhaltung
Carboplatin	AUC 6	Tag 1	Tag 22	2
Paclitaxel	200 mg/m²	Tag 1	Tag 22	2

KEYNOTE-407-Studie [17]

Substanz	Dosierung	Gabe	Wiederholung	Zyklen
Pembrolizumab	200 mg	Tag 1	Tag 22	Erhaltung
Carboplatin	AUC 6	Tag 1	Tag 22	4
Paclitaxel *oder*	200 mg	Tag 1	Tag 22	4
nab-Paclitaxel	100 mg	Tag 1, 8, 15	Tag 22	4

Nicht-Plattenepithelkarzinom

CheckMate 9LA-Studie [16]

Substanz	Dosierung	Gabe	Wiederholung	Zyklen
Nivolumab	360 mg	Tag 1	Tag 22	Erhaltung
Ipilimumab	1 mg/kg KG	Tag 1	Tag 43	Erhaltung
Carboplatin *oder*	AUC 5 oder 6	Tag 1	Tag 22	2
Cisplatin	75 mg/m²	Tag 1	Tag 22	2
Pemetrexed	500 mg/m²	Tag 1	Tag 22	2

KEYNOTE-189-Studie [18]

Substanz	Dosierung	Gabe	Wieder-holung	Zyklen
Pembrolizumab	200 mg	Tag 1	Tag 22	Erhaltung
Carboplatin *oder* Cisplatin	AUC 5 75 mg/m²	Tag 1 Tag 1	Tag 22 Tag 22	4
Pemetrexed	500 mg/m²	Tag 1	Tag 22	Erhaltung

IMpower150-Studie [19]

Substanz	Dosierung	Gabe	Wieder-holung	Zyklen
Atezolizumab	1200 mg	Tag 1	Tag 22	Erhaltung
Bevacizumab	15 mg/ kg KG	Tag 1	Tag 22	Erhaltung
Carboplatin	AUC 6	Tag 1	Tag 22	4-6
Paclitaxel	200 mg/m²	Tag 1	Tag 22	4-6

IMpower130-Studie [20]

Substanz	Dosierung	Gabe	Wieder-holung	Zyklen
Atezolizumab	1.200 mg	Tag 1	Tag 22	Erhaltung
Carboplatin	AUC 6	Tag 1	Tag 22	4-6
nab-Paclitaxel	100 mg/m²	Tag 1, 8, 15	Tag 22	4-6

Unabhängig von der Histologie zugelassen

KEYNOTE-024-Studie bei PD-L1 ≥50 % [21]

Substanz	Dosierung	Gabe	Wieder-holung	Zyklen
Pembrolizumab	200 mg *oder* 400 mg	Tag 1 Tag 1	Tag 22 Tag 43	Erhaltung Erhaltung

IMpower110-Studie bei ≥50 % [22]

Substanz	Dosierung	Gabe	Wieder-holung	Zyklen
Atezolizumab	1.200 mg *oder* 800 mg *oder* 1.600 mg	Tag 1 Tag 1 Tag 1	Tag 22 Tag 15 Tag 29	Erhaltung Erhaltung Erhaltung

8.5.4. *Second-line*-Therapie-Protokolle

LUME-Lung-1-Studie [23]

Substanz	Dosierung	Gabe	Wieder-holung	Zyklen
Docetaxel	75 mg/m²	Tag 1	Tag 22	Erhaltung
Nintedanib	2x 200 mg oral	Tag 2-21	Tag 22	Erhaltung

Die Zulassung für Nintedanib gilt nur für eine Adenokarzinomhistologie.

REVEL-Studie [24]

Substanz	Dosierung	Gabe	Wieder-holung	Zyklen
Docetaxel	75 mg/m²	Tag 1	Tag 22	Erhaltung
Ramucirumab	10 mg/ kg KG	Tag 1	Tag 22	Erhaltung

Docetaxel wurde in den Studien bis zum Progress oder bis zum Auftreten einer nicht tolerablen Toxizität gegeben. In der Praxis hat sich eine Gabe von 4-6 Zyklen etabliert. Mehr Zyklen sind meist auf Grund der Nebenwirkungen sowieso nicht möglich. Bei Kontraindikationen gegen eine antiangiogenetische Therapie, kann die alleinige Gabe von Docetaxel erfolgen.

Docetaxel weekly [25]

Substanz	Dosierung	Gabe	Wieder-holung	Zyklen
Docetaxel	35 mg/m²	Tag 1, 8, 15	Tag 22	4-8

Die wöchentliche Gabe von Docetaxel zeigte eine gleiche Wirksamkeit bei besserer Verträglichkeit gegenüber der 3-wöchentlichen Gabe [25].

CheckMate 017-Studie [26]

Substanz	Dosierung	Gabe	Wiederholung	Zyklen
Nivolumab	240 mg	Tag 1	Tag 15	Erhaltung

KEYNOTE-010-Studie [27]

Substanz	Dosierung	Gabe	Wiederholung	Zyklen
Pembrolizumab	200 mg *oder*	Tag 1	Tag 22	Erhaltung
	400 mg	Tag 1	Tag 43	Erhaltung

OAK-Studie [28]

Substanz	Dosierung	Gabe	Wiederholung	Zyklen
Atezolizumab	1.200 mg *oder*	Tag 1	Tag 22	Erhaltung
	800 mg *oder*	Tag 1	Tag 15	Erhaltung
	1.600 mg	Tag 1	Tag 29	Erhaltung

BR21-Studie [29]

Substanz	Dosierung	Gabe
Erlotinib	150 mg oral	täglich, Erhaltung

Nur bei Plattenepithelkarzinom

LUX-Lung 8-Studie [31]

Substanz	Dosierung	Gabe
Afatinib	40 mg oral	täglich, Erhaltung

8.5.5. Protokolle der Targettherapien

EGFR – alphabetische Reihenfolge

Substanz	Dosierung	Gabe	Einnahmehinweise	Mögliche Dosisreduktion
Afatinib	40 mg	1x täglich	1 h vor oder 3 h nach Mahlzeit	30 mg/d 20 mg/d
Dacomitinib	45 mg	1x täglich	unabhängig von Mahlzeiten	30 mg/d 15 mg/d
Erlotinib	150 mg	1x täglich	1 h vor oder 2 h nach Mahlzeit	100 mg/d 75 mg/d 50 mg/d 25 mg/d 7,5 mg/kg KG
(+) Bevacizumab *oder*	15 mg/kg KG	alle 3 Wo.	i.v.	8 mg/kg KG
Ramucirumab	10 mg/kg KG	alle 3 Wo.	i.v.	6 mg/kg KG
Gefitinib	250 mg	1x täglich	unabhängig von Mahlzeiten	keine, evtl. nur alle 2 d
Osimertinib	80 mg	1x täglich	unabhängig von den Mahlzeiten	40 mg/d

ALK – alphabetische Reihenfolge

Substanz	Dosierung	Gabe	Einnahmehinweise	Mögliche Dosisreduktion
Alectinib	600 mg	2x täglich	zur Mahlzeit	450 mg 2x täglich
Brigatinib	90 mg für 7 d, dann 180 mg	1x täglich	unabhängig von Mahlzeiten	120 mg/d 90 mg/d 60 mg/d
Ceritinib	750 mg	1x täglich	mind. 2 h vor oder 2 h nach der Mahlzeit, am besten zur Nacht	600 mg/d 450 mg/d 300 mg/d
Crizotinib	250 mg	2x täglich	unabhängig von Mahlzeiten	200 mg 2x/d 250 mg 1x/d
Lorlatinib	100 mg	1x täglich	unabhängig von Mahlzeiten	75 mg/d 50 mg/d

BRAF – alphabetische Reihenfolge

Substanz	Dosierung	Gabe	Einnahmehinweise	Mögliche Dosisreduktion
Dabrafenib	150 mg	2x täglich	2 Kapseln im Abstand von 12 h	100 mg 2x/d 75 mg 2x/d 50 mg 2x/d
Trametinib	2 mg	1x täglich	1 h vor oder 2 h nach der Mahlzeit	1,5 mg/d 1 mg/d

NTRK – alphabetische Reihenfolge

Substanz	Dosierung	Gabe	Einnahmehinweise	Mögliche Dosisreduktion
Entrectinib	600 mg	1x täglich	zu einer Mahlzeit	400 mg/d 200 mg/d
Larotrectinib	100 mg	2x täglich	unabhängig von Mahlzeit	100 mg/d

RET – alphabetische Reihenfolge

Substanz	Dosierung	Gabe	Einnahmehinweise	Mögliche Dosisreduktion
Selpercatinib	120 mg (<50 kg) 160 mg (>50 kg)	2x täglich	unabhängig von Mahlzeit	120 mg/d 160 mg/d
Pralsetinib	400 mg	1x täglich	1 h vor oder 2 h nach der Mahlzeit	200 mg/d 100 mg/d

8.6. Therapieschemata beim SCLC

Nachfolgend sind die aktuell etabliertesten Therapieschemata ausgewählt. Sie spiegeln die derzeitige subjektive Auswahl der Autoren wider, erheben keinen Anspruch auf Vollständigkeit und stellen keine Wertung dar.

8.6.1. Adjuvante Therapieprotokolle

Alle Therapieschemata können auch in der *First-line*-Therapie des SCLC bei Kontraindikationen gegen eine Immuntherapie eingesetzt werden.

Substanz	Dosierung	Gabe	Wiederholung	Zyklen
Carboplatin *oder* Cisplatin	AUC 5 75 mg/m^2	Tag 1 Tag 1	Tag 22 Tag 22	4-6 4-6
Etoposid	120 mg/m^2	Tag 1, 2, 3	Tag 22	4-6

8.6.2. *First-line*-Therapie-Protokolle

IMpower133-Studie

Substanz	Dosierung	Gabe	Wiederholung	Zyklen
Atezolizumab	1.200 mg	Tag 1	Tag 22	Erhaltung
Carboplatin	AUC 5	Tag 1	Tag 22	4
Etoposid	100 mg/m^2	Tag 1, 2, 3	Tag 22	4

CASPIAN-Studie

Substanz	Dosierung	Gabe	Wieder-holung	Zyklen
Durvalu-mab	1.500 mg	Tag 1	Tag 22	Erhal-tung
Carbo-platin *oder*	AUC 5/6	Tag 1	Tag 22	4
Cisplatin	75-80 mg/ m^2	Tag 1	Tag 22	4
Etoposid	80-100 mg/ m^2	Tag 1, 2, 3	Tag 22	4

8.6.3. *Second-line*-Therapie-Protokolle

Topotecan mono

Substanz	Dosierung	Gabe	Wieder-holung	Zyklen
Topote-can	1,5 mg/m^2	Tag 1-5	Tag 22	4-6

ACO – Cyclophosphamid, Adriamycin, Vincristin

Substanz	Dosierung	Gabe	Wieder-holung	Zyklen
Cyclo-phos-phamid	500 mg/m^2 *oder* 250 mg/m^2 oral	Tag 1, 2 Tag 2-5	Tag 22	6
Adria-mycin	40-60 mg/ m^2	Tag 1	Tag 22	6
Vincri-stin	1-2 mg/m^2	Tag 1 (und 8)	Tag 22	6

Literatur

1. Sandler A, Gray R, Perry MC et al. Paclitaxel-carboplatin alone or with bevacizumab for non-small-cell lung cancer. N Engl J Med. 2006;355:2542-50.

2. Naidoo J, Page DB, Li BT et al. Toxicities of the anti-PD-1 and anti-PD-L1 immune checkpoint antibodies. Ann Oncol. 2015;26:2375-91.

3. Weber JS, Hodi FS, Wolchok JD et al. Safety Profile of Nivolumab Monotherapy: A Pooled Analysis of Patients With Advanced Melanoma. J Clin Oncol. 2017;35:785-92.

4. Reck M, Rodríguez-Abreu D, Robinson AG et al. Pembrolizumab versus Chemotherapy for PD-L1-Positive Non-Small-Cell Lung Cancer. N Engl J Med. 2016;375:1823-33.

5. Hodi FS, O'Day SJ, McDermott DF et al. Improved survival with ipilimumab in patients with metastatic melanoma. N Engl J Med. 2010;363:711-23.

6. Wolchok JD, Neyns B, Linette G et al. Ipilimumab monotherapy in patients with pretreated advanced melanoma: a randomised, double-blind, multicentre, phase 2, dose-ranging study. Lancet Oncol. 2010;11:155-64.

7. Larkin J, Chiarion-Sileni V, Gonzalez R et al. Combined Nivolumab and Ipilimumab or Monotherapy in Untreated Melanoma. N Engl J Med. 2015;373:23-34.

8. Haanen JBAG, Carbonnel F, Robert C et al. Management of toxicities from immunotherapy: ESMO Clinical Practice Guidelines for diagnosis, treatment and follow-up. Ann Oncol. 2017;28:iv119-iv142.

9. Abu-Sbeih H, Ali FS, Qiao W et al. Immune checkpoint inhibitor-induced colitis as a predictor of survival in metastatic melanoma. Cancer Immunol Immunother. 2019;68:553-61.

10. Möller M, Turzer S, Schütte W et al. Blood Immune Cell Biomarkers in Patient With Lung Cancer Undergoing Treatment With Checkpoint Blockade. J Immunother. 2020;43:57-66.

11. Waterhouse DM, Garon EB, Chandler J et al. Continuous Versus 1-Year Fixed-Duration Nivolumab in Previously Treated Advanced Non-Small-Cell Lung Cancer: CheckMate 153. J Clin Oncol. 2020;38:3863-73.

12. Ray P, Quantin X, Grenìer J et al. Predictive factors of tumor response and prognostic factors of survival during lung cancer chemotherapy. Cancer Detect Prev. 1998;22:293-304.

13. Griesinger F, Eberhardt WEE, Nusch A et al. Molecular testing, frequency of molecular alterations and targeted 1st-line treatment of patients with non-small cell lung carcinoma in Germany: First results from the prospective German Registry CRISP (AIO-TRK-0315). J Clin Oncol. 2018;36:e21236-e21236.

14. Slevin ML, Stubbs L, Plant HJ et al. Attitudes to chemotherapy: comparing views of patients with cancer with those of doctors, nurses, and general public. BMJ. 1990;300:1458-60.

15. Antonia SJ, Villegas A, Daniel D et al. Durvalumab after Chemoradiotherapy in Stage III Non-Small-Cell Lung Cancer. N Engl J Med. 2017;377:1919-29.

16. Paz-Ares L, Ciuleanu T-E, Cobo M et al. First-line nivolumab plus ipilimumab combined with two cycles of chemotherapy in patients with non-small-cell lung cancer (CheckMate 9LA): an international, randomised, open-label, phase 3 trial. Lancet Oncol. 2021;22:198-211.

17. Paz-Ares L, Luft A, Vicente D et al. Pembrolizumab plus Chemotherapy for Squamous Non-Small-Cell Lung Cancer. N Engl J Med. 2018;379:2040-51.

18. Gandhi L, Rodríguez-Abreu D, Gadgeel S et al. Pembrolizumab plus Chemotherapy in Metastatic Non-Small-Cell Lung Cancer. N Engl J Med. 2018;378:2078-92.

19. Socinski MA, Jotte RM, Cappuzzo F et al. Atezolizumab for First-Line Treatment of Metastatic Nonsquamous NSCLC. N Engl J Med. 2018;378:2288-301.

20. West H, McCleod M, Hussein M et al. Atezolizumab in combination with carboplatin plus nab-paclitaxel chemotherapy compared with chemotherapy alone as first-line treatment for metastatic non-squamous non-small-cell lung cancer (IMpower130): a multicentre, randomised, open-label, phase 3 trial. Lancet Oncol. 2019;20:924-37.

21. Reck M, Rodríguez-Abreu D, Robinson AG et al. Updated Analysis of KEYNOTE-024: Pembrolizumab Versus Platinum-Based Chemotherapy for Advanced Non-Small-Cell Lung Cancer With PD-L1 Tumor Proportion Score of 50% or Greater. J Clin Oncol. 2019;37:537-46.

22. Herbst RS, Giaccone G, Marinis F de et al. Atezolizumab for First-Line Treatment of PD-L1-Selected Patients with NSCLC. N Engl J Med. 2020;383:1328-39.

23. Reck M, Kaiser R, Mellemgaard A et al. Docetaxel plus nintedanib versus docetaxel plus placebo in patients with previously treated non-small-cell lung cancer (LUME-Lung 1): a phase 3, double-blind, randomised controlled trial. Lancet Oncol. 2014;15:143-55.

24. Garon EB, Ciuleanu T-E, Arrieta O et al. Ramucirumab plus docetaxel versus placebo plus docetaxel for second-line treatment of stage IV non-small-cell lung cancer after disease progression on platinum-based therapy (REVEL): a multicentre, double-blind, randomised phase 3 trial. Lancet. 2014;384:665-73.

25. Schuette W, Nagel S, Blankenburg T et al. Phase III study of second-line chemotherapy for advanced non-small-cell lung cancer with weekly compared with 3-weekly docetaxel. J Clin Oncol. 2005;23:8389-95.

26. Vokes EE, Ready N, Felip E et al. Nivolumab versus docetaxel in previously treated advanced non-small-cell lung cancer (CheckMate 017 and CheckMate 057): 3-year update and outcomes in patients with liver metastases. Ann Oncol. 2018;29:959-65.

27. Herbst RS, Baas P, Kim D-W et al. Pembrolizumab versus docetaxel for previously treated, PD-L1-positive, advanced non-small-cell lung cancer (KEYNOTE-010): a randomised controlled trial. Lancet. 2016;387:1540-50.

28. Rittmeyer A, Barlesi F, Waterkamp D et al. Atezolizumab versus docetaxel in patients with previously treated non-small-cell lung cancer (OAK): a phase 3, open-label, multicentre randomised controlled trial. Lancet. 2017; 389:255-65.

29. Wheatley-Price P, Ding K, Seymour L et al. Erlotinib for advanced non-small-cell lung cancer in the elderly: an analysis of the National Cancer Institute of Canada Clinical Trials Group Study BR.21. J Clin Oncol. 2008; 26:2350-7.

30. Garassino MC, Martelli O, Broggini M et al. Erlotinib versus docetaxel as second-line treatment of patients with advanced non-small-cell lung cancer and wild-type EGFR tumours (TAILOR): a randomised controlled trial. The Lancet Oncology. 2013;14:981-8.

31. Soria J-C, Felip E, Cobo M et al. Afatinib versus erlotinib as second-line treatment of patients with advanced squamous cell carcinoma of the lung (LUX-Lung 8): an open-label randomised controlled phase 3 trial. Lancet Oncol. 2015;16:897-907.

9. NSCLC: Therapie im Stadium I, II und IIIA (operabel)

9.1. Therapie im Stadium I

9.1.1. Therapie im Stadium IA

Im Stadium IA (schließt die Stadien IA1-3 ein) steht, wenn funktionell und technisch möglich, die operative Therapie an erster Stelle. Es können postoperativ 5-Jahres-Überlebensraten von 75-80 % erreicht werden [1, 2].

Dies kann durch eine adjuvante Chemotherapie nicht verbessert werden, weshalb im Stadium IA die alleinige Operation empfohlen wird. Eine Strahlentherapie hat nach R0-Resektion sogar einen negativen Einfluss auf die Prognose, so dass diese auch nicht empfohlen wird.

Ist der Patient funktionell oder technisch inoperabel, so stellt die Strahlentherapie hingegen das Mittel der Wahl dar.

Insbesondere die stereotaktische Bestrahlung bietet Vorteile. Zum einen ist sie in der Regel nach 3-5 Tagen abgeschlossen, zum anderen ist sie der konventionell fraktionierten Bestrahlung im Kohortenvergleich der *National Cancer Database* der USA sogar im Gesamtüberleben überlegen [3]. Die lokale Kontrolle, die mittels Radiatio erreicht werden kann, entspricht in etwa der einer Operation [4]. Aktuell erfolgen Studien zum Thema Einsatz der Immuntherapie in frühen Tumorstadien. So wird beispielsweise die Gabe des PD-L1-Inhibitors Durvalumab nach stereotaktischer Radiatio als konsolidierende Therapie in den Stadien I und II geprüft.

9.1.2. Therapie im Stadium IB

In diesem Stadium gilt analog zum Stadium IA, dass die Operation die Therapie der Wahl ist, wenn keine Kontraindikationen vorliegen.

Bei diesem Stadium liegen die 5-Jahres-Überlebensraten bei 55-60 % [1, 2]. In einer Metaanalyse konnte mit einer adjuvanten Chemotherapie eine Verbesserung des 5-Jahres-Überlebens von 1,8 % erreicht werden [5]. Dies bezog sich jedoch auf die alte Stadiierung. Hierunter fielen früher auch Tumore >4 cm, welche nun zum Stadium II gehören. Daher kann eine Empfehlung für eine adjuvante Chemotherapie im Stadium IB nicht ausgesprochen werden. Konnte durch eine Operation eine R0-Resektion erreicht werden, ist in diesem Stadium analog zum Stadium IA keine adjuvante Radiatio sinnvoll, sondern kontraindiziert auf Grund einer Verschlechterung der Prognose.

Sollte eine funktionelle oder technische Inoperabilität vorliegen, ist die Bestrahlung ebenfalls die Methode der Wahl, um eine Kuration des Patienten zu erreichen.

9.2. Therapie im Stadium II

Auch im Stadium IIA und IIB steht die Operation im Fokus und ist die Methode der Wahl, sofern keine Kontraindikationen vorliegen.

Die 5-Jahres-Überlebensraten liegen im Stadium IIA bei 45-55 % und im Stadium IIB bei 35-45 % [1, 2]. Bei gutem ECOG sollte sich in diesen Tumorstadien eine adjuvante Chemotherapie anschließen (entsprechende Protokolle ☞ Kap. 8.), da sie zu einer Erhöhung der 5-Jahres-Überlebensrate von 5 % führt [5]. Eine adjuvante Radiatio wird nicht empfohlen, es sei denn, es konnte keine R0-Resektion erreicht werden und eine erneute Operation ist nicht möglich. Sollte der Patient funktionell oder technisch inoperabel sein, kann auch hier eine Bestrahlung als Alternativtherapie erfolgen. Ebenfalls im Rahmen von Studien wird in den Stadien IIA und IIB (+ IIIA und IIIB) eine neoadjuvante Chemotherapie in Kombination mit Immuntherapeutika geprüft (☞ Abb. 9.1). Weitere Studien laufen zur Gabe von Cannacinumab (monoklonaler IL-1β-Antikörper) adjuvant sowie neoadjuvant in Verbindung mit einer Chemotherapie oder Immuntherapie (CANOPY-A und CANOPY-N).

9.3. Therapie im Stadium IIIA (operabel)

Das Stadium IIIA ist von den Therapieoptionen das wohl heterogenste Stadium des NSCLC (☞ Tab. 9.1). Prinzipiell sollte immer eine Operabilität geprüft werden. Das 5-Jahres-Überleben liegt zwischen 15-40 % [1, 2]. Zum Teil liegt bei diesem Stadium eine Infiltration der Thoraxwand, Wirbelkörper, Pulmonalarterie, Mediastinum, Ösophagus, Aorta, Bifurkation oder Trachea vor. Daher sollte der Kasus wann immer möglich in einem interdisziplinären Tumorboard diskutiert werden im Beisein von mindestens einem erfahrenen Thoraxchirurgen. Eine potentiell kurative OP sollte dem Patienten nicht vorenthalten werden, jedoch bestehen bei komplexen Eingriffen zum Teil hohe Mortalitäten, so dass das Risiko genau abgeschätzt werden sollte.

Stadium	T	N	M
IIIA	T1a-T2b	N2	M0
	T3	N1	M0
	T4	N0-1	M0

Tab. 9.1: Verteilung der TNM-Deskriptoren im Stadium IIIA.

Nach einer R0-Resektion wird die Durchführung einer adjuvanten Chemotherapie empfohlen. Als Alternative zu einer adjuvanten Chemotherapie kann auch eine neoadjuvante Chemotherapie (entsprechende Protokolle ☞ Kap. 8.) in Betracht gezogen werden; vor allem, wenn durch eine Operation eine R0-Resektion nicht sicher erreicht werden kann. Eine weitere Möglichkeit für diese Situation ist auch eine präoperative Radio-Chemotherapie. Allerdings konnte in einer großen randomisierten Studie gezeigt werden, dass eine neoadjuvante Radio-Chemotherapie einer alleinigen neoadjuvanten Chemotherapie nicht überlegen ist [6]. Das 3-Jahres-Überleben betrug in der Chemoradiotherapie-Gruppe 26,2 % versus 24,6 % in der alleinigen Chemotherapie-Gruppe. Aufgrund dieser Studie ist eine neoadjuvante Radio-Chemotherapie keinesfalls zu empfehlen, da sie mit einer deutlich höheren Toxizität und einem höheren Operationsrisiko als eine alleinige Chemotherapie einhergeht. Eine neoadjuvante Chemotherapie sollte im Stadium IIIA als Standard angesehen werden.

Bei einem N2-Lymphknotenstatus existiert eine Subklassifikation nach Robinson in die Stadien IIIA1, IIIA2, IIIA3 und IIIA4 (☞ Tab. 9.2).

Bei den Patienten im Stadium IIIA1 und IIIA2 wurde die N2-Situation definitionsgemäß erst intraoperativ bzw. nach histopathologischer Aufarbeitung diagnostiziert. Bei diesen Patienten sollte eine adjuvante Chemotherapie erfolgen, da dies das 5-Jahres-Überleben um 5 % verbessert [5]. Es sollte jedoch trotzdem immer eine sorgfältige Abwägung erfolgen, u.a. welche die Komorbiditäten bei dem Patienten vorliegen. Ein weiterer wichtiger Punkt ist der Patientenwillen nach sorgfältiger Aufklärung des Patienten über Risiken und Nutzen. Des Weiteren sollte eine mediastinale Radiatio erwogen werden, da dies das lokale Rezidivrisiko senkt. Ein Vorteil in Bezug auf das Gesamtüberleben konnte bisher jedoch nicht nachgewiesen werden. Sollte eine R1-Resektion vorliegen ohne Möglichkeit einer Nachresektion, so ist die Radiatio als adjuvante Therapie sicher indiziert.

Im Stadium IIIA3 (unilevel) kann auch eine neoadjuvante Chemotherapie oder Radio-Chemotherapie erfolgen, um die Chance auf eine R0-Resektion zu erhöhen. Bei Patienten, die lediglich eine neoadjuvante Chemotherapie erhalten haben, sollte nach erfolgter OP noch eine mediastinale Radiatio erwogen werden. Im Stadium IIIA werden ebenfalls neoadjuvante Studien mit Immuntherapiegabe durchgeführt.

Patientenfallbeispiel (☞ Abb. 9.1)

56-jähriger Patient, chronischer Nikotinabusus, kumulativ 30 Packungsjahre, atemabhängige Thoraxschmerzen.

- Rö-Thorax und CT-Thorax: Verdacht auf Lungenkarzinom zentral rechts
- Histologie: NSCLC-Plattenepithelkarzinom
- PD-L1-Status 40 %
- PET-CT + MRT-Kopf: cT3cN1cM0, Stadium IIIA
- KI 100 %, ECOG 0
- Tumorboardbeschluss: Einschluss in Neoadjuvanzstudie GO40241, Beginn nab-Paclitaxel/ Carboplatin/Atezolizumab vs. Placebo

Applikation von 4 Zyklen, gute Verträglichkeit, keine Dosisreduktion.

- CT-Thorax: gute partielle Remission

Stadium	Beschreibung	Therapieempfehlung
IIIA1	Zufälliger Nachweis eines Lymphknotenbefalls im Mediastinum bei der feingeweblichen Untersuchung des entnommenen Gewebes nach der Operation	• Adjuvante Chemotherapie nach R0-Resektion und systematische Lymphknotendissektion *und* • Postoperative mediastinale Radiatio sollte erwogen werden
IIIA2	Nachweis eines Lymphknotenbefalls während der Operation	• Adjuvante Chemotherapie nach R0-Resektion und systematische Lymphknotendissektion *und* • Postoperative mediastinale Radiatio sollte erwogen werden
IIIA3	Nachweis eines Lymphknotenbefalls durch Staging mittels Mediastinoskopie, Feinnadelbiospie oder PET während der Operation	• Bei technisch resektablem Tumor: neoadjuvante Chemotherapie oder Radio-Chemotherapie, gefolgt von Operation *oder* • Nach Operation mit R0-Resektion: mediastinale Bestrahlung bei Patienten, die lediglich eine neoadjuvante Chemotherapie erhalten haben *oder* • Definitive Radio-Chemotherapie
IIIA4	"Bulky" (ausgedehnte, >3 cm) oder nicht-ausgedehnte Tumorknoten (N2) in Lymphknoten kapselüberschreitend oder Befall mehrerer Lymphknotenstationen	• Kombinierte Radio-Chemotherapie *oder* • Multimodaler Therapieansatz inklusive Operation, nur in ausgewählten Patienten als Einzelfallentscheidung

Tab. 9.2: Robinson-Klassifikation inklusive Therapiemöglichkeiten.

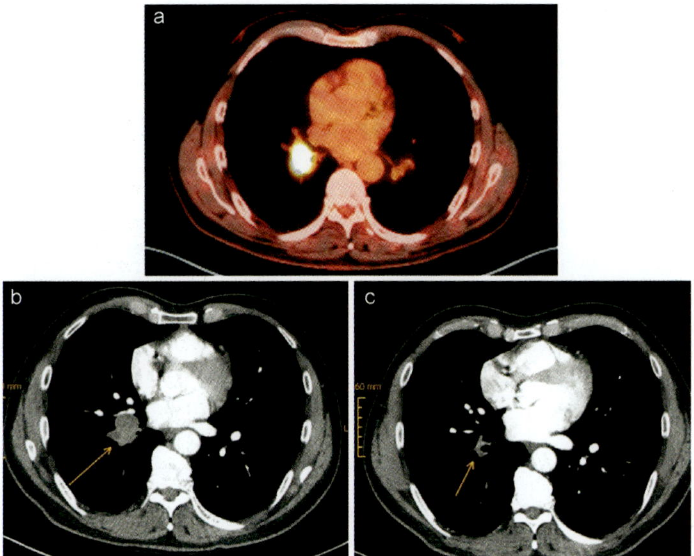

Abb. 9.1a-c: NSCLC rechts zentral bei Erstdiagnose mit PET (**a**) und CT-Thorax (**b**) und CT nach 4 Zyklen neoadjuvanter Therapie (**c**).

VATS-Lobektomie inklusive Lymphadenektomie.

- Tumorformel nach OP: ypT0ypN0 – komplette Tumorremission
- Postoperative Entblindung: Patient war in der Immuntherapie-Gruppe

Im Stadium IIIA3 (multilevel) sowie IIIA4 kann unter Umständen im Einzelfall ein multimodaler Therapieansatz, welcher eine Operation einschließt, gewählt werden. Dies sollte unbedingt nach Diskussion in einem interdisziplinären Tumorboard erfolgen. Andernfalls erfolgt die Therapie anhand des Konzeptes in Kap. 10.: Stadium IIIA (inoperabel).

9.4. Weitere Studien

Bereits oben wurden mehrere adjuvante und neoadjuvante Studien erwähnt. Eine weitere erwähnenswerte Studie ist die ADAURA-Studie. Diese prüfte die adjuvante Gabe von Osimertinib (☞ Kap. 8.) bei EGFR-mutierten NSCLCs. Aktuell wird eine EGFR-Testung in frühen Tumorstadien noch nicht empfohlen. Einen Grund, warum sich dies bald ändern könnte, liefert die ADAURA-Studie. Hier wurden Patienten in den Tumorstadien IB-IIIA nach kompletter Resektion eingeschlossen. Sie mussten eine EGFR-Mutation im Exon 19 oder 21 aufweisen und in einem guten Allgemeinzustand sein (ECOG 0, 1). Der Behandler konnte über die Durchführung einer adjuvanten Chemotherapie entscheiden. Anschließend erhielten die Patienten Osimertinib oder Placebo über 3 Jahre oder bis Progress. In den Ergebnissen, die beim WCLC 2021 veröffentlicht wurden, zeigte sich ein beeindruckendes krankheitsfreies Überleben (*disease-free survival*, DFS) sowohl mit als auch ohne adjuvante Chemotherapie. Bei Patienten mit adjuvanter Chemotherapie ist der Median beim DFS noch nicht erreicht, bei jenen unter Placebogabe beträgt er 22,1 Monate. Bei Patienten, die keine adjuvante Chemotherapie erhalten haben, ist der Median bei DFS in der Studiengruppe ebenfalls noch nicht erreicht; dem gegenüber steht die Placebogruppe mit 33,1 Monaten (☞ Abb. 9.2) [7]. Auf Grund dieser Daten ist in naher Zukunft mit einer entsprechenden Zulassung zu rechnen, welche eine EGFR-Testung in frühen operablen Stadien obligat macht.

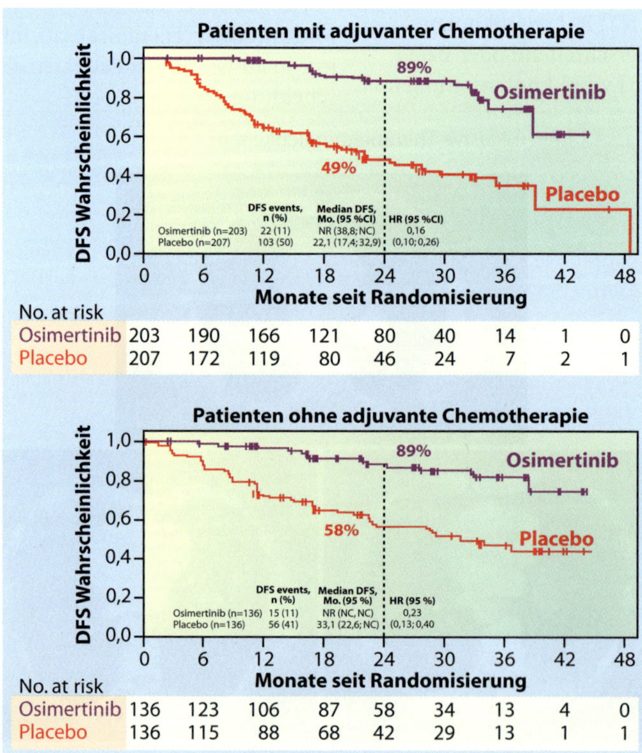

Abb. 9.2: ADAURA-Studie: DFS (*disease-free survival*) bei Patienten mit und ohne adjuvante Chemotherapie.

Eine weitere erwähnenswerte Studie ist die IMpower 010. Hier erhalten Patienten im Stadium IB-IIIA nach erfolgter Operation sowie vier Zyklen adjuvanter Cisplatin-haltiger Chemotherapie eine Immuntherapie mit Atezolizumab versus Placebo für 16 Zyklen. Hier konnten erste positive Daten zum DFS gezeigt werden, welche zum ASCO 2021 präsentiert werden.

Empfehlungen für die Praxis – Stadium I, II und IIIA (operabel)
• **Stadium I:** alleinige Operation, alternativ bei Inoperabilität alleinige Radiatio • **Stadium II:** Operation gefolgt von adjuvanter Chemotherapie, alternativ bei Inoperabilität Radiatio • **Stadium IIIA (operabel):** Operation gefolgt von adjuvanter Chemotherapie, ggf. mediastinale Radiatio bei N2 *oder* neoadjuvante Chemotherapie gefolgt von Operation, ggf. mediastinale Radiatio bei N2 *oder* neoadjuvante Radio-Chemotherapie gefolgt von Operation • Studien zur Immuntherapie im adjuvanten oder neoadjuvanten Setting berücksichtigen

Literatur

1. Travis WD, Brambilla E, Nicholson AG, et al. The 2015 World Health Organization Classification of Lung Tumors: Impact of Genetic, Clinical and Radiologic Advances Since the 2004 Classification. J Thorac Oncol. 2015; 10(9):1243-60.

2. Arriagada R, Auperin A, Burdett S, et al. Adjuvant chemotherapy, with or without postoperative radiotherapy, in operable non-small-cell lung cancer: two meta-analyses of individual patient data. Lancet. 2010;375(9722): 1267-77.

3. Haque W, Verma V, Polamraju P, Farach A, Butler EB, Teh BS. Stereotactic body radiation therapy versus conventionally fractionated radiation therapy for early stage non-small cell lung cancer. Radiother Oncol. 2018;129 (2):264-9.

4. Yahya S, Ghafoor Q, Stevenson R, Watkins S, Allos B. Evolution of Stereotactic Ablative Radiotherapy in Lung Cancer and Birmingham's (UK) Experience. Medicines (Basel). 2018;5(3).

5. Douillard J-Y, Tribodet H, Aubert D, et al. Adjuvant cisplatin and vinorelbine for completely resected non-small cell lung cancer: subgroup analysis of the Lung Adjuvant Cisplatin Evaluation. J Thorac Oncol. 2010;5(2): 220-8.

6. Thomas M, Macha HN, Ukena D, et al. Cisplatin/etoposide (PE) followed by twice-daily chemoradiation (hfRT/CT) versus PE alone before surgery in stage III non-small cell lung cancer (NSCLC): A randomized phase III trial of the German Lung Cancer Cooperative Group (GLCCG). J Clin Oncol. 2004;22(14_suppl): 7004.

7. Wu Y-L, Tsuboi M, He J, et al. Osimertinib in Resected EGFR-Mutated Non-Small-Cell Lung Cancer. N Engl J Med. 2020;383(18):1711-23.

10. NSCLC: Therapie im Stadium IIIA (inoperabel), IIIB und IIIC

Als Therapie der Wahl in den inoperablen Stadien III ist die simultane definitive Radio-Chemotherapie anzusehen. Hierunter versteht man die kombinierte Anwendung von Radiotherapie und zytostatisch wirksamen Substanzen. Bei der simultanen Radio-Chemotherapie wird die Chemotherapie zeitgleich zur Bestrahlung appliziert. Alternativ kann sie vor der Bestrahlung verabreicht werden (sequenzielle Chemo-Radiotherapie). Das Ziel der kombinierten Therapie ist eine Intensivierung durch eine zeitnahe Durchführung der genannten Therapieschritte sowie durch mögliche synergistische Effekte an der Tumorzelle und eine daraus resultierende bessere lokale Tumorkontrolle. Die Chemotherapie sollte Cisplatin-haltig sein. Als Kombinationspartner zu Platin sind Vinorelbin, Vinoblastin, Docetaxel, Paclitaxel, Pemetrexed oder Etoposid möglich. Die gebräuchlichsten Substanzen als Therapieschemata sind in Kapitel 8.5.2. zu finden.

Die Therapie erfolgt mit kurativer Intention. Eine zusätzliche konsolidierende Chemotherapie nach erfolgter Radio-Chemotherapie bringt keine Vorteile und kann nicht empfohlen werden [1].

Bei PD-L1-positiven Tumoren (PD-L1 ≥1 %) wird anschließend eine konsolidierende Immuntherapie mit dem PD-L1-Antikörper Durvalumab über ein Jahr empfohlen, sofern unter der Radio-Chemotherapie mindestens ein *Stable Disease* zu verzeichnen ist. In der PACIFIC-Studie wurde die Gabe von Durvalumab gegen Placebo getestet. Hier konnte ein medianes progressionsfreies Überleben (PFS) von 16,8 Monaten in der Immuntherapie-Gruppe versus 5,6 Monate in der Placebogruppe erreicht werden (HR 0,52; p<0,001) [2]. Nach 12 Monaten lag das PFS bei 55,9 % versus 35,3 % zugunsten der Studiengruppe. Nach 18 Monaten waren es 44,2 % versus 27 %. Nach 24 Monaten betrug das Gesamtüberleben (*overall survival,* OS) 66,3 % versus 55,6 %, ebenfalls mit Vorteil für die Durvalumab-Gruppe (p=0,005). Der Median ist aktuell in der Durvalumab-Gruppe noch nicht erreicht gegenüber 29,1 Monaten in der Placebogruppe (HR 0,69) [3]. Nach einem Update beträgt die mediane Zeit bis zur Entwicklung von Fernmetastasen oder Tod 28,3 Monate in der Durvalumab-Gruppe gegen 16,2 Monate in der Placebogruppe (HR 0,53) [4]. Nach 4 Jahren lebten noch 49,6 % der Patienten in der Durvalumab-Gruppe gegenüber 36,3 % in der Placebogruppe (☞ Abb. 10.1) [5]. Die Rate an unerwünschten Ereignissen war in der Immuntherapie-Gruppe nicht relevant höher als in der Placebogruppe (30,5 % Grad 3/4 vs. 26,1 %) [4]. Obwohl in die Studie alle Patienten unabhängig vom PD-L1-Status eingeschlossen wurden, zeigte sich

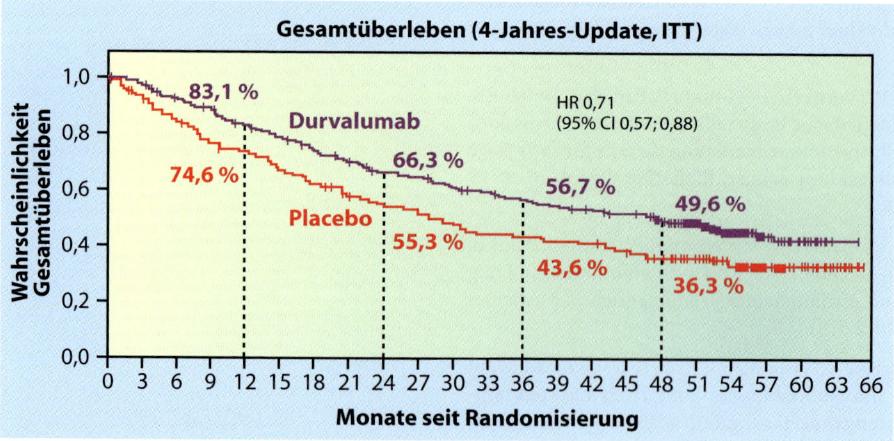

Abb. 10.1: Gesamtüberleben Durvalumab vs. Placebo (4-Jahres-Update) in der PACIFIC-Studie. Modif. nach [5].

am Ende der Vorteil nur für die PD-L1-positiven Patienten.

Allgemeinzustand

Die o.g. Therapie sollte bei Patienten in gutem Allgemeinzustand (ECOG 0 oder 1) ohne Kontraindikationen erfolgen. Sollte sich ein Patient jedoch in einem schlechteren Zustand befinden (ECOG 2 oder höher), so kann auch alternativ zur simultanen Radio-Chemotherapie eine sequentielle Radio-Chemotherapie mit einer initialen Chemotherapie und nachfolgender Bestrahlung erfolgen. Die Immuntherapie mit Durvalumab ist in diesem Fall jedoch nicht zugelassen. Sollte sich der Patient in stark reduziertem Allgemeinzustand befinden, ist häufig nur eine alleinige Radiotherapie durchführbar.

Weitere Studien

Auch in diesen Stadien laufen viele weitere Studien zum Thema Immuntherapie, zum Beispiel die KEYNOTE-799-(Phase 2-)Studie). Hier werden die Effektivität und die Sicherheit von Pembrolizumab getestet, wenn es gleichzeitig zur Radio-Chemotherapie gegeben wird. Eingeschlossen wurden inoperable Patienten im Tumorstadium III ohne Vortherapie und in gutem Allgemeinzustand (ECOG 0 oder 1). Zunächst erhielten die Patienten einen Zyklus Immun-Chemotherapie mit Pembrolizumab, Carboplatin und Paclitaxel bei Plattenepithelkarzinom oder Pembrolizumab, Cisplatin und Pemetrexed bei Nicht-Plattenepithelkarzinom. Zum Zyklus 2 und 3 wurde jeweils die Radiotherapie durchgeführt sowie danach eine Erhaltungstherapie mit Pembrolizumab bis einschließlich 17 Zyklen. Nach 12 Monaten sind aktuell das mediane progressionsfreie Überleben und das Gesamtüberleben in keiner Gruppe erreicht. Die Toxizität lag nicht signifikant höher als bei alleiniger Radio-Chemotherapie, insbesondere gab es keine höhere Rate an Pneumonitiden [6].

Die Immuntherapie scheint immer mehr Einzug auch in frühe Tumorstadien zu halten und es ist immer sinnvoll, die Verfügbarkeit von Studien für die entsprechenden Patienten zu prüfen, um eine Zusatzchance zu gewähren.

Empfehlungen für die Praxis – Inoperables Stadium III

- Patienten mit gutem ECOG (0 oder 1) simultane definitive Radio-Chemotherapie
- Chemotherapie sollte Cisplatin-haltig sein
- Zwei Zyklen im Rahmen der Strahlentherapie sind ausreichend, keine konsolidierende Chemotherapie empfohlen
- Bei Therapieansprechen (mindestens *Stable Disease*) und PD-L1-positiv (≥1 %) konsolidierende Immuntherapie mit Durvalumab
- Studien zum Thema Immuntherapie berücksichtigen
- Bei schlechterem ECOG (>1) sequentielle Radio-Chemotherapie oder alleinige Radiatio, in diesem Fall ist eine Immuntherapie nicht zugelassen

Literatur

1. Hanna N, Neubauer M, Yiannoutsos C, et al. Phase III study of cisplatin, etoposide, and concurrent chest radiation with or without consolidation docetaxel in patients with inoperable stage III non-small-cell lung cancer: the Hoosier Oncology Group and U.S. Oncology. J Clin Oncol. 2008;26:5755-5760.

2. Antonia SJ, Villegas A, Daniel D, et al. Durvalumab after Chemoradiotherapy in Stage III Non-Small-Cell Lung Cancer. N Engl J Med. 2017;377:1919-1929.

3. Gray JE, Villegas AE, Daniel DB, et al. Three-year overall survival update from the PACIFIC trial. J Clin Oncol. 2019;37:8526.

4. Antonia SJ, Villegas A, Daniel D, et al. Overall Survival with Durvalumab after Chemoradiotherapy in Stage III NSCLC. N Engl J Med. 2018;379:2342-2350.

5. OncologyPRO. Durvalumab after chemoradiotherapy in stage III NSCLC: 4-year survival update from the phase III PACIFIC trial | OncologyPRO [cited 2021 Apr 11]. Available from: https://oncologypro.esmo.org/meeting-resources/esmo-virtual-congress-2020/durvalumab-after-chemoradiotherapy-in-stage-iii-nsclc-4-year-survival-update-from-the-phase-iii-pacific-trial.

6. Jabbour SK, Lee KH, Frost N, et al. Phase II study of pembrolizumab (pembro) plus platinum doublet chemotherapy and radiotherapy as first-line therapy for unresectable, locally advanced stage III NSCLC: KEYNOTE-799. J Clin Oncol. 2020;38:9008.

11. NSCLC: Oligometastasierung

Patienten mit Oligometastasierung (OMD) haben in der neuen 8. UICC Klassifikation mit M1b einen eigenen M-Deskriptor bekommen. Patienten mit multiplen Fernmetastasen werden nun als M1c zusammengefasst. Diese Änderung wurde auf Grund der Prognose vorgenommen. Patienten mit einer Oligometastasierung haben eine ähnliche Prognose wie Patienten mit einer M1a-Situation (11,4 vs. 11,5 Monate). Daher werden diese nun als Stadium IVA zusammengefasst. Das Überleben der Patienten mit M1c-Situation betrug dahingegen nur 6,3 Monate [1], so dass diese im Stadium IVB zusammengefasst werden.

Definitionsgemäß liegt eine Oligometastasierung laut TNM-Klassifikation bei einer singulären Metastase in einem extrathorakalen Organ vor. In verschiedenen Studien wird eine Oligometastasierung jedoch unterschiedlich definiert, z.B. maximal drei oder fünf Metastasen in verschiedenen Organen.

Aktuell ist es erstmals in der Geschichte des Lungenkarzinoms der Fall, dass Patienten im metastasierten Tumorstadium (IVA) einen kurativ intendierten Therapieansatz erfahren. Patienten mit einer OMD sind ein besonderes Patientenkollektiv und haben trotz der Metastasierung ein deutlich besseres Überleben als Patienten mit multiplen Metastasen. Viele Erkenntnisse aus retrospektiven Studien legen nahe, dass eine lokale konsolidierende Therapie (LCT) der Metastastasen zusätzlich zur systemischen Therapie die Prognose der Patienten deutlich verbessern kann. Bisher gibt es jedoch erst wenige prospektive randomisierte Studien, die dieses Thema untersucht haben.

Gomez et al. haben in einer kontrollierten, multizentrischen Phase 2-Studie Patienten im Stadium IV mit maximal drei Metastasen untersucht. Die Patienten hatten einen ECOG-Perfomance-Status von maximal 2 und wurden nach abgeschlossener systemischer Therapie in zwei Gruppen randomisiert; vorausgesetzt, dass sie keinen Progress innerhalb der ersten drei Monate nach Beginn der systemischen Therapie hatten. Die erste Gruppe erhielt im Anschluss an die Chemotherapie entweder eine Erhaltungstherapie oder eine Verlaufskontrolle, während die zweite Gruppe eine lokale konsolidierende Therapie (LCT) aller noch messbaren Tumorläsionen inklusive aller Metastasen erhielt. Die Erstlinientherapie in beiden Gruppen bestand aus mindestens vier Zyklen einer Platindoublette oder einer entsprechenden TKI-Therapie bei EGFR- oder ALK-positiven Patienten über mindestens drei Monate. Bei den Patienten aus der LCT-Gruppe wurden entweder eine Operation oder eine Radiatio oder eine Kombination aus beiden Verfahren durchgeführt. Die Entscheidung hierfür wurde durch ein multidisziplinäres Team gefällt, und es wurden alle tumorbefallenen Stellen inklusive Primärtumor, Lymphknoten und Metastastasen berücksichtigt. Im Anschluss daran erhielten die Patienten entweder eine systemische Erhaltungstherapie oder nur eine Verlaufskontrolle [2].

2019 wurden die Langzeitdaten des OS präsentiert. Die Studie wurde nach Randomisierung von insgesamt 49 Patienten auf Grund eines signifikant besseren PFS und OS in der LCT-Gruppe vorzeitig beendet. Das PFS in der LCT-Gruppe betrug 14,2 Monate vs. 4,4 Monate in der Kontrollgruppe. Das OS betrug in der LCT-Gruppe im Median 41,2 Monate vs. 17 Monate in der Kontrollgruppe. Auch das Überleben nach Tumorprogress war deutlich länger bei den Patienten, die lokal konsolidierend behandelt wurden (LCT-Gruppe 37,6 Monate vs. Kontrollgruppe 9,4 Monate) [3].

Diese Studie legt besonders nahe, dass alle Patienten mit Oligometastasierung von einer intensivierten Therapie profitieren können. Besonders wichtig ist es, den Patienten in einem Lungenkrebszentrum nach Entscheidung in einem interdisziplinären Tumorboard zu behandeln. Nur so kann gewährleistet werden, dass der Patient die optimale und für ihn individualisierte Therapie bekommt, um so die Chancen auf eine Heilung zu maximieren.

Patientenfallbeispiel

54-jährige Patientin mit rezidivierenden Cephalgien und Schwindel

- cCT und cMRT: singuläre Hirnmetastase links occipital (☞ Abb. 11.1)

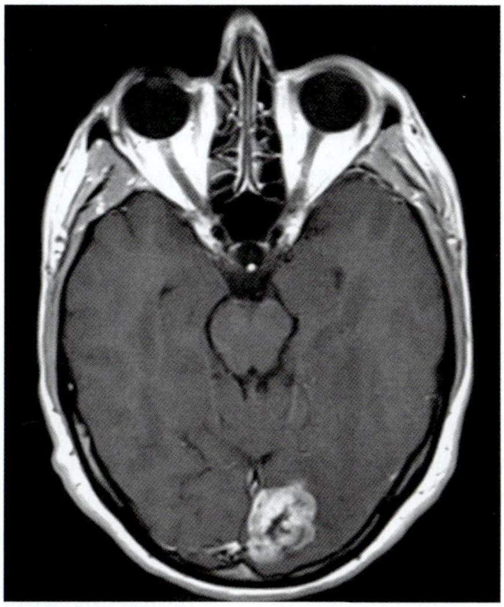

Abb. 11.1: MRT-Kopf: singuläre occipitale Metastase links.

Kraniotomie mit Exstirpation der Metastase.

- Histologie: Adenokarzinom, am ehesten als Metastase eines primär pulmonalen Adenokarzinoms bei TTF-1-positiv
- Staging: Lungentumor im rechten Oberlappen 20 x 27 mm (☞ Abb. 11.2)

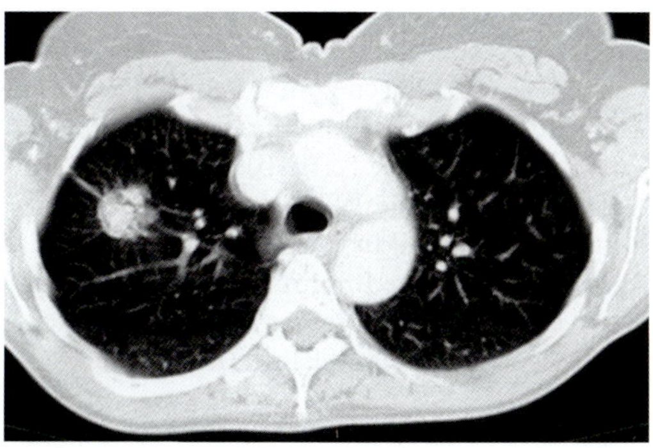

Abb. 11.2: CT-Thorax: Lungentumor im rechten Oberlappen 20 x 27 mm.

- PET-CT: kein Anhalt für Lymphknoten oder weitere Fernmetastasen
- TNM: T1cN0M1b Stadium IVA
- Mutationsanalyse: negativ

Einleitung einer Immun-/Chemotherapie mit Pembrolizumab, Pemetrexed und Carboplatin. Nach 4 Zyklen partielle Remission. Tumorboardbeschluss: OP des Resttumors.

- Postoperative TNM: pT1bpN0cM1b (zerebral) Stadium IVA

Posttherapeutisch keine messbare Tumorläsion mehr, Tumornachsorge.

Empfehlungen für die Praxis – Oligometastasierung

- Vorstellung jedes Patienten in einem interdisziplinären Tumorboard mit Versuch der Festlegung eines individuellen, potentiell kurativen Therapiekonzeptes
- Systemische Therapie unbedingt erforderlich
- Bei Therapieansprechen unter systemischer Therapie lokale konsolidierende Therapie aller messbaren Tumorläsionen
- Entweder Radiatio oder Operation oder Kombination aus beidem

Literatur

1. Eberhardt WEE, Mitchell A, Crowley J, Kondo H, Kim YT, Turrisi A et al. The IASLC Lung Cancer Staging Project: Proposals for the Revision of the M Descriptors in the Forthcoming Eighth Edition of the TNM Classification of Lung Cancer. J Thorac Oncol. 2015;10:1515-1522.

2. Gomez DR, Blumenschein GR, Lee JJ, Hernandez M, Ye R, Camidge DR et al. Local consolidative therapy versus maintenance therapy or observation for patients with oligometastatic non-small-cell lung cancer without progression after first-line systemic therapy: a multicentre, randomised, controlled, phase 2 study. Lancet Oncol. 2016;17:1672-1682.

3. Gomez DR, Tang C, Zhang J, Blumenschein GR, Hernandez M, Lee JJ et al. Local Consolidative Therapy Vs. Maintenance Therapy or Observation for Patients With Oligometastatic Non-Small-Cell Lung Cancer: Long-Term Results of a Multi-Institutional, Phase II, Randomized Study. J Clin Oncol. 2019;37:1558-1565.

12. NSCLC Stadium IV: Systemische Therapie beim Plattenepithelkarzinom

12.1. Einleitung

Bei Patienten im Stadium IVB liegen multiple Metastasen vor, und die Therapie ist palliativ intendiert. Mittlerweile ist eine individualisierte Therapie jedes einzelnen Patienten entsprechend der molekularen und immunologischen Marker Standard geworden. Beim Plattenepithelkarzinom wird aktuell eine Mutationsanalyse (☞ Kap. 5.) noch nicht für alle Patienten empfohlen, sondern nur für Patienten, die wenig oder nie geraucht haben (<10 Packungsjahre und >10 Jahre Nikotinabstinenz oder <100 Zigaretten in der Lebenszeit). Sollte dies der Fall sein und sich eine behandelbare Treibermutation ergeben, so erfolgt die Therapie analog Kapitel 13.1. beim NSCLC mit Treibermutation.

> Ein wichtiger Marker, welcher bei allen Patienten mit NSCLC im Stadium IV bestimmt werden sollte, ist PD-L1. Dies ist aktuell der etablierteste Marker in Bezug auf eine Immuntherapie. Dieser sollte in der klinischen Routine vor Beginn einer Erstlinientherapie bestimmt werden.

Er wird in der Regel vom Pathologen unkompliziert mit Hilfe der Immunhistochemie getestet, so dass das Ergebnis in der Regel nach einem Werktag vorliegt (näheres ☞ Kap. 5.5.2.). Die PD-L1-Expression kann zwischen 0 und 100 % liegen. In den meisten Studien wird in Tumore ohne PD-L1-Expression (0 %), mit geringer Expression (1-49 %) und mit hoher Expression (50-100 %) unterschieden.

12.2. PD-L1-Expression ≥50 %

Wird eine PD-L1-Expression von mindestens 50 % nachgewiesen, kann ein Patient eine alleinige Immuntherapie mit Pembrolizumab oder Atezolizumab ohne zusätzliche Chemotherapie erhalten. In der Studie KEYNOTE-024 wurde die alleinige Immuntherapie mit Pembrolizumab bei Patienten mit hoher PD-L1-Expression gegen eine alleinige platinhaltige Chemotherapie getestet. Hier zeigte sich ein verlängertes Gesamtüberleben in der Immuntherapie-Gruppe von 30 versus 14,2 Monaten (HR 0,63) [1]. Insgesamt 82 von 151 Patienten, die in den Chemotherapie-Arm randomisiert wurden, erhielten im Verlauf Pembrolizumab bei *Cross-over*. Nach Anpassung auf Grund des *Cross-overs* beträgt die *Hazard Ratio* 0,49. Weiterhin konnte eine Verlängerung des Progressionsfreien Überlebens im Median von 4,3 Monaten zugunsten der Pembrolizumab-Gruppe nachgewiesen werden (HR 0,50; 10,3 Monate vs. 6,0 Monate) [2]. Zudem kam es noch zur deutlichen Reduktion der unerwünschten Wirkungen. Lediglich 31,2 % der Patienten unter Immuntherapie hatten unerwünschte Wirkungen CTC Grad 3 und höher im Vergleich zu 53,3 % in der Chemotherapie-Gruppe [1]. Bei einem Studienupdate auf dem ESMO 2020 konnte ein 5-Jahres-Überleben von 31,9 % in der Pembrolizumab-Gruppe gegen 16,3 % in der Chemotherapie-Gruppe demonstriert werden und dies bei einem *Cross-over* von 66 %. Dies bedeutet wiederum, dass etwa ein Drittel der Patienten mit einem metastasierten NSCLC nach 5 Jahren auf Grund der Immun-Chemotherapie noch am Leben sind. Dies stellt einen extremen Fortschritt in der Therapie des metastasierten NSCLCs dar. Schaut man sich jedoch die Kurven zum OS und PFS an, fällt gleich zu Beginn eine Überkreuzung der beiden Kurven auf (☞ Abb. 12.1a+b). Auch dieser Fakt betont nochmals die Wichtigkeit der Identifizierung weiterer prädiktiver Marker in Bezug auf das Ansprechen auf eine Immuntherapie. In der Subgruppenanalyse zeigt sich vor allem für die Nichtraucher eine nicht-signifikante *Hazard Ratio*.

In der IMpower110-Studie konnte Atezolizumab seine Überlegenheit gegenüber einer platinbasierten Chemotherapie bei PD-L1 hoch exprimierenden NSCLCs demonstrieren. Initial wurden NSCLC-Patienten unabhängig von der Histologie mit einer PD-L1-Expression von mindestens 1 % eingeschlossen. In der Subgruppe mit der höchsten PD-L1-Expression konnte eine signifikante Verlängerung des OS um 7,1 Monate gezeigt werden. Das OS betrug 20,2 Monate in der Atezolizumab-Gruppe gegenüber 13,1 Monaten in der Chemotherapie-Gruppe (HR 0,59; p=0,01; ☞ Abb. 12.2).

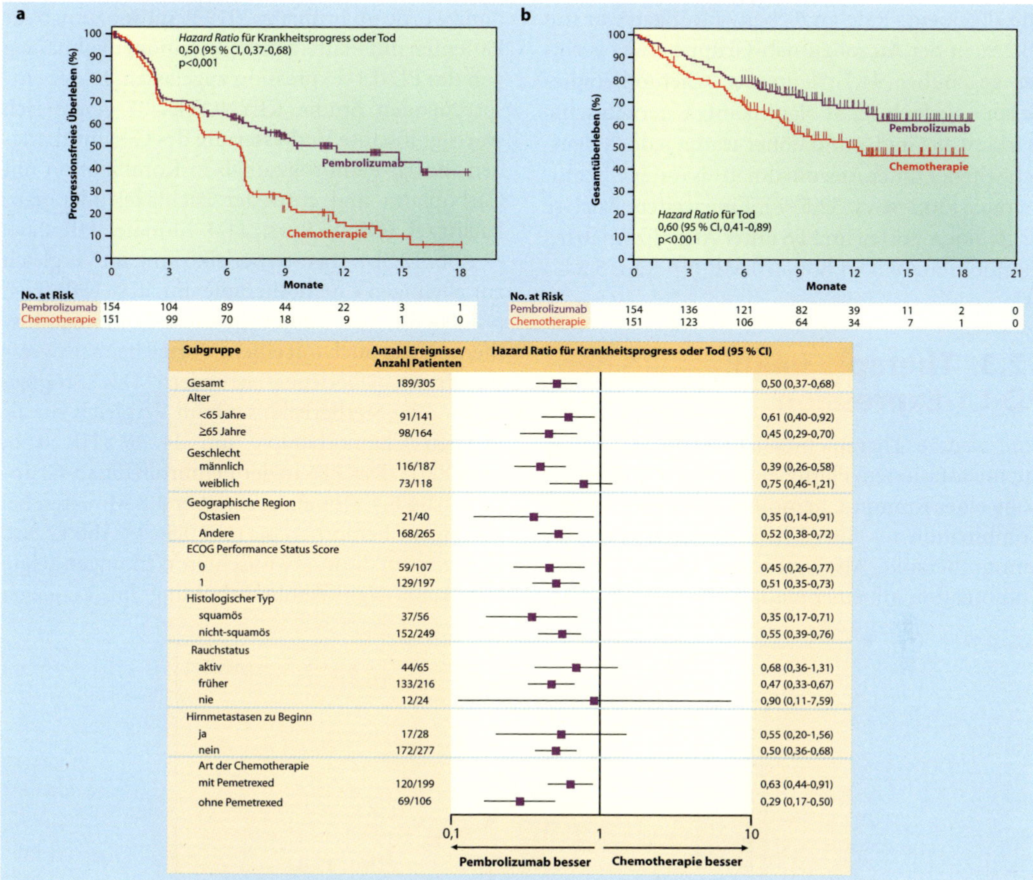

Abb. 12.1a+b: **a**: Progressionsfreies Überleben und Subgruppenanalyse (unten) in der KEYNOTE-024-Studie. **b**: Gesamtüberleben in KEYNOTE-024-Studie. Modif. nach [2].

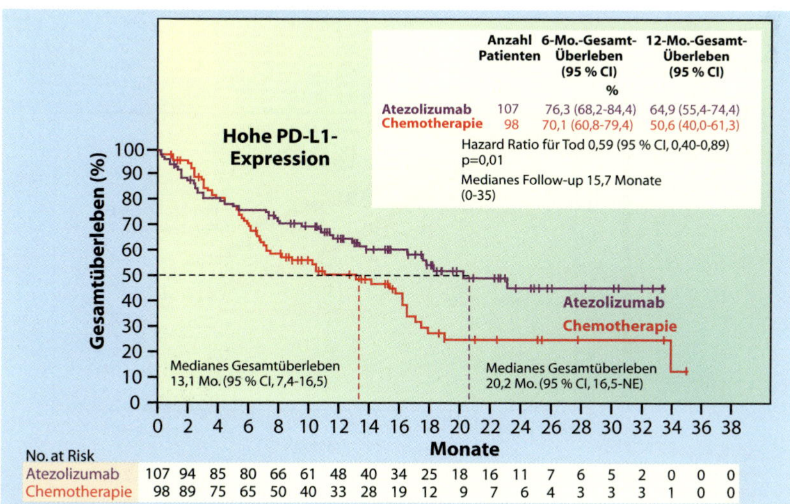

Abb. 12.2: Gesamtüberleben in der IMpower 110-Studie: Atezolizumab vs. Chemo bei hoher PD-L1-Expression. Modif. nach [3].

Die allgemeine Rate an Nebenwirkungen war mit 90,2 % in der Atezolizumab-Gruppe etwas geringer gegenüber 94,7 % in der Chemotherapie-Gruppe, jedoch nicht signifikant. Unerwünschte Wirkungen Grad 3 und höher waren jedoch deutlich seltener unter Atezolizumab als unter Chemotherapie (30,1 % vs. 52,5 %). Eine weitere Analyse zeigte einen Vorteil im PFS unter Atezolizumab bei Tumoren mit einem hohen TMB (☞ Kap. 5.5.4.) [3].

12.3. Therapie unabhängig der PD-L1-Expression

Eine weitere Therapiemöglichkeit für Patienten mit metastasiertem Plattenepithelkarzinom, ist die Gabe einer Immun-Chemotherapie, das heißt die Kombination aus einer Chemotherapie und einer Immuntherapie. Als erstes Medikament in der Kombination mit einer platinhaltigen Chemotherapie wurde im Frühjahr 2019 Pembrolizumab für Patienten mit Plattenepithelkarzinom unabhängig von der PD-L1-Expression zugelassen. In der entsprechenden Studie KEYNOTE-407 zeigte sich eine signifikante Verbesserung des Gesamtüberlebens durch Pembrolizumab in Kombination mit Carboplatin und entweder Paclitaxel oder nab-Paclitaxel (OS 15,9 vs. 11,3 Monate; HR 0,64; ☞ Abb. 12.3b). Das Sterberisiko sank im Vergleich zur alleinigen Chemotherapie um 36 % (HR 0,64; p<0,0008). Die Pembrolizumab-Kombinationstherapie war auch mit einem Vorteil beim progressionsfreien Überleben assoziiert: Das Progressions- oder Sterberisiko sank im Vergleich zur alleinigen Chemotherapie um 44 % (HR 0,56; p<0,0001). Das PFS in der Pembrolizumab-Gruppe betrug 6,4 Monate gegenüber 4,8 Monaten bei alleiniger Chemotherapie (HR 0,56; ☞ Abb 12.3a). In Bezug auf die unerwünschten Wirkungen zeigte sich keine signifikante Erhöhung im Vergleich

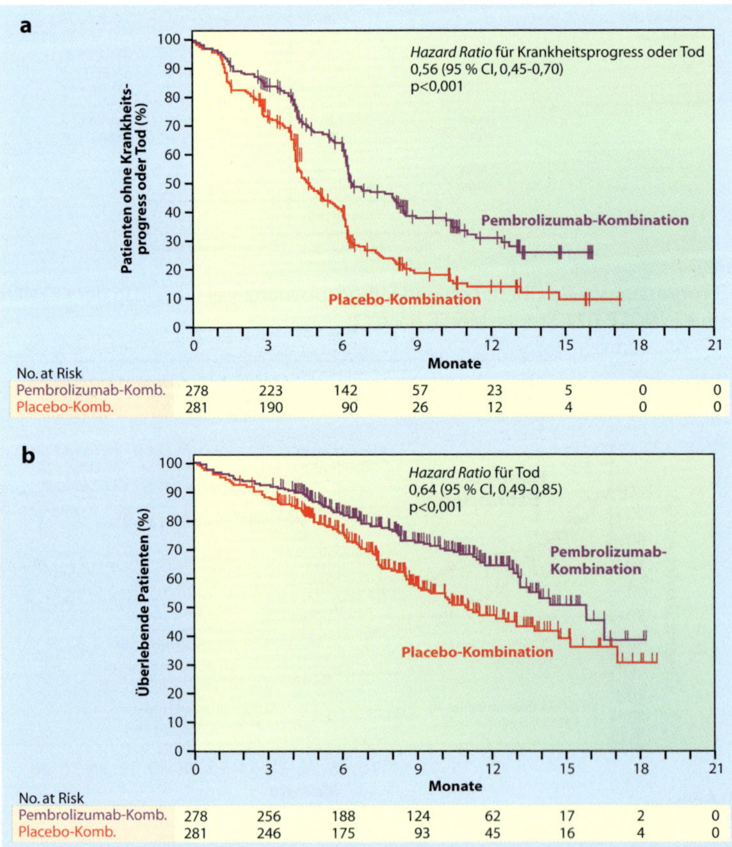

Abb. 12.3a+b: Progressionsfreies (**a**) und Gesamtüberleben (**b**) in der KEYNOTE-407-Studie: jeweils Pembrolizumab + Chemo (Pembrolizumab-Kombination) vs. Chemo (Placebo-Kombination). Modif. nach [4].

zwischen der Studiengruppe mit Immuntherapie zur Chemotherapie alleine (NW CTC Grad 3 und höher 67 % in der Pembrolizumab-Gruppe vs. 66 % unter alleiniger Chemotherapie) [4].

Patientenfallbeispiel (☞ Abb. 12.4a-d)

48-jähriger Patient mit rezidivierendem Husten und Dyspnoe. Nieraucher.

- CT-Thorax: bilaterale pulmonale Metastasen
- Histologie: NSCLC- Plattenepithelkarzinom
- PD-L1-Status 30 %
- TNM: T4N3M1a Stadium IVA

Therapie mit nab-Paclitaxel, Carboplatin, Pembrolizumab. Staging nach 4 Zyklen: komplette Tumorremission.

Patientenfallbeispiel (☞ Abb. 12.5a-d)

47-jähriger Patient mit Schmerzen rechts thorakal.

- CT-Thorax und nachfolgend PET-CT: Tumor rechter Oberlappen und singuläre Metastase Rippe rechts
- Histologie: NSCLC – Plattenepithelkarzinom
- PD-L1-Status 0 %
- TNM: T2aN2M1b Stadium IVA

Therapie mit nab-Paclitaxel, Carboplatin, Pembrolizumab. Staging nach 4 Zyklen: komplette Tumorremission.

Ebenfalls unabhängig vom PD-L1-Status ist seit Herbst 2020 die Kombination aus Nivolumab/Ipilimumab und zwei Zyklen Chemotherapie auf Grund der Ergebnisse der CheckMate 9LA-Studie zugelassen. Eingeschlossen wurden Stadium IV-Patienten mit NSCLC ohne Vortherapie in gutem Allgemeinzustand (ECOG 0 oder 1) und ohne aktivierende EGFR-Mutation oder ALK-Translokation. Zunächst erhielten die Patienten zwei Zyklen platinhaltige Chemotherapie in Kombination mit Nivolumab/Ipilimumab sowie anschließend eine Erhaltungstherapie mit Nivolumab/Ipilimumab bis zum Auftreten einer nicht akzeptablen Toxizität, bis zum Progress oder für zwei Jahre. Verglichen wurde dieses Vorgehen mit einer alleinigen platinhaltigen Chemotherapie von insgesamt vier Zyklen. Durch die zusätzliche Gabe der Immuntherapie konnte eine Verlängerung des Gesamtüberlebens erreicht werden, hier lag der Median bei 15,6 vs. 10,9 Monaten (HR 0,66; ☞ Abb. 12.6). Nach einem Jahr lebten in der Studiengruppe noch

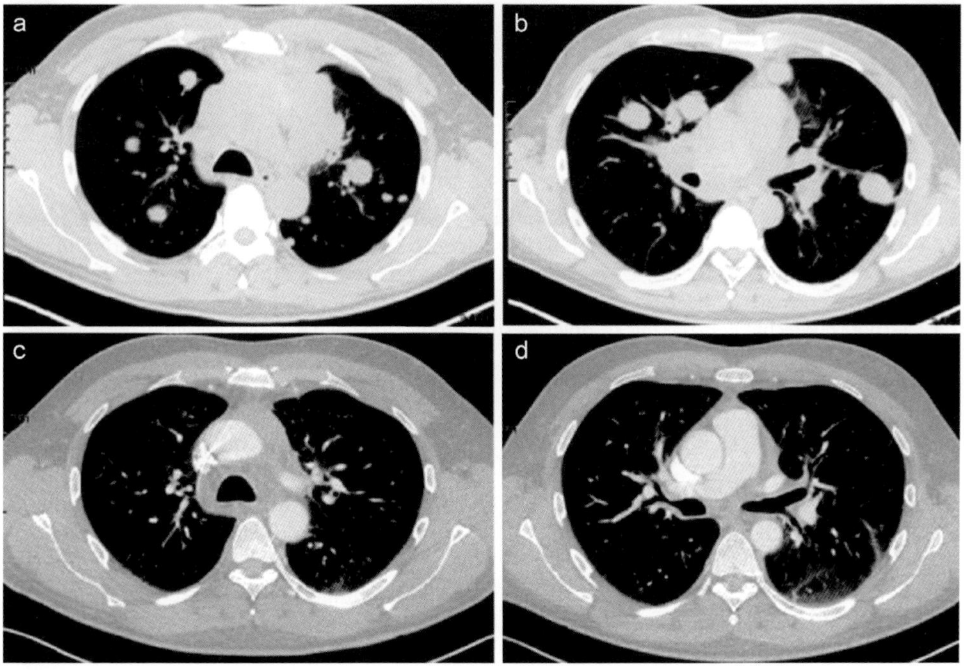

Abb. 12.4a-d: CT-Thorax. **a**: Tumor im linken Oberlappen und bipulmonale Metastasen. **b**: Bipulmonale Metastasen. **c+d**: Komplette Remission des Tumors und aller pulmonalen Metastasen nach 4 Zyklen Immun-Chemotherapie.

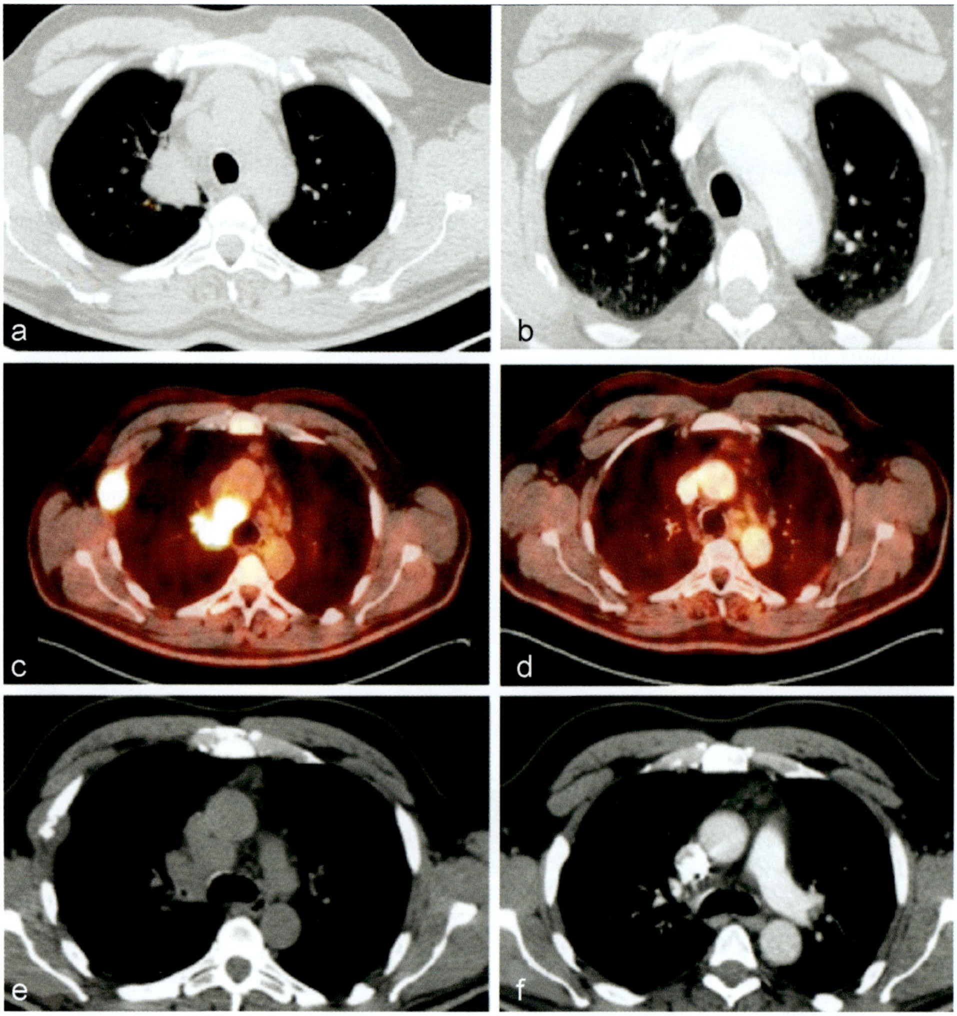

Abb. 12.5 a-f: **a**: CT-Thorax mit Tumor im rechten Oberlappen. **b**: CT-Thorax mit kompletter Tumorremission nach 4 Zyklen Immun-Chemotherapie. **c**: PET-CT mit Metastase Rippe rechts und N2 Lymphknoten. **d**: PET-CT mit kompletter Tumorremission nach 4 Zyklen Immun-Chemotherapie. **e**: CT-Thorax (Weichteilfenster) mit Metastase Rippe rechts. **f**: CT-Thorax (Weichteilfenster) mit kompletter Tumorremission nach 4 Zyklen Immun-Chemotherapie.

63 % der Patienten, in der Kontrollgruppe waren es noch 47 %. Der Benefit ließ sich in allen Subgruppen nachweisen (u.a. Histologie, PD-L1-Status). Die Toxizität lag in der Immuntherapie-Gruppe mit 47 % (CTC Grad 3 und höher) etwas höher als in der Kontrollgruppe, wo sie bei 38 % lag [5, 6].

Ob ein Patient mit einer PD-L1-Expression von mindestens 50 % nun eine alleinige Immuntherapie mit Pembrolizumab oder eine Immun-Chemotherapie erhalten sollte, ist bislang nicht geklärt. Es existieren keine Studien, die diese beiden Möglichkeiten direkt miteinander vergleichen, daher ist beides legitim. In der klinischen Praxis hat es sich bewährt, bei Patienten mit schlechterem ECOG aufgrund des besseren Toxizitätsprofils eher die alleinige Immuntherapie zu wählen, während Patienten mit einem guten ECOG-Performance-Status und hohem Therapiedruck eher von der Kombination profitieren könnten, da die Kombination eher einen Vorteil im Therapieansprechen zu bieten scheint. Ob dies auch für das Gesamtüberleben gilt, scheint fraglich und bedarf dringend weiterer Forschungsbemühungen.

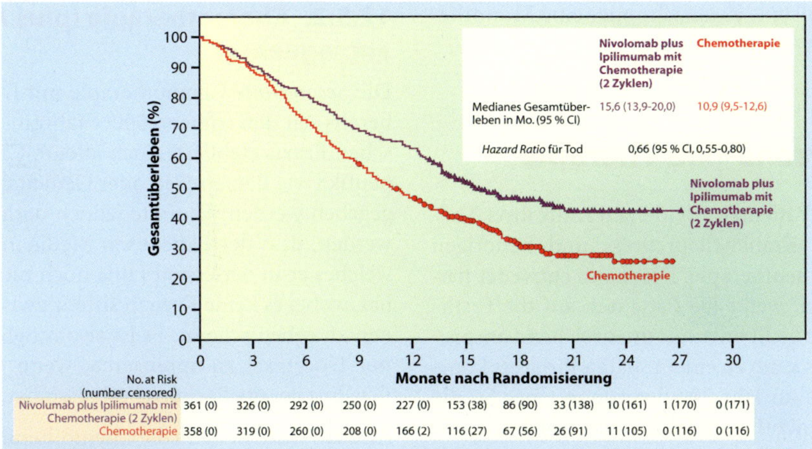

Abb. 12.6: Gesamtüberleben in der CheckMate 9LA-Studie: Nivolumab/Ipilimumab + Chemotherapie vs. Chemotherapie allein. Modif. nach [6].

12.4. Alleinige Chemotherapie

Ist ein Patient auf Grund von Kontraindikationen (z.B. Autoimmunerkrankung) nicht geeignet für eine Immuntherapie, kann auch eine alleinige Chemotherapie gegeben werden. Beim Plattenepithelkarzinom konnte ein Vorteil im Trend in der Kombination von Gemcitabin/Cisplatin nachgewiesen werden [7]. Daneben sind noch weitere Kombinationen mit Platin möglich wie Paclitaxel, nab-Paclitaxel, Vinorelbin oder Docetaxel.

Neben der Frage, ob platinfreie Kombinationen zu empfehlen sind, stellt sich immer wieder die Frage, ob als Kombinationspartner für die Behandlung des nicht-kleinzelligen Lungenkarzinoms Carboplatin oder Cisplatin eingesetzt werden sollte. Im Stadium IV zeigte sich insgesamt ein günstigeres Überleben durch Gabe einer Carboplatin-haltigen Kombination im Vergleich zu einer Cisplatin-haltigen Kombination [8]. Die Wirkungen beider Substanzen scheinen gleich zu sein, wobei das Toxizitätsprofil bei Carboplatin als günstiger einzustufen ist [9], so dass insgesamt Carboplatin als Kombinationspartner für die Behandlung des nicht-kleinzelligen Lungenkarzinoms empfohlen werden kann.

Die guten Ergebnisse der Kombinationen von Platin mit einer der neueren Substanzen legte die Frage nahe, inwieweit möglicherweise die neueren Substanzen als Monotherapie in ihrer Wirkung als ausreichend anzusehen sind. Dazu wurden 2002 drei randomisierte Studien vorab publiziert, in denen einmal Paclitaxel vs. Carboplatin/Paclitaxel, Gemcitabin vs. Carboplatin/Gemcitabin und Docetaxel vs. Cisplatin und Docetaxel geprüft wurden. In allen drei Studien zeigte sich ein teilweise signifikanter, aber auf jeden Fall deutlicher Vorteil der Kombinationstherapie gegenüber der Monotherapie [10-12]. Interessanterweise konnten Lilienbaum et al. auch zeigen, dass die Kombinationstherapie Paclitaxel/Carboplatin für Patienten im Performance-Status 2 ebenfalls einen Vorteil im Überleben gegenüber einer Monotherapie mit Paclitaxel ermöglicht [12]. Allerdings muss eingeräumt werden, dass das Toxizitätsprofil in der Kombinationstherapie in Bezug auf die hämatologische Toxizität als ungünstiger einzustufen ist, weswegen der Behandler genau abwägen sollte, ob

Empfehlungen für die Praxis – NSCLC-Plattenepithelkarzinom Stadium IV – *First-line*-Therapie
• PD-L1-Testung vor Beginn einer Erstlinientherapie
• Bei PD-L1 ≥50 % alleinige Immuntherapie mit Pembrolizumab oder Atezolizumab möglich
• Unabhängig von der PD-L1-Expression Immun-Chemotherapie mit Pembrolizumab, Carboplatin, nab-Paclitaxel oder Paclitaxel
• *oder* Ipilimumab/Nivolumab + 2 Zyklen Chemotherapie

in diesem Fall eine Zweifach- oder eine Monotherapie gegeben werden sollte.

12.5. *Second-line*-Therapie

Die meisten Patienten erleiden im Laufe ihrer Therapie einen Krankheitsprogress und benötigen eine Zweitlinientherapie. Dies kann entweder früher passieren, wenn die Patienten auf die Erstlinientherapie nicht oder nur unzureichend ansprechen, oder es kann zu einem späten Progress kommen. Bereits im Jahr 2000 wurde in einer Studie eine Zweitlinientherapie mit Docetaxel gegen *best supportive care* geprüft und es zeigte sich eine signifikante Verlängerung des Überlebens [13]. Dieses Ergebnis konnte im Verlauf durch weitere Studien bestätigt werden. Im Folgenden soll geklärt werden, welche *Second-line*-Optionen für Patienten zur Verfügung stehen.

12.5.1. Immuntherapie

Der Beginn der Ära der Immuntherapie startete in der *Second-line*-Situation. Im Juli 2015 wurde das erste Immuntherapeutikum Nivolumab für das metastasierte Plattenepithelkarzinom nach Versagen einer Chemotherapie unabhängig vom PD-L1-Status zugelassen. In der Studie zeigte sich eine signifikante Erhöhung des 1-Jahres-Überlebens auf 41 % zu 24 % im Vergleich zur Chemotherapie mit Docetaxel. Im Vergleich der Nebenwirkungen war die Immuntherapie ebenfalls der Chemotherapie deutlich überlegen [14, 15]. Das zweite zugelassene Immuntherapeutikum in der Zweitlinie war Pembrolizumab, allerdings nur bei einer PD-L1-Expression von mindestens 1 %. Anschließend erhielt auch der PD-L1-Inhibitor Atezolizumab, unabhängig von der PD-L1-Expression, die Zulassung für die Zweitlinie nach Versagen einer Chemotherapie. Dies stellte zum damaligen Zeitpunkt einen extremen Fortschritt in der Therapie dar. Alle Patienten wurden zu diesem Zeitpunkt noch mit einer alleinigen Chemotherapie in der Erstlinie behandelt. Aktuell erhalten jedoch nahezu alle Patienten bereits in der Erstlinie eine Immuntherapie, so dass eine Immuntherapie in der zweiten Therapielinie im Prinzip nicht mehr in Frage kommt.

12.5.2. Chemotherapie (plus Antiangiogenese)

Die *Second-line*-Chemotherapie mit Docetaxel ist bereits seit den frühen 2000er Jahren in der klinischen Praxis etabliert. Auch andere Chemotherapeutika wie Pemetrexed oder Gemcitabin können gegeben werden. Es sollte jedoch darauf geachtet werden, dass der Patient ein Medikament erhält, welches er in der ersten Linie noch nicht erhalten hat, wobei es keine Kreuzresistenz zwischen Taxanen zu geben scheint. Es ist also möglich, *second-line* Docetaxel zu applizieren, wenn der Patient *first-line* bereits Paclitaxel erhalten hat.

Ab 2015 wurden dann die Chemotherapeutika von den Immuntherapeutika nahezu komplett abgelöst. Mit dem Einzug der Immuntherapie in die *First-line*-Therapien erleben diese jedoch aktuell eine Renaissance.

Zusätzlich ist seit 2016 noch der Angiogenese-Hemmer Ramucirumab in Kombination mit Docetaxel in der *Second-line*-Therapie des NSCLC unabhängig von der Histologie zugelassen. Dieser Anti-VEGF-Antikörper zeigte nach Ergebnissen der REVEL-Studie in Kombination mit Docetaxel ein signifikant verbessertes progressionsfreies Überleben und Gesamtüberleben im Vergleich zu Docetaxel plus Placebo. Das OS konnte im Median um 1,4 Monate verlängert werden (HR 0,86) und das PFS um 1,5 Monate (HR 0,76). Die Remissionsrate konnte auf 23 % gesteigert werden [16, 17]. Die Kombination aus Chemotherapie und Antiangiogenese scheint vor allem auch Patienten, die unter der ersten Therapielinie (Immun-Chemotherapie) einen schnellen Progress erlitten haben, einen Vorteil zu bringen. Dies ist aktuell die etablierteste Therapie beim Plattenepithelkarzinom in der zweiten Therapielinie.

12.5.3. Targettherapie

Eine weitere Behandlungsmöglichkeit für eine weiterführende Therapie stellt die Anwendung von Tyrosinkinase-Inhibitoren dar. Im Jahre 2005 wurde der EGFR-Tyrosinkinase-Inhibitor Erlotinib für die Zweitlinientherapie des nicht mutierten NSCLC nach Versagen einer platinhaltigen Chemotherapie in Europa zugelassen. In der für die Zulassung relevanten randomisierten placebokontrollierten Phase 3-Studie mit 731 Patienten verlängerte Erlotinib das mediane Gesamtüberleben um 2,0 Monate gegenüber Placebo (6,7 vs. 4,7 Monate, HR 0,70; p<0,001). Nach 1 Jahr lebten in der Erlotinib-Gruppe noch 31,2 % der Patienten, im Kontrollarm 21,5 %. Die Ansprechrate lag ebenfalls höher (8,9 vs. <1 %; p<0,001) und das progressionsfreie Überleben war länger (2,2 vs. 1,8 Monate; p<0,001). Die Nebenwirkungen, die unter Erlotinib häufiger auftraten, waren Ausschlag und Diarrhoe. In der Erlotinib-Studie kam es in der Gesamtpopulation zu einem medianen Gesamtüberleben von 6,7 Monaten, jedoch wurden in die Studie auch Patienten mit einem schlechteren Allgemeinzustand bei ECOG-Status 2/3 eingeschlossen. Wenn nur Patienten mit ECOG 0 oder 1 berücksichtigt werden, lag das mediane Gesamtüberleben unter Erlotinib bei 9,4 Monaten [18]. In weiteren Studien wurde Erlotinib gegen andere Chemotherapeutika wie z.B. Docetaxel getestet. Garassino et al. konnten in einer Studie ein medianes Gesamtüberleben in der Erlotinib-Gruppe von 8,2 Monaten versus 5,4 Monaten in der Docetaxel-Gruppe (HR 0,73, p=0,05) zeigen. Das progressionsfreie Überleben war jedoch in der Docetaxel-Gruppe besser im Vergleich zur Gabe von Erlotinib (2,9 vs. 2,4 Monate; HR 0,71, p=0,02) [19]. Weitere Studien konnten ebenfalls die Überlegenheit der Chemotherapie gegenüber der Targettherapie zeigen. Daher sollte man in der Zweitlinie eher auf eine Chemotherapie zurückgreifen mit der Option, Erlotinib in einer späteren Linie noch anwenden zu können.

Beim Plattenepithelkarzinom ist neben Erlotinib noch Afatinib in der zweiten Linie ohne aktivierende EGFR-Mutation zugelassen. In der Studie LUX-Lung 8 wurde Afatinib gegen Erlotinib in der Zweitlinie geprüft. Das progressionsfreie Überleben war dabei unter Afatinib signifikant länger als unter Erlotinib (2,4 Monate vs. 1,9 Monate; HR 0,82; p=0,0427). Beim Gesamtüberleben konnte ebenfalls ein Vorteil für Afatinib nachgewiesen werden (7,9 Monate vs. 6,8 Monate; HR 0,81; p= 0,0077). Die Ansprechrate unterschied sich in beiden Gruppen ebenso wie die Rate an unerwünschten Wirkungen nicht signifikant, wobei unter Afatinib vermehrt Diarrhoe und Stomatitis auftraten und unter Erlotinib vermehrte Hautreaktionen [20].

12.5.4. *Third-line* und spätere Therapielinien

Nachdem bis etwa 1999 nur eine *First-line*-Therapie Standard war, ist seit 2000 die *Second-line*-Therapie etabliert. In der heutigen Situation kann bei einer großen Anzahl von Patienten nach der *Second-line*-Therapie noch eine *Third-line*-Therapie angewendet werden. Dabei ist eine in der *Second-line*-Therapie nicht verwendete Substanz einzusetzen. Das heißt, wenn in der *Second-line*-Therapie eine Chemotherapie angeboten wurde, ist in der *Third-line*-Therapie entweder nochmals eine Immuntherapie oder eine Tyrosinkinase-Inhibitor-Behandlung angezeigt. Dabei sollte wahrscheinlich ein anderes Immuntherapeutikum eingesetzt werden als in der Erstlinie. Studien dazu gibt es jedoch nicht. Inwieweit eine vierte oder fünfte Therapielinie noch eine Bedeutung haben, muss zunächst offenbleiben. In einzelnen Fällen sind sicher Remissionen und Lebensverlängerungen zu erzielen, Daten sind für diese Situation nicht verfügbar.

Literatur

1. Reck M, Rodríguez-Abreu D, Robinson AG, Hui R, Csõszi T, Fülöp A, et al. Updated Analysis of KEYNOTE-024: Pembrolizumab Versus Platinum-Based Chemo-

Empfehlungen für die Praxis – NSCLC- Plattenepithelkarzinom Stadium IV – *Second-line*-Therapie und höhere Linien
• Etablierteste *Second-line*-Therapie ist Docetaxel plus Antiangiogenese mit Ramucirumab • Immuntherapie zwar als *second-line* zugelassen, jedoch eher keine Anwendung, da meist bereits als *first-line* gegeben • Targettherapie mit Erlotinib oder Afatinib ebenfalls möglich • *Third-line*-Therapie dann entweder mit einer Monoimmuntherapie (Medikament, das der Patient in der Erstlinie noch nicht erhalten hat) oder mit Targettherapie • Bedeutung von *Fourth-line*-Therapie und aufwärts nicht geklärt, kann jedoch im Einzelfall trotzdem sinnvoll sein; dann Therapie wählen, welche noch nicht in einer vorherigen Linie gegeben wurde

therapy for Advanced Non-Small-Cell Lung Cancer With PD-L1 Tumor Proportion Score of 50 % or Greater. J Clin Oncol. 2019;37:537-546.

2. Reck M, Rodríguez-Abreu D, Robinson AG, Hui R, Csõszi T, Fülöp A, et al. Pembrolizumab versus Chemotherapy for PD-L1-Positive Non-Small-Cell Lung Cancer. N Engl J Med. 2016;375:1823-1833.

3. Herbst RS, Giaccone G, Marinis F de, Reinmuth N, Vergnenegre A, Barrios CH, et al. Atezolizumab for First-Line Treatment of PD-L1-Selected Patients with NSCLC. N Engl J Med. 2020;383:1328-1339.

4. Paz-Ares L, Luft A, Vicente D, Tafreshi A, Gümüþ M, Mazières J, et al. Pembrolizumab plus Chemotherapy for Squamous Non-Small-Cell Lung Cancer. N Engl J Med. 2018;379:2040-2051.

5. Reck M, Ciuleanu T-E, Dols MC, Schenker M, Zurawski B, Menezes J, et al. Nivolumab (NIVO) + ipilimumab (IPI) + 2 cycles of platinum-doublet chemotherapy (chemo) vs 4 cycles chemo as first-line (1L) treatment (tx) for stage IV/recurrent non-small cell lung cancer (NSCLC): CheckMate 9LA. J Clin Oncol. 2020;38:9501.

6. Paz-Ares L, Ciuleanu T-E, Cobo M, Schenker M, Zurawski B, Menezes J, et al. First-line nivolumab plus ipilimumab combined with two cycles of chemotherapy in patients with non-small-cell lung cancer (CheckMate 9LA): an international, randomised, open-label, phase 3 trial. Lancet Oncol. 2021;22:198-211.

7. Scagliotti GV, Parikh P, Pawel J von, Biesma B, Vansteenkiste J, Manegold C, et al. Phase III study comparing cisplatin plus gemcitabine with cisplatin plus pemetrexed in chemotherapy-naive patients with advanced-stage non-small-cell lung cancer. J Clin Oncol. 2008;26: 3543-3551.

8. Klastersky J, Sculier JP, Lacroix H, Dabouis G, Bureau G, Libert P, et al. A randomized study comparing cisplatin or carboplatin with etoposide in patients with advanced non-small-cell lung cancer: European Organization for Research and Treatment of Cancer Protocol 07861. J Clin Oncol. 1990;8:1556-1562.

9. Mazzanti P, Massacesi C, Rocchi MB, Mattioli R, Lippe P, Trivisonne R, et al. Randomized, multicenter, phase II study of gemcitabine plus cisplatin versus gemcitabine plus carboplatin in patients with advanced nonsmall cell lung cancer. Lung Cancer. 2003;41:81-89.

10. Georgoulias V, Pallis AG, Kourousis C, Alexopoulos A, Ardavanis A, Agelidou A, et al. Docetaxel versus docetaxel/cisplatin in patients with advanced non-small-cell lung cancer: preliminary analysis of a multicenter, randomized phase III study. Clin Lung Cancer. 2003;4:288-293.

11. Sederholm C, Hillerdal G, Lamberg K, Kölbeck K, Dufmats M, Westberg R, et al. Phase III trial of gemcitabine plus carboplatin versus single-agent gemcitabine in the treatment of locally advanced or metastatic nonsmall-cell lung cancer: the Swedish Lung Cancer Study Group. J Clin Oncol. 2005; 23:8380-8388.

12. Lilenbaum RC, Herndon JE, List MA, Desch C, Watson DM, Miller AA, et al. Single-agent versus combination chemotherapy in advanced non-small-cell lung cancer: the cancer and leukemia group B (study 9730). J Clin Oncol. 2005;23:190-196.

13. Shepherd FA, Dancey J, Ramlau R, Mattson K, Gralla R, O'Rourke M, et al. Prospective randomized trial of docetaxel versus best supportive care in patients with nonsmall-cell lung cancer previously treated with platinumbased chemotherapy. J Clin Oncol. 2000;18:2095-2103.

14. Brahmer J, Reckamp KL, Baas P, Crinò L, Eberhardt WEE, Poddubskaya E, et al. Nivolumab versus Docetaxel in Advanced Squamous-Cell Non-Small-Cell Lung Cancer. N Engl J Med. 2015;373: 123-135.

15. Borghaei H, Paz-Ares L, Horn L, Spigel DR, Steins M, Ready NE, et al. Nivolumab versus Docetaxel in Advanced Nonsquamous Non-Small-Cell Lung Cancer. N Engl J Med. 2015;373:1627-1639.

16. Garon EB, Ciuleanu T-E, Arrieta O, Prabhash K, Syrigos KN, Goksel T, et al. Ramucirumab plus docetaxel versus placebo plus docetaxel for second-line treatment of stage IV non-small-cell lung cancer after disease progression on platinum-based therapy (REVEL): a multicentre, double-blind, randomised phase 3 trial. Lancet. 2014;384: 665-673.

17. Pérol M, Ciuleanu T-E, Arrieta O, Prabhash K, Syrigos KN, Goksel T, et al. Quality of life results from the phase 3 REVEL randomized clinical trial of ramucirumab-plus-docetaxel versus placebo-plus-docetaxel in advanced/metastatic non-small cell lung cancer patients with progression after platinum-based chemotherapy. Lung Cancer. 2016; 93:95-103.

18. Shepherd FA, Rodrigues Pereira J, Ciuleanu T, Tan EH, Hirsh V, Thongprasert S, et al. Erlotinib in previously treated non-small-cell lung cancer. N Engl J Med. 2005;353:123-132.

19. Garassino MC, Martelli O, Broggini M, Farina G, Veronese S, Rulli E, et al. Erlotinib versus docetaxel as second-line treatment of patients with advanced nonsmall-cell lung cancer and wild-type EGFR tumours (TAILOR): a randomised controlled trial. Lancet Oncol. 2013;14:981-988.

20. Soria J-C, Felip E, Cobo M, Lu S, Syrigos K, Lee KH, et al. Afatinib versus erlotinib as second-line treatment of patients with advanced squamous cell carcinoma of the lung (LUX-Lung 8): an open-label randomised controlled phase 3 trial. Lancet Oncol. 2015;16:897-907.

13. NSCLC Stadium IV: Systemische Therapie bei Nicht-Plattenepithelkarzinom

13.1. Mit Treiberalteration

Generell wird bei allen Patienten mit einer Nicht-Plattenepithelkarzinom-Histologie die Durchführung einer Mutationsanalyse empfohlen. Es sollte eine Methode gewählt werden, bei der man das Ergebnis nach spätestens 10 Werktagen erhält, um die Zeit zum Beginn einer *First-line*-Therapie nicht herauszuzögern (Übersicht der Methoden ☞ Kap. 5.4.13.). Behandelbare Treiberalterationen finden sich in bis zu 30 % der Fälle, welche obligat zielgerichtet behandelt werden sollten. Bei einigen Alterationen gibt es aktuell noch keine zugelassene Therapie (z.B. kras, HER2, FGFR); hier sollte ein Studieneinschluss geprüft werden. Zum Teil kann man die Patienten auch im Rahmen eines CUP-Programmes (*compassionate use program*) behandeln. Es sollten alle Optionen zum Wohle des Patienten geprüft werden.

13.1.1. EGFR-Mutation

Etwa 15-16 % der Patienten mit Nicht-Plattenepithelkarzinom weisen eine EGFR-Mutation auf. Die häufigsten Mutationen befinden sich im Exon 19 oder 21 (L858R). Aber auch viele weitere seltene Mutationen (*uncommon mutations*) sind bekannt, jedoch nicht alle behandelbar (z.B. Exon 20-Insertion → hier Empfehlung der Behandlung wie bei Wildtyp).

Das erste Medikament, das für Patienten mit EGFR-Mutation zugelassen wurde, ist Gefitinib. In der IPASS-Studie 2009 wurde die orale Gabe von Gefitinib gegen Carboplatin und Paclitaxel getestet. Eingeschlossen wurden Patienten ohne Vortherapie mit primär pulmonalem Adenokarzinom, welche entweder Nicht- oder Wenig-Raucher waren. Nach 12 Monaten Therapie hatten 24,9 % der Patienten in der Gefitinib-Gruppe noch keinen Progress erlitten, dem gegenüber 6,7 % in der Chemotherapie-Gruppe stehen. Bei einer Subgruppenanalyse zeigte sich ein eindeutiger Vorteil der Gefitinib-Therapie bei Patienten mit EGFR-Mutation bezüglich des progressionsfreien Überlebens (PFS; HR 0,48; ☞ Abb. 13.1). In der Subgruppe ohne EGFR-Mutation zeigte sich ein signifikanter PFS-Vorteil für die Gabe der Chemotherapie gegenüber Gefitinib (HR 2,85). Die meisten Nebenwirkungen waren Hautausschlag sowie Diarrhoe [1].

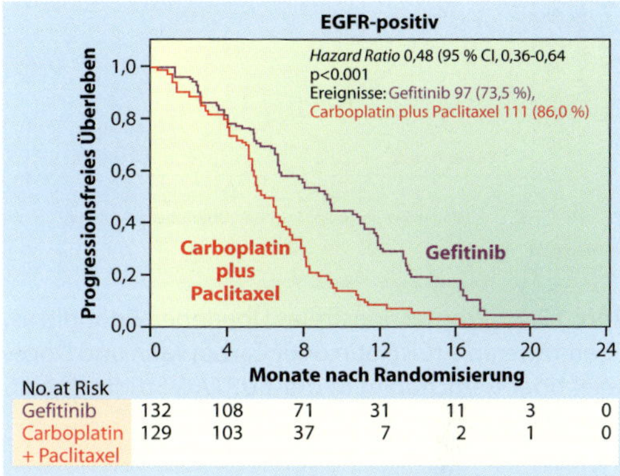

Abb. 13.1: Progressionsfreies Überleben Gefitinib vs. Chemotherapie (Carboplatin und Paclitaxel) bei EGFR-positiven Patienten in der IPASS-Studie. Modif. nach [1].

Als Zweites wurde Erlotinib gegen eine Chemotherapie mit Cisplatin oder Carboplatin und Docetaxel oder Gemcitabin getestet. Dieser Tyrosinkinase-Inhibitor ist seit 2005 bereits in der Zweilinie bei Patienten mit NSCLC ohne Treibermutation zugelassen. In die EURTAC-Studie 2012 durften Patienten mit Mutation im Exon 19 oder 21 ohne Vortherapie eingeschlossen werden. Das mediane PFS betrug 10,4 Monate in der Erlotinib-Gruppe gegenüber 5,2 Monate bei alleiniger Gabe einer Chemotherapie (HR 0,34; p<0,001; ☞ Abb. 13.2). Hauptnebenwirkung waren ebenfalls Hautausschlag sowie Neutropenie, Anämie und Erhöhung der ASAT [2]. Im Jahr 2016 kam die Zulassung von Erlotinib plus Bevacizumab (Antiangiogenese) hinzu. Die entscheidende Phase 2-Studie JO25567 zeigte eine statistisch signifikante, 46%ige Reduktion des relativen Risikos für ein Fortschreiten der Erkrankung oder den Tod (medianes PFS: 16,0 Monate versus 9,7 Monate; HR 0,54; p=0,0015) für Patienten, die mit der Kombination von Erlotinib und Bevacizumab behandelt wurden, verglichen mit Erlotinib alleine [3]. Dies war zu diesem Zeitpunkt die einzige zugelassene Kombination von

Tyrosinkinase-Inhibitor und Antiangiogenese und eine vielversprechende und innovative Erweiterung der Behandlungsmöglichkeiten des EGFR-mutierten NSCLC.

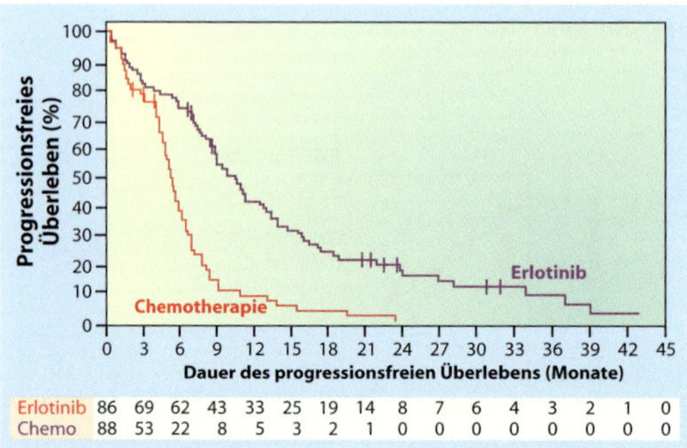

Abb. 13.2: Progressionsfreies Überleben Erlotinib vs. Chemotherapie (Cisplatin oder Carboplatin und Docetaxel oder Gemcitabin) in der EURTAC-Studie. Modif. nach [2].

Als weiterer Ansatz der EGFR-Inhibition und Antiangiogenese kam im Jahr 2020 noch die Zulassung von Erlotinib und Ramucirumab hinzu. Diese basiert auf den Daten der RELAY-Studie. Zum Zeitpunkt der primären Analyse lag das mediane PFS in der Erlotinib/Ramucirumab-Gruppe bei 19,4 Monaten gegenüber 12,4 Monaten unter alleiniger Gabe von Erlotinib (HR 0,59) [4].

Während Gefitinib und Erlotinib Tyrosinkinase-Inhibitoren der ersten Generation sind, wurde 2013 der erste Zweitgenerations-TKI Afatinib zugelassen. Die Zulassung basiert auf der LUX-Lung 3-Studie, welche Patienten im Stadium IV ohne Vortherapie mit EGFR-Mutation einschloss. In einer prospektiv geplanten Subgruppe mit häufigen EGFR-Mutationen (Mutationen im Exon 19 und 21) konnte ein PFS von 13,6 Monaten in der Afatinib-Gruppe versus 6,9 Monaten bei Gabe von Cisplatin/Pemetrexed (HR 0,47; p<0,001; ☞ Abb. 13.3) erreicht werden. Das PFS in der Gesamtpopulation aller EGFR-Mutierten betrug 11,1 Monate (HR 0,58; p<0,001) [5]. In weiteren Subgruppenanalysen konnte eine verbesserte Wirksamkeit bei Deletion im Exon 19 nachgewiesen werden. Weiterhin liegen für Afatinib die meisten Daten zur Wirksamkeit bei seltenen EGFR-Mutationen vor [6], so dass hier Afatinib bevorzugt eingesetzt werden sollte.

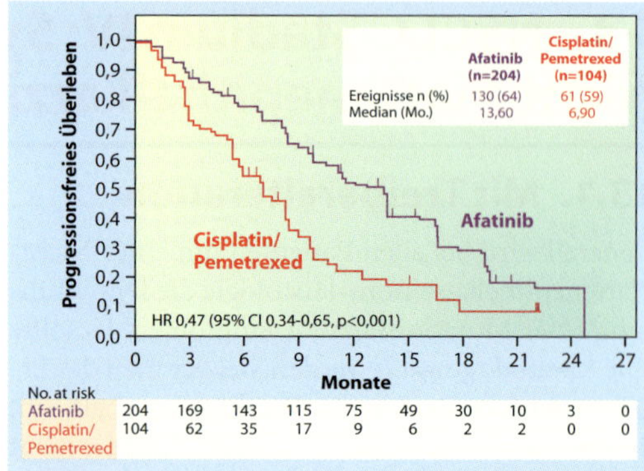

Abb. 13.3: Progressionsfreies Überleben Afatinib vs. Chemotherapie (Cisplatin/Pemetrexed) bei Patienten mit häufigen EGFR-Mutationen in der LUX-Lung 3-Studie. Modif. nach [5].

In der LUX-Lung 7-Studie wurde Afatinib dann gegen Gefitinib geprüft, wobei das PFS bei 11 Monaten vs. 10,9 Monaten zu Gunsten von Afatinib lag (HR 0,73). Das OS betrug 27,9 Monate vs. 24,5 Monate ebenfalls mit Vorteil für Afatinib (HR 0,85) [7]. Dies war der erste *head-to-head*-Vergleich von zwei EGFR-TKIs.

Im Jahr 2019 kam ein weiterer Zweitgenerations-TKI hinzu. Dacomitinib wurde auf Grund der Daten aus der Studie ARCHER 1050 zugelassen. Hier wurde der neue TKI wiederum gegen Gefitinib getestet. Es konnte eine eindeutige Überlegenheit von Dacomitinib gegenüber Gefitinib im PFS gezeigt werden (14,7 Monate vs. 9,2 Monate; HR 0,59; p<0,001; ☞ Abb. 13.4) [8]. Beim OS konnte ebenfalls eine Überlegenheit von Dacomitinib festgestellt werden (OS 34,1 Monate vs. 27,0 Monate; HR 0,775) [9]. Damit ist Dacomitinib der erste TKI, welcher sowohl im PFS als auch im OS eine Überlegenheit gegenüber einem anderen TKI (Gefitinib) zeigen konnte. Die Nebenwirkungen waren ähnlich wie bei anderen TKIs mit Hautausschlag, Diarrhoe und Anstieg der ASAT, die Rate an Nebenwirkungen war allerdings zu Ungunsten von Dacomitinib verschoben. Einschränkend zu den Ergebnissen sollte zudem erwähnt sein, dass Patienten mit zerebralen Metastasen von dieser Studie ausgeschlossen wurden.

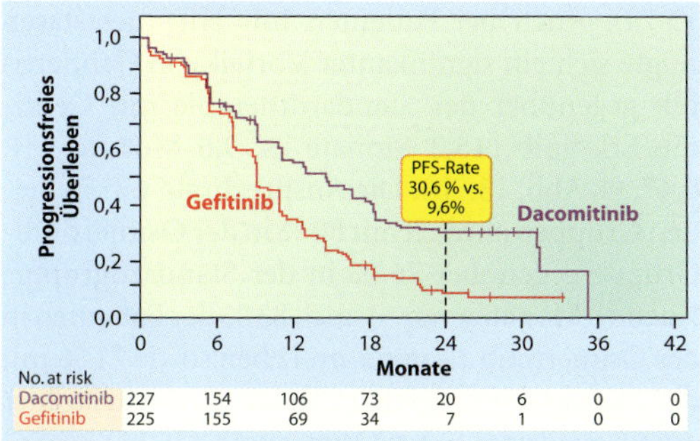

Abb. 13.4: Progressionsfreies Überleben Dacomitinib vs. Gefitinib in der ARCHER 1050-Studie. Modif. nach [8].

Auf Grund von multiplen Postprogressionstherapien mit EGFR-TKI im Rahmen eines *Cross-overs* nach Chemotherapie konnte nie ein Überlebensvorteil der Patienten nachgewiesen werden, welche initial schon mit einem TKI behandelt wurden. In der finalen Analyse der OPTIMAL-Studie (Erlotinib vs. platinbasierte Chemotherapie) konnte jedoch ein signifikanter Überlebensvorteil der Patienten, die jemals einen EGFR-TKI erhalten hatten, gegenüber den Patienten mit alleiniger Chemotherapie nachgewiesen werden [10], insbesondere bei einer Deletion im Exon 19 [11].

Im Verlaufe der palliativen Therapie erleiden die Patienten früher oder später einen Krankheitsprogress, durchschnittlich nach 8-14 Monaten. Dieser beruht auf einer Resistenzentwicklung gegenüber dem angewandten TKI. Die sekundäre Gatekeeper-Mutation T790M ist der häufigste Resistenzmechanismus, der bei Patienten mit Progress unter Therapie mit Erlotinib, Gefitinib, Afatinib oder Dacomitinib beobachtet wird. Die meisten Resistenzmechanismen entstehen durch die Aktivierung von Bypass-Pfaden durch Amplifikation, Mutation oder Fusion alternativer paralleler Rezeptor-Tyrosinkinasen-Gene wie MET, ALK, ERBB, FGFRs, RET und NTRK. Mögliche Mechanismen der intrinsischen Resistenz sind u.a. Transformation in ein SCLC oder Plattenepithelkarzinom. In der Abb. 13.5 sind die Möglichkeiten der Resistenzentwicklung mit prozentualer Verteilung dargestellt.

Die Identifikation des entsprechenden Resistenzmechanismus ist extrem wichtig, da dieser die weitere Therapie bestimmen kann. Demzufolge wird eine Re-Biopsie oder alternativ eine *Liquid Biopsy* bei Progress unter EGFR-Therapie empfohlen (☞ Kap. 5.4.2). Bei Nachweis einer T790M-Resistenzmutation gibt es mit Osimertinib aktuell eine zugelassene wirksame Therapie. In der AURA-Studie wurde die Gabe von Osimertinib nach Versagen einer *First-line*-TKI-Therapie und Entwicklung einer T790M-Resistenzmutation gegenüber der Gabe einer Chemotherapie mit Pemetrexed und Carboplatin getestet. Das PFS war signifikant länger mit 10,1 Monaten unter Osimertinib gegenüber 4,4 Monaten unter Chemotherapie. Die Ansprechrate war deutlich höher in der Osimertinib-Gruppe verglichen mit einer alleinigen Chemotherapie (71 % vs. 31 %; p<0,001; ☞ Abb. 13.6a). Ebenfalls überlegen war Osimertinib bei Patienten mit Hirnmetastasen. Hier betrug das PFS 8,5 Monate gegenüber 4,2 Monaten (HR 0,32; ☞ Abb. 13.6b). Beim Vergleich der Toxizität schnitt Osimertinib mit 23 % unerwünschten Wirkungen CTC Grad 3 und höher deutlich besser ab als die

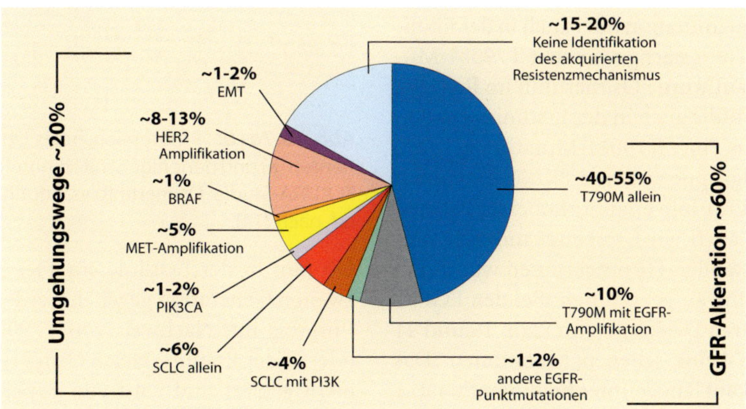

Abb. 13.5: EGFR-Resistenzentwickung unter TKI-Therapie. Modif. nach [12].

Chemotherapie-Gruppe, in der die entsprechenden Nebenwirkungen zu 47 % auftraten [13].

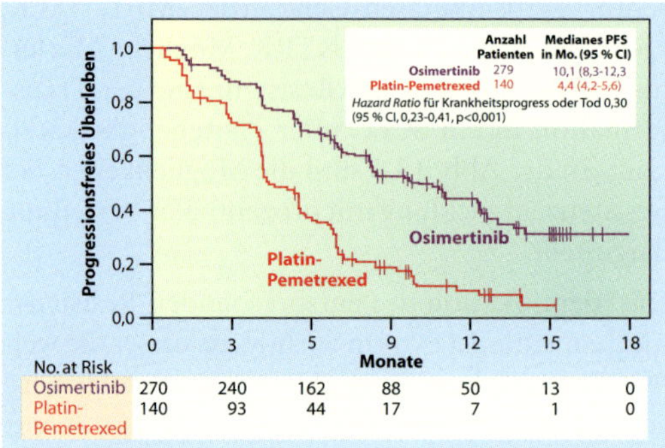

a

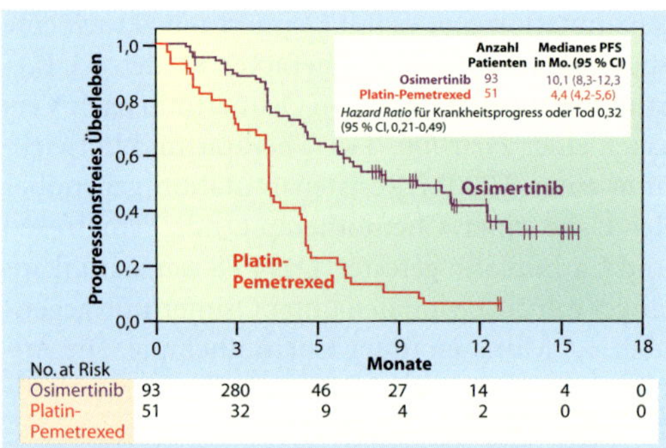

b

Abb. 13.6a+b: Progressionsfreies Überleben aller Patienten (**a**) und derjenigen mit Hirnmetastasen (**b**) in der AURA-Studie: Osimertinib vs. Chemotherapie. Modif. nach [13].

Die Zulassung von Osimertinib erfolgte initial entsprechend der Studie in der Zweitlinie nach Versagen einer TKI-Therapie bei Nachweis einer T790M-Resistenzmutation oder auch in der Erstlinie bei initial bereits nachgewiesener T790M-Mutation. Im Verlauf wurde Osimertinib im Rahmen der FLAURA-Studie auch in der Erstlinie ohne initialen Nachweis einer T790M-Mutation geprüft. In der Kontrollgruppe war eine TKI-Therapie mit Gefitinib oder Erlotinib erlaubt, wobei im Falle eines Progresses auch ein *Cross-over* möglich war. Patienten mit stabilen Hirnmetastasen wurden in die Untersuchung aufgenommen. Bei den EGFR-Mutationen waren Deletionen im Exon 19 und 21 erlaubt, jedoch keine seltenen Mutationen. Das PFS war signifikant länger unter Erstlinientherapie mit Osimertinib gegenüber der Kontrollgruppe (18,9 Monate vs. 10,2 Monate; HR 0,46; ☞ Abb. 13.7a). Auch bei Patienten mit Hirnmetastasen zeigte sich ein signifikanter Vorteil von Osimertinib gegenüber der Standardtherapie mit Gefitinib/Erlotinib (15,2 Monate vs. 9,6 Monate; HR 0,47; ☞ Abb. 13.7b). Die Ansprechrate war in beiden Gruppen ähnlich mit 80 % in der Osimertinib-Gruppe gegenüber 76 % in der Standardgruppe. Nach 18 Monaten waren noch 83 % der Patienten in der Osimertinib-Gruppe am Leben sowie 71 % mit den Standard-TKIs (HR 0,63). Die Toxizität lag hier erneut niedriger unter Osimertinib (34 %) gegenüber den anderen TKIs (45 %) [14].

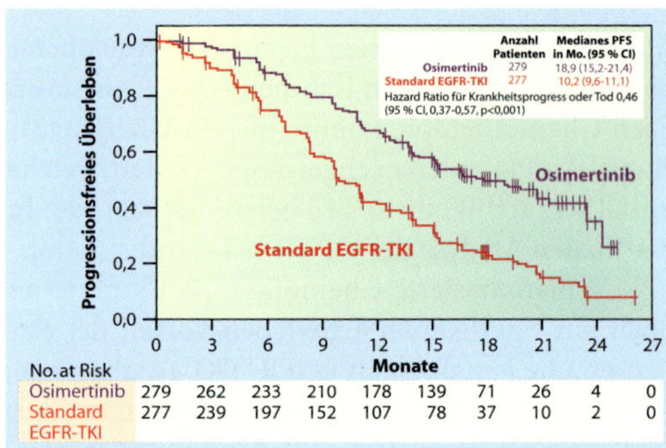

a

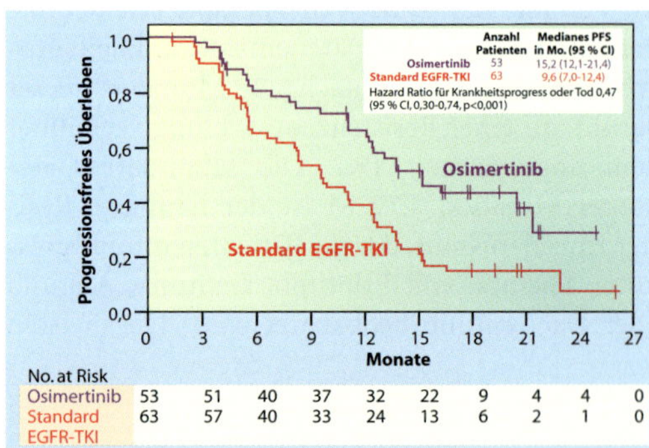

b

Abb. 13.7a+b: Progressionsfreies Überleben aller Patienten (**a**) und derjenigen mit Hirnmetastasen (**b**) in der FLAURA-Studie: Osimertinib vs. Erlotinib/Gefitinib. Modif. nach [14].

Ob nun in der Erstlinie ein TKI der ersten oder zweiten Generation gegeben werden sollte und bei Progress mit Nachweis von T790M Osimertinib oder in der Erstlinie gleich Osimertinib, ist bislang nicht geklärt und wird von Experten kontrovers diskutiert. Mit einer Therapiesequenz (zuerst Gabe eines "älteren" TKI und im Verlauf Osimer-

Empfehlungen für die Praxis – NSCLC mit EGFR-Mutation
• Bei Nachweis einer behandelbaren EGFR-Mutation unbedingt TKI-Therapie einleiten unabhängig vom PD-L1-Status • *First-line* stehen 5 TKIs zur Verfügung: Gefitinib, Erlotinib (+ Bevacizumab), Afatinib, Dacomitinib und Osimertinib • Auf Grund der Daten der FLAURA-Studie ist Osimertinib zu bevorzugen • *Second-line* ist Osimertinib zugelassen bei Nachweis einer T790M-Resistenzmutation unter Gabe eines anderen der o.g. TKIs • Bei Progress unter *First-line*-Therapie unbedingt Re-Biopsie zur Resistenztestung, ggf. *Liquid Biopsy* • Ohne Nachweis einer gezielt behandelbaren Resistenz kann eine Immun-/Chemotherapie plus Antiangiogenese mit Atezolizumab, Bevacizumab, Paclitaxel und Carboplatin entsprechend der IMpower150-Studie oder eine platinhaltige Chemotherapie (mit Pemetrexed) gegeben werden, ggf. plus Bevacizumab • Gesamtüberleben in der Therapiesequenz von >40 Monaten möglich, somit ist Prognose bei EGFR-positiven Patienten deutlich besser als beim metastasierten NSCLC ohne Treiberalteration

tinib) kann man unumstritten ein sehr langes OS erreichen, zum Teil über 40 Monate [15]. Jedoch besteht hier der Nachteil, dass nicht klar ist, ob der Patient eine entsprechende Resistenz entwickeln wird oder nicht. Sollte der Patient über einen anderen Mechanismus resistent werden, so kann dann Osimertinib im Verlauf nicht gegeben werden, da es in diesem Fall nicht zugelassen ist. Eine Aufgabe für die Zukunft wäre es, herauszufinden, welcher Patient eine entsprechende Resistenz entwickeln wird und welcher nicht, um dann bereits zu Therapiebeginn zu wissen, welcher Patient eher von einer Sequenz und welcher eher von *First-line*-Osimertinib profitiert. Aktuell ist bereits bekannt, dass eine T790M-Resistenzmutation eher bei initialer Deletion im Exon 19 auftritt.

Sollte sich bei Resistenzentwicklung keine spezifische Therapiemöglichkeit, wie z.B. bei T790M, bieten, hat sich ein weiteres Konzept etabliert. In die IMpower150-Studie zur Gabe von Bevacizumab, Carboplatin und Paclitaxel sowie Atezolizumab versus Placebo durften Patienten mit EGFR-Mutationen nach Versagen einer TKI-Therapie eingeschlossen werden. Bei Patienten mit EGFR-Mutation betrug das mediane OS 26,1 Monate versus 21,4 Monate zu Gunsten der 4-fach Therapie

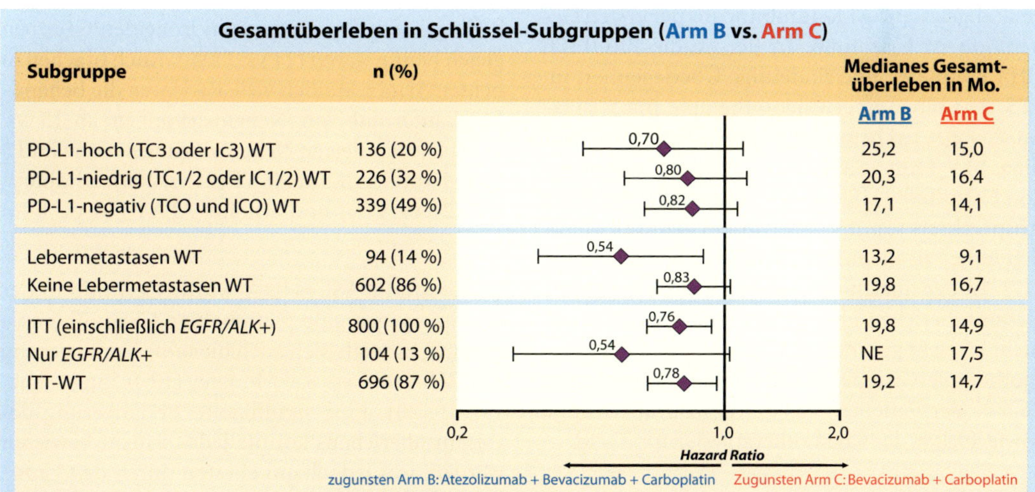

Abb. 13.8: Subgruppenanalyse der IMpower150-Studie. Modif. nach [16]. **WT** = Wildtyp, **ITT** = *Intention-to-treat*-Analyse.

(HR 0,54; ☞ Abb. 13.8) [16]. Alternativ wäre noch die alleinige Gabe einer platinhaltigen Chemotherapie (ggf. plus Bevacizumab) möglich.

Das Therapiespektrum für EGFR-mutierte Patienten hat sich in den letzten Jahren deutlich erweitert, so dass aktuell insgesamt 5 potente TKIs für die *First-line*-Therapie bzw. für eine Therapiesequenz zur Verfügung stehen (bei Erlotinib plus Antiangiogenese mit Bevacizumab). Jeder TKI hat seine Stärken bzw. Besonderheiten und auch Limitiationen in der Therapie, so dass auch hier eine Art personalisierte Therapie erfolgen sollte. Die ältere Dame mit multiplen Komorbiditäten und L858R-Mutation profitiert wahrscheinlich eher von einer Therapie, die weniger toxisch ist wie beispielsweise Osimertinib; ein relativ junger Mann mit Mutation in Exon 19 möglicherweise eher von einer Therapiesequenz, auch wenn dies unter Umständen etwas mehr Nebenwirkungen mit sich bringt.

Sollte ein Patient neben der EGFR-Mutation auch noch PD-L1 hoch-positiv sein (mindestens 50 %), so ist einer TKI-Therapie trotzdem der Vorzug gegenüber einer Immuntherapie zu geben. Die alleinige Immuntherapie sollte die letzte Therapieoption für mutierte Patienten darstellen.

13.1.2. ALK-Translokation

Eine ALK-Translokation kommt bei etwa 3-5 % der Patienten mit Nicht-Plattenepithelkarzinom vor. Bei ALK-Inhibitoren finden sich aktuell ähnlich wie bei den EGFR-TKI drei Generationen. Der erste zugelassene ALK-Inhibitor aus der ersten Generation ist Crizotinib. In der Studie PROFILE 1014 konnte er eine eindeutige Überlegenheit im PFS gegenüber einer Chemotherapie mit Cisplatin/Pemetrexed beweisen. Das PFS betrug im Median 10,9 Monate versus 7,0 Monate zugunsten von Crizotinib (HR 0,45; ☞ Abb. 13.9). Auch die Ansprechrate war mit 74 % unter Crizotinib deutlich höher als die mit 45 % unter Chemotherapie [17]. In der finalen OS-Analyse war das mediane Gesamtüberleben in der Crizotinib-Gruppe noch nicht erreicht gegenüber 47,5 Monate in der Chemotherapie-Gruppe. Nach 4 Jahren lebten noch 56,6 % der Patienten aus der Crizotinib-Gruppe sowie 49,1 % der Chemotherapie-Gruppe [18].

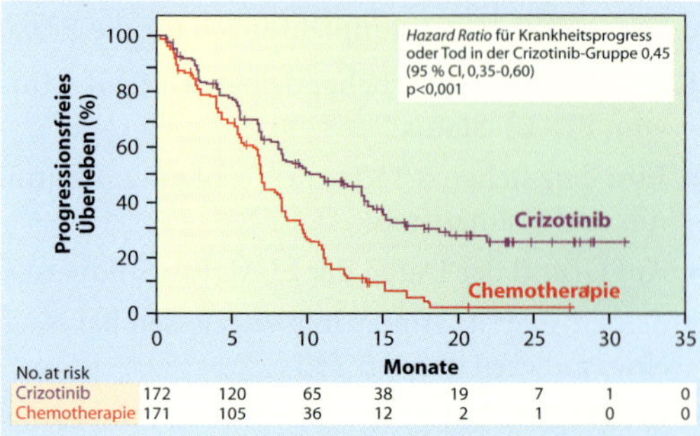

Abb. 13.9: Progressionsfreies Überleben in der PROFILE 1014-Studie: Crizotinib vs. Chemotherapie. Modif. nach [17].

In der Folge wurde der erste Zweitgenerations ALK-Inhibitor Ceritinib zugelassen. In der nicht verblindeten Phase 3-Studie ASCEND-5 wurde die Wirkung von Ceritinib als Zweitlinientherapie im Vergleich zu einer Mono-Chemotherapie untersucht. Demnach kann Ceritinib das progressionsfreie Überleben von Patienten mit einem ALK-rearrangierten NSCLC, deren Krankheit nach ein oder zwei platinbasierten Chemotherapien plus Crizotinib fortgeschritten war, signifikant verlängern. Auch Patienten mit zerebralen Metastasen konnten in die Studie eingeschlossen werden. Unter Ceritinib lebten die Patienten mehr als 3-mal so lange progressionsfrei wie unter der Chemotherapie (5,4 vs. 1,6 Monate; HR 0,49; p<0,0001). Schwere Nebenwirkungen traten in der Ceritinib-Gruppe allerdings häufiger auf als unter der Chemotherapie (43 vs. 32 %), während behandlungsbedingte schwere Toxizitäten in beiden Gruppen gleich häufig waren (11 vs. 11 %). Auch brachen in beiden Armen ähnlich viele Patienten die Behandlung aufgrund von Nebenwirkungen ab (5 vs. 7 %). Die häufigsten Nebenwirkungen von Grad 3 oder 4 waren erhöhte ASAT (21 vs. 2 %), erhöhte γ-GT (21 vs. 1 %) und erhöhte ALAT (14 vs. 1 %) [19].

In der Studie ASCEND-4 wurde Ceritinib in der Erstlinie gegen eine platinhaltige Chemotherapie geprüft. Es zeigte sich auch hier eine Verlängerung des PFS (16,6 vs. 8,1 Monate; HR 0,55; ☞ Abb. 13.10) [20]. Eine signifikante Verlängerung des Gesamtüberlebens konnte jedoch nicht bewiesen werden, was jedoch am ehesten durch den *Cross-over* von fast 43 % der Patienten bedingt sein dürfte. Die Postprogressions-Therapien der Patienten sind jedoch nur unzureichend dokumentiert.

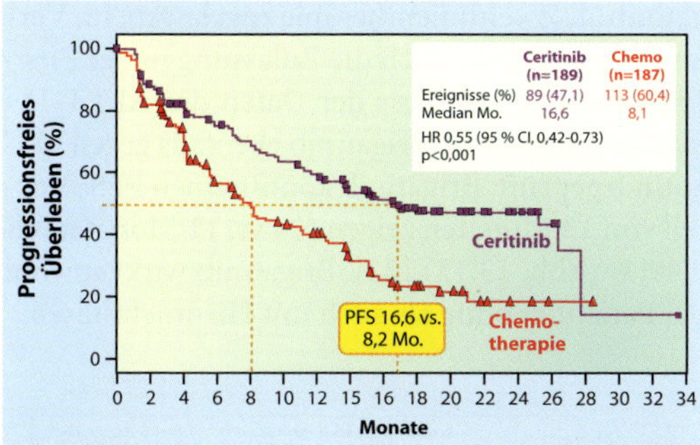

Abb. 13.10: Progressionsfreies Überleben in der ASCEND-4-Studie: Ceritinib vs. Chemotherapie. Modif. nach [19].

Ceritinib ist auch bei Hirnmetastasen wirksam, wohingegen Crizotinib aufgrund einer schlechteren Überwindung der Blut-Hirn-Schranke eine geringere Aktivität im ZNS aufweist. Ansonsten scheint die Wirksamkeit von Ceritinib mit der von Crizotinib vergleichbar zu sein. Bei der Toxizität hat Crizotinib jedoch ein deutlich günstigeres Profil als Ceritinib.

Der dritte ALK-Inhibitor, der zugelassen wurde, brachte nochmals einen deutlichen Fortschritt für Patienten mit Hirnmetastasen. Alectinib zeigte in mehreren Studien, u.a. der ALEX-Studie, eine deutlich verbesserte Wirksamkeit im ZNS und eine damit verbundene intrakranielle Krankheitskontrolle. Alectinib wurde in der Studie gegen Crizotinib geprüft. Nach 12 Monaten waren insgesamt noch 68,4 % der Patienten progressionsfrei. In der Crizotinib-Gruppe waren es noch 48,7 % nach 12 Monaten (HR 0,47). Insgesamt 12 % der Patienten, die mit Alectinib behandelt wurden, erlitten in den ersten 12 Monaten eine Progression im ZNS gegenüber 45 % in der Crizotinib-Gruppe (☞ Abb. 13.11b). Auch die Toxizität war unter Alectinib verbessert (CTC Grad 3 und höher 41 % vs. 50 % zugunsten von Alectinib) [21]. In einem Update der ALEX-Studie nach 4 Jahren waren immer noch

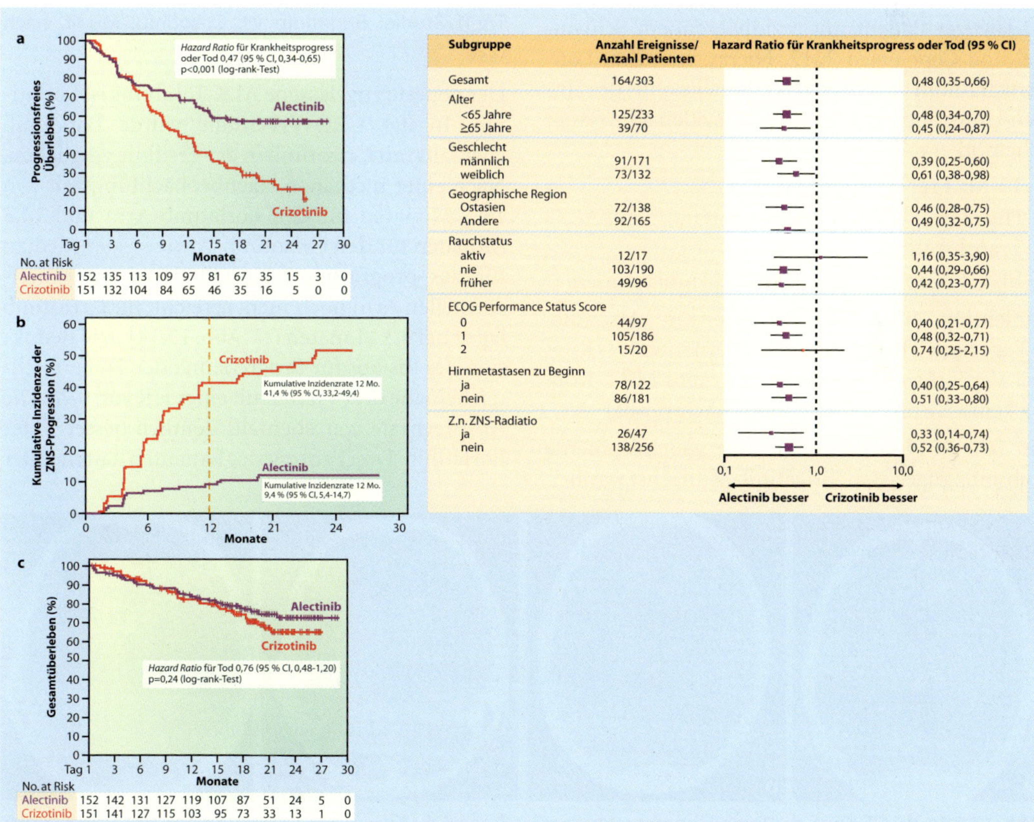

Abb. 13.11a-d: ALEX-Studie: Alectinib vs. Crizotinib. **a**: progressionsfreies Überleben, **b**: kumulative Inzidenz von ZNS-Progression, **c**: Gesamtüberleben. Rechts Subgruppenanalyse. Modif. nach [21].

über 40 % der Patienten progressionsfrei. Die 4-Jahres-OS-Rate betrug 64,5 % in der Alectinib-Gruppe gegenüber 52,2 % im Crizotinib-Arm. Die finale PFS-Analyse zeigte zudem: Mit 34,8 Monaten wird unter Alectinib ein dreimal so langes PFS wie unter Crizotinib erreicht (10,9 Monate). Im Vergleich zu Crizotinib reduzierte Alectinib die Wahrscheinlichkeit, dass die Erkrankung fortschreitet, signifikant um 57 % (HR 0,43; p< 0,0001). Dabei blieben Patienten, die zu Studienbeginn bereits ZNS-Metastasen aufwiesen, unter Alectinib median 25,4 Monate progressionsfrei, verglichen mit 7,4 Monaten unter Crizotinib (HR 0,37). Patienten ohne ZNS-Metastasen zu Studieneinschluss erreichten mit Alectinib median über vier Jahre sogar ein PFS von 38,6 Monaten vs. 14,8 Monate unter Crizotinib (HR: 0,46). Mit dieser Studie hat Alectinib Crizotinib in der Erstlinie abgelöst.

Patientenfallbeispiel (☞ Abb. 13.12a-d)

53-jähriger Patient mit rezidivierendem Schwindel und Cephalgien 2017, Nieraucher. Z.n. Lungenkarzinom und kurativer Lobektomie des linken Unterlappens 2015 sowie 4 Zyklen adjuvanter Chemotherapie.

- TNM: T1aN1M0
- Histologie: NSCLC – Adenokarzinom mit ALK-Translokation
- Im CT-Kopf multiple kleine Hirnmetastasen

Einleitung orale TKI-Therapie mit Alectinib. 8 Tage nach Therapieeinleitung erneutes CT-Kopf bei Verdacht auf Apoplex, ergänzend MRT-Kopf → keine Hirnmetastasen mehr nachweisbar

Im Jahr 2019 wurde dann eine weitere potente Substanz zugelassen, Brigatinib. Zunächst war Brigatinib als Zweitlinientherapie zugelassen, im Verlauf erfolgte dann auch die Zulassung in der *First-line*-Therapie auf Basis der Daten der ALTA-1L-Studie. Hier wurde Brigatinib ebenfalls gegen Crizotinib geprüft. Brigatinib konnte einen PFS -Vorteil von 13 Monaten zeigen (24 vs. 11 Monate; HR 0,49; ☞ Abb. 13.13) [22]. Brigatinib wirkt sowohl bei Patienten ohne als auch mit Hirnmetastasen.

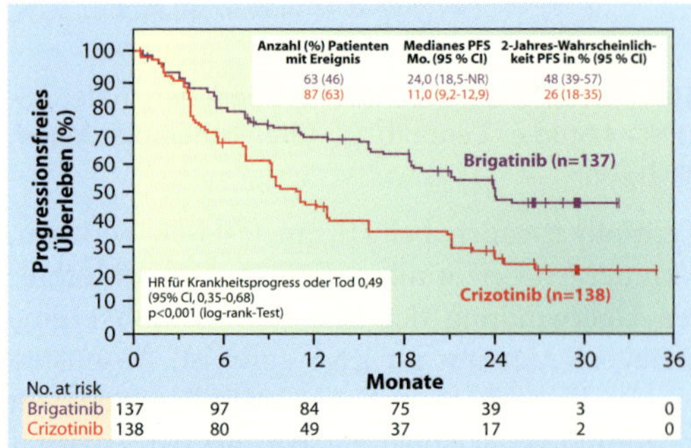

Abb. 13.13: Progressionsfreies Überleben in der ALTA-1L-Studie: Brigatinib vs. Crizotinib. Modif. nach [22].

Der neueste zugelassene ALK-Inhibitor ist Lorlatinib. In der CROWN-Studie wurde Lorlatinib ebenfalls mit Crizotinib in der Erstlinie verglichen. Nach einer medianen Nachbeobachtungszeit von 18,3 Monaten für den Lorlatinib-Arm und 14,8 Monaten für den Crizotinib-Arm war der Median für das progressionsfreie Überleben im experimentellen Arm noch nicht erreicht, für Crizotinib lag er bei 9,3 Monaten (☞ Abb. 13.14). Die Reduktion des Risikos für Progression oder Tod erreichten beinahe drei Viertel mit einer HR von 0,28. Die Ansprechrate war ebenfalls deutlich besser unter Lorlatinib. Drei Prozent der Patienten hatten unter

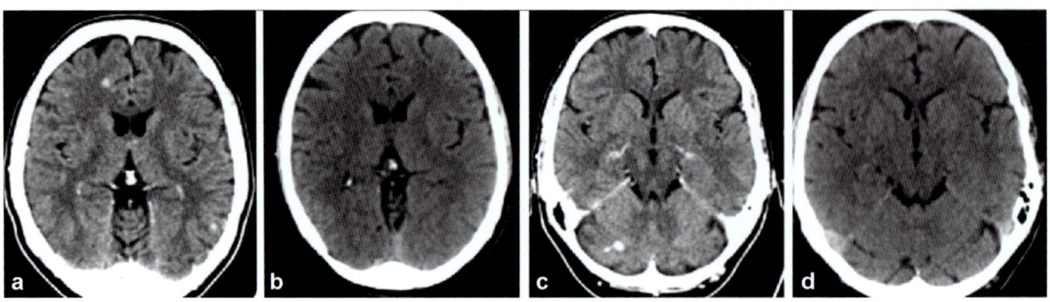

Abb. 13.12a-d: CT-Kopf. **a**: Kleine Hirnmetastase rechts frontal. **b**: Komplette Remission der Metastase rechts frontal nach 8 Tagen Alectinib. **c**: Kleine Hirnmetastase rechts occipital. **d**: Komplette Remission der Metastase rechts occipital nach 8 Tagen Alectinib.

Lorlatinib eine komplette Tumorremission, zudem zeigten 73 % eine partielle Remission. Unter Crizotinib konnte kein Patient eine komplette Remission erreichen und nur 58 % eine partielle Remission. Auch beim intrakraniellen Tumoransprechen zeigte Lorlatinib signifikante Vorteile gegenüber Crizotinib. Nebenwirkungen CTC Grad 3 und höher waren jedoch etwas vermehrt unter Lorlatinib bei 72,5 % gegenüber 55,6 % in der Crizotinibgruppe. Die meisten Nebenwirkungen waren veränderte Laborparameter, insbesondere der Lipidwerte (23).

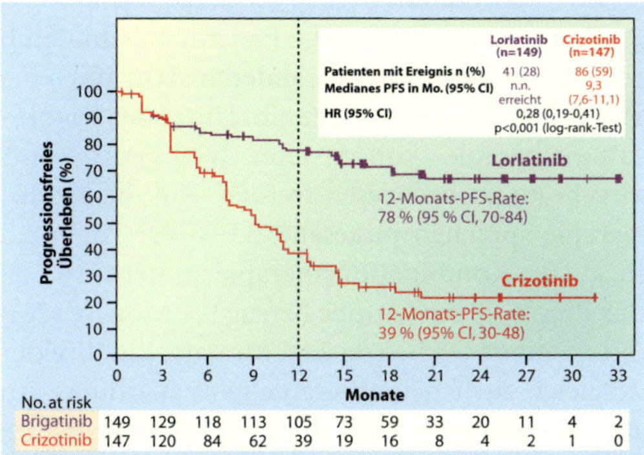

Abb. 13.14: Progressionsfreies Überleben in der CROWN-Studie: Lorlatinib vs. Crizotinib. Modif. nach [23].

Lorlatinib ist aktuell in der *Second-line*-Therapie nach Alectinib oder Ceritinib als *First-line*-Therapie oder als *Third-line*-Therapie nach Crizotinib und einem weiteren ALK-TKI zugelassen. Die Zulassung stützt sich auf eine Phase 1/2-Studie, in der Lorlatinib sowohl bei therapienaiven Patienten, bei Progress unter Crizotinib oder bei Progress unter Zweitgenerations-TKI oder nach Gabe von drei verschiedenen ALK/TKIs mit Progress geprüft wurde. In allen Situationen stellte Lorlatinib eine effektive Therapie dar. Nach Vortherapie mit einem ALK-Inhibitor konnte eine Ansprechrate von 42,9 % bei einem PFS von 5,5 Monaten nachgewiesen werden. Bei Vorbehandlung mit insgesamt zwei ALK-TKIs zeigte sich eine Ansprechrate von 39,6 % und ein medianes PFS von 9,9 Monaten [24]. Mit einer Zulassung in der Erstlinientherapie ist auf Grund der Daten der CROWN-Studie in Zukunft zu rechnen.

ALK-Patienten stellen ein besonderes Patientenkollektiv mit einer deutlich besseren Prognose als Patienten ohne Alteration dar. Besonderes Augenmerk sollte bei diesen Patienten auf eine mögliche zerebrale Metastasierung gelegt werden. Diese ist deutlich häufiger als bei anderen Patientengruppen. Umso wichtiger ist eine gute Wirksamkeit der TKIs im ZNS wie bei Alectinib, Brigatinib und Lorlatinib. Die limitierende Nebenwirkung ist bei den ALK-Inhibitoren die Hepatotoxizität, regelmäßige paraklinische Kontrollen sind obligat. Der zweite

Empfehlungen für die Praxis – NSCLC mit ALK-Translokation

- Bei Nachweis einer ALK-Translokation unbedingt TKI-Therapie einleiten unabhängig vom PD-L1-Status
- *First-line* stehen 4 TKIs zur Verfügung: Crizotinib, Ceritinib, Alectinib, Brigatinib
- Alectinib hat insgesamt ein günstiges Verhältnis von Wirksamkeit (auch im ZNS) und Toxizität, Brigatinib ist eine Alternative
- Crizotinib und Ceritinib sollten auf Grund der schlechteren Wirksamkeit bzw. der Nebenwirkungen eher nicht mehr angewendet werden
- *Second-line* nach Ceritinib oder Alectinib ist Lorlatinib zugelassen (oder nach Crizotinib und einem weiteren TKI
- Bei Progress bilden sich Resistenzen gegen den angewendeten TKI, ggf. Resistenztestung und Anwendung eines anderen TKI (Sequenzen schaffen)
- Nach Ausschöpfung aller zielgerichteter Therapien: Chemotherapie mit Carboplatin/Pemetrexed (ggf. plus Bevacizumab) oder nach IMpower150-Studie mit Atezolizumab, Bevacizumab, Paclitaxel und Carboplatin
- Bei ALK+ Cave Hirnmetastasen!
- Unter TKI-Therapie: regelmäßige Kontrolle der Leberwerte obligat

wichtige Punkt ist auch bei der ALK-Translokation die Resistenzentwicklung. Re-Biopsien mit Resistenztestung sind hier nicht so etabliert wie bei der EGFR-Mutation. In Zukunft kann jedoch die Identifizierung der jeweiligen Alteration helfen, bestimmte Resistenzen mit gezielter TKI-Therapie zu durchbrechen, um hierdurch wirksame Therapiesequenzen zu schaffen.

Nach Ausschöpfen aller zielgerichteter Therapieoptionen muss auf eine zytostatische Chemotherapie wie Carboplatin/Pemetrexed zurückgegriffen werden. Hier kann auch optional Bevacizumab hinzugenommen werden oder eine Therapie entsprechend der IMpower150-Studie mit Hinzunahme von Atezolizumab zu Paclitaxel, Carboplatin und Bevacizumab. Eine Monoimmuntherapie stellt bei mutierten oder translozierten Patienten immer die letzte Therapieoption dar, da diese hier so gut wie nie Wirkung zeigt.

13.1.3. ROS1-Translokation

Die dritte gezielt behandelbare Treiberalteration ist die ROS1-Translokation. Auch beim Vorliegen dieser Alteration kann ein Gesamtüberleben von über 4 Jahren durch eine entsprechende zielgerichtete Therapie erreicht werden, jedoch weisen nur etwa 1 % der pulmonalen Adenokarzinome eine entsprechende Translokation auf. Da diese Translokation eine sehr hohe Ähnlichkeit zur ALK-Translokation aufweist, zeigen viele ALK-Inhibitoren ebenfalls eine entsprechende Aktivität gegen ROS1 (z.B. Crizotinib, Ceritinib und Lorlatinib). Zugelassen wurde als erstes Crizotinib. Insgesamt 50 Patienten mit Vorliegen einer ROS1-Translokation wurden mit Crizotinib behandelt. Es konnte eine Ansprechrate von 72 % erzielt werden. Das mediane PFS lag bei 19,2 Monaten [25]. Eine randomisierte Studie, bei der Crizotinib gegen eine Chemotherapie getestet wurde, fehlt allerdings. Auf Grund der besseren Verträglichkeit und wahrscheinlich auch deutlich besseren Wirksamkeit wird die Gabe von Crizotinib in der *First-line*-Therapie empfohlen. Im Jahr 2020 erfolgte mit Entrectinib noch die Zulassung einer weiteren Substanz für die *First-line*-Therapie. Ceritinib und Lorlatinib wären eine Option für die *Second-line*-Therapie, sind jedoch weder zugelassen noch wird eine Zulassung in Zukunft erwartet.

13.1.4. BRAF-Mutation

Bei etwa 1-2 % der Adenokarzinome liegt eine Mutation BRAF-V600E-Mutation vor. Mit der Kombination Dabrafenib, einem BRAF-Inhibitor, und Trametinib, einem MEK-Inhibitor, welcher die im Signalweg nachgeschalteten Mitogen-aktivierten Kinasen 1 und 2 (MEK1, MEK2) inhibiert, gibt es seit 2017 eine zugelassene und wirksame TKI-Therapie. Entscheidend für die Zulassung war eine Phase 2-Studie, in die insgesamt 135 Patienten mit NSCLC und BRAF-V600E-Mutation eingeschlossen wurden. Die Patienten waren entweder therapienaiv oder hatten bereits eine Vorbehandlung. In einem Arm erhielten die Patienten Dabrafenib und Trametinib, in dem anderen Arm nur eine Monotherapie mit Dabrafenib. Unter der Kombinationstherapie konnte eine verbesserte Ansprechrate nachgewiesen werden. Auf die Monotherapie sprachen insgesamt 33 % der Patienten an, auf die Kombinationstherapie immerhin 63 %. Das PFS in dieser Gruppe betrug 9,7 Monate [26]. Das mediane OS betrug 24,6 Monate. Ein direkter Vergleich zur Chemotherapie fehlt allerdings. An unerwünschten Wirkungen sollte das vermehrte Auftreten von Plattenepithelkarzinomen genannt werden. Trotz aller Einschränkungen ist die Kombination aus Dabrafenib und Trametinib zugelassen und sollte in der Erstlinie bei Nachweis einer entsprechenden Mutation bevorzugt eingesetzt werden. Alternativ ist auch eine Therapie in der Zweitlinie möglich.

13.1.5. NTRK-Genfusion

In 0,2 bis 3,3 % der Fälle finden sich NTRK-Genfusionen beim NSCLC. Seit Herbst 2019 gibt es mit Larotrectinib eine zugelassene Substanz, wobei es ein Jahr später mit Entrectinib eine weitere Zulassung gab. Die Zulassung stützt sich jeweils auf gepoolte klinische Daten aus Phase 1/2-Studien, in die Patienten mit NTRK-positiven Tumoren (nicht nur NSCLC; hier wären es zu wenig Patienten gewesen) eingeschlossen wurden. Es zeigten sich bei beiden Substanzen hohe Ansprechraten.

Für Larotrectinib sah jedoch das *Institut für Qualität und Wirtschaftlichkeit im Gesundheitswesen* (IQWiG) keinen Zusatznutzen. Grund für die negative Stellungnahme: Es deute zwar vieles auf das Potenzial des Arzneimittels hin, dennoch sei die Ableitung eines Zusatznutzens gegenüber der zweckmäßigen Vergleichstherapie nicht möglich, denn aufgrund des neuen tumorunabhängigen Behandlungsfeldes seien keine Vergleiche möglich. Bei den Zulassungsstudien gab es dementsprechend keine Kontrollarme, in denen die Patienten eine Vergleichstherapie bekamen.

Zwar wurden für die Unterstützung der Dateninterpretation zu Larotrectinib Vergleichsdaten aus Studien mit anderen Wirkstoffen betrachtet, es konnte laut IQWiG jedoch für keine der Tumorentitäten ein hinreichend großer Effekt bei einem der patientenrelevanten Endpunkte angenommen werden, der nicht allein auf systematischer Verzerrung basieren könnte.

Nichtsdestotrotz stellen beide NTRK-Inhibitoren eine Chance für Patienten mit einem NTRK-positiven NSCLC dar.

13.1.6. MET-Alterationen

MET-Alterationen, sowohl Exon 14-*skipping*-Mutationen als auch Amplifikationen, kommen bei ca. 3 % der pulmonalen Adenokarzinome vor. Ein wirksames Medikament ist Crizotinib, welches in dieser Indikation jedoch nicht zugelassen ist. Unter Crizotinib wurden Ansprechraten von bis zu 70 % bei Exon 14-*skipping*-Mutation berichtet und 40 % bei hoher Amplifikation. Registerdaten zeigen ein medianes OS von 24 Monaten bei Therapie mit einem MET-Inhibitor gegenüber 8 Monaten unter alleiniger Chemotherapie. Weitere Substanzen befinden sich in der Prüfung; so ist beispielsweise Capmatinib in den USA bereits zugelassen.

13.1.7. KRAS-Mutation

Obwohl die KRAS-Mutation die häufigste Alteration beim NSCLC ist, gibt es aktuell noch keine zugelassene zielgerichtete Therapie. Es befinden sich mehrere KRAS-Inhibitoren in klinischen Studien in der Prüfung (☞ Abb. 13.15).

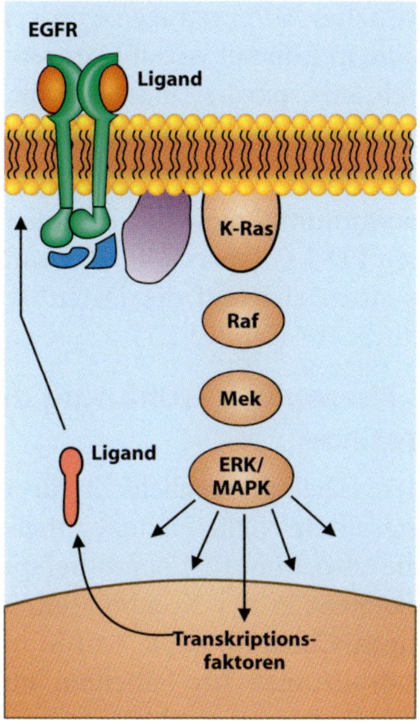

Abb. 13.15: KRAS-Inhibition.

13.1.8. RET-Genfusion

RET-Genfusionen kommen bei 2 % der pulmonalen Adenokarzinome vor. Häufiger kommen sie zum Beispiel beim papillären Schilddrüsenkarzinom vor. Seit 2021 gibt es nun auch hier zugelassene zielgerichtete Therapien. Als erstes wurde Selpercatinib Anfang 2021 zugelassen. Die zweite gezielte Therapiemöglichkeit gibt es mit Pralsetinib, das in den USA bereits zugelassen ist. Eine EU-Zulassung wird für das 3. Quartal 2021 erwartet.

13.2. Ohne Treiberalteration

13.2.1. PD-L1-Expression ≥50 %

Analog der Vorgehensweise beim metastasierten Plattenepithelkarzinom wird auch bei allen anderen NSCLCs die PD-L1-Testung empfohlen. Liegt eine Expression von mindestens 50 % vor, so ist ebenfalls eine alleinige Immuntherapie mit Pembrolizumab auf Grundlage der KEYNOTE-024-Studie möglich (☞ Kap. 12.2.) [27]. In einer weiteren Studie, der KEYNOTE-042, wurden alle Patienten mit einer PD-L1-Expression ≥1 % eingeschlossen. Auch hier konnte Pembrolizumab als Monotherapie in der Erstlinie das Gesamtüberleben unabhängig von der Histologie signifikant verlängern [28]. Nach einer Subgruppenanalyse ließ sich jedoch feststellen, dass dieser Effekt vor allem durch die Patienten mit einer hohen PD-L1-Expression von über 50 % getragen wurde, welche in dieser Studie in höherer Anzahl vertreten waren. Daher beschränkt sich die Zulassung von Pembrolizumab weiterhin auf Patienten mit einer hohen PD-L1-Expression.

Eine Monoimmuntherapie mit Atezolizumab bei einer hohen PD-L1-Expression ist ebenfalls möglich. Dies stützt sich auf die Daten der IMpower110-Studie (☞ Kap. 12.2.).

13.2.2. Therapie unabhängig der PD-L1-Expression

Eine weitere Therapiemöglichkeit für Patienten mit metastasiertem Nicht-Plattenepithelkarzinom ist die Gabe einer Immun-Chemotherapie. Als erstes Medikament in der Kombination mit einer platinhaltigen Chemotherapie wurde im Herbst 2018 Pembrolizumab für Patienten mit Nicht-Plattenepithelkarzinom unabhängig von der PD-L1-Expression zugelassen. Die Zulassung stützt sich auf Daten aus der Studie KEYNOTE-189. Die Patienten im Stadium IV durften keine EGFR-Mutation oder ALK-Translokation aufweisen und mussten in einem guten Allgemeinzustand sein (ECOG 0 oder 1). Eine Vortherapie war nicht erlaubt. Die Patienten erhielten Pembrolizumab oder Placebo, Pemetrexed sowie Cisplatin oder Carboplatin. Insgesamt vier Zyklen wurden appliziert, daran schloss sich eine Erhaltungstherapie mit Pemetrexed sowie Pembrolizumab oder Placebo für bis zu 24 Monate an. Bei Progress oder nicht tolerierbarer Toxizität wurde die Therapie entsprechend eher beendet [29]. Es zeigte sich ein signifikant besseres Gesamtüberleben (OS) in der Studiengruppe von 22 Monaten gegenüber 10,7 Monaten in der Placebogruppe (HR 0,56; ☞ Abb. 13.16b). Das mediane progressionsfreie Überleben (PFS) betrug 9,0 Monate gegen 4,9 Monate zugunsten der Immuntherapie-Gruppe (HR 0,48; ☞ Abb. 13.16a). Der Benefit war in allen Gruppen unabhängig von der PD-L1-Expression nachweisbar, und die Inzidenz von unerwünschten Wirkungen war nicht signifikant erhöht bei zusätzlicher Gabe der Immuntherapie (71,9 % in der Kombinationstherapie und 66,8 % bei alleiniger Chemotherapie) [30].

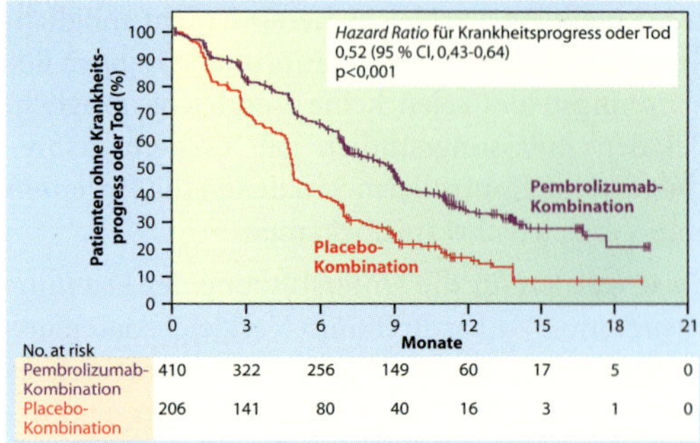

a

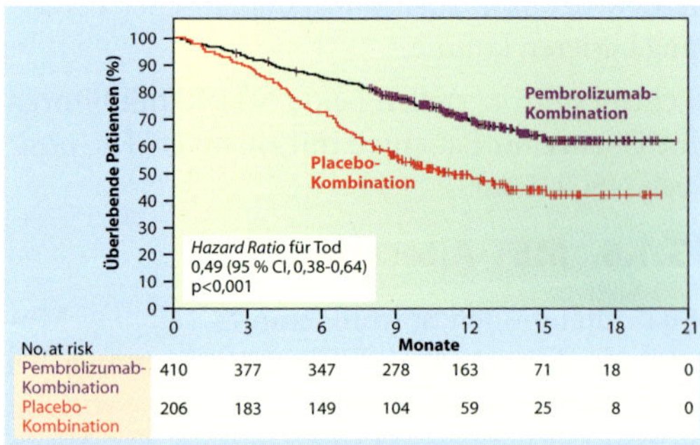

b

Abb. 13.16a+b: KEYNOTE-189-Studie Pembrolizumab plus Chemotherapie vs. Chemotherapie. **a**: progressionsfreies Überleben, **b**: Gesamtüberleben. Modif. nach [30].

Im Jahr 2019 wurde dann eine weitere Immun-Chemotherapie Kombination für das Nicht-Plattenepithelkarzinom zugelassen. Mit den Daten der IMpower150-Studie fand auch der zweite PD-1-Inhibitor Atezolizumab Einzug in die Erstlinientherapie des metastasierten NSCLC. Gleichzeitig ist dies die erste 4-fach-Kombinationstherapie, in der nicht nur Immuntherapie und Chemotherapie gegeben werden, sondern auch Bevacizumab als antiangiogenetische Therapie. In der Kombination von Atezolizumab mit Bevacizumab, Carboplatin und Paclitaxel zeigte sich gegenüber der Kontrollgruppe (Sandler-Schema: Carboplatin, Paclitaxel, Avastin) ein signifikant verbessertes PFS von 8,3 gegenüber 6,8 Monaten (HR 0,62; ☞ Abb. 13.17a). Das OS war ebenfalls signifikant besser in der Studiengruppe (19,2 versus 14,7 Monate; HR 0,78; ☞ Abb. 13.17b). Unter Hinzunahme von Atezolizumab sprachen mehr als die Hälfte der Patienten auf die Therapie an (56 % vs. 41 %) und zwar unabhängig vom PD-L1-Status [16]. Eine besondere Bedeutung erlangt diese Therapie

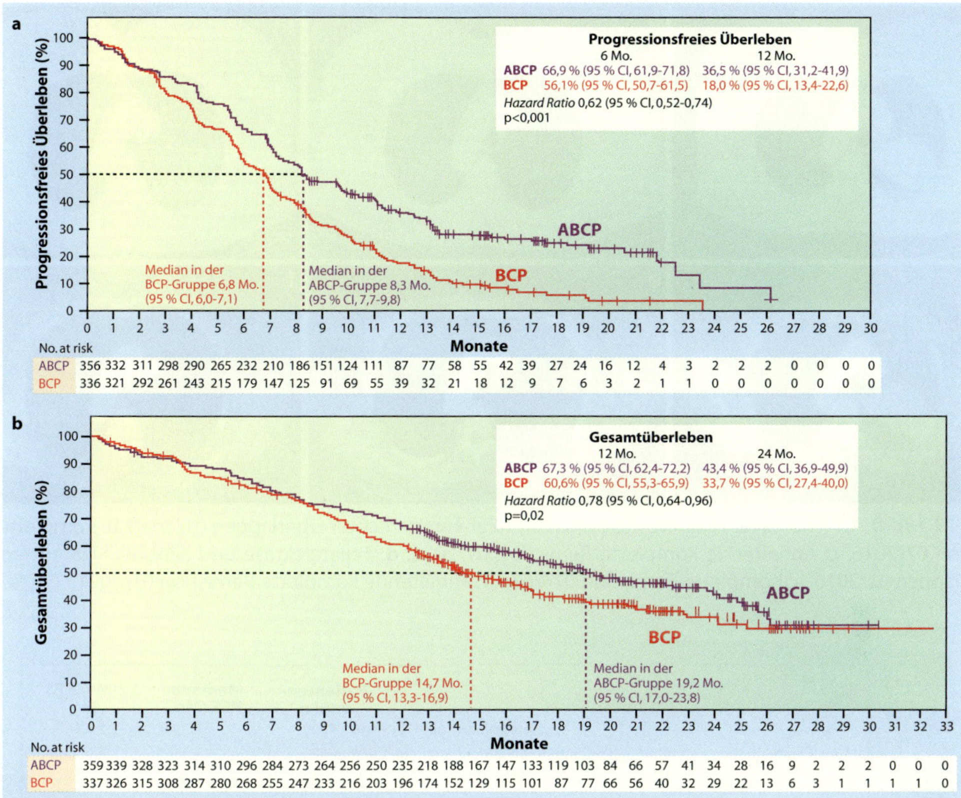

Abb. 13.17a+b: IMpower150-Studie: Atezolizumab, Bevacizumab, Carboplatin, Paclitaxel (ABCP) vs. Bavacizumab, Carboplatin, Paclitaxel (BCP). **a**: progressionsfreies Überleben, **b**: Gesamtüberleben. Modif. nach [16].

für Patienten mit Lebermetastasen und EGFR-Mutation nach Versagen einer Therapie mit mindestens einem Tyrosinkinase-Inhibitor (TKI). Patienten mit Lebermetastasen haben bekanntermaßen eine schlechtere Prognose als Patienten mit anderer Metastasenlokalisation. Insgesamt 94 Patienten, die in diese Studie eingeschlossen wurden, hatten Lebermetastasen. In dieser Subgruppe hatten die Patienten einen OS-Vorteil von 4,1 Monaten in der Studiengruppe (HR 0,56). In der IMpower150-Studie wurde prospektiv auf die Patientengruppe mit Lebermetastasen stratifiziert. Mit Atezolizumab konnte hier nun erstmals ein OS-Vorteil unter der Kombination mit einem Krebsimmuntherapeutikum gezeigt werden. Weiterhin einmalig bisher war der mögliche Einschluss von Patienten mit EGFR-Mutation oder ALK-Translokation nach Versagen einer TKI-Therapie. Bei Patienten mit EGFR-Mutation betrug das mediane OS in der Studiengruppe 26,1 Monate versus 20,3 Monate in der Kontrollgruppe. Das mediane PFS betrug 10,2 Monate versus 6,9 Monate zugunsten der Studiengruppe (HR 0,61). Diese Studienergebnisse sollten unbedingt Berücksichtigung bei der Therapieauswahl dieser beiden speziellen Patientengruppen finden.

Patientenfallbeispiel (☞ Abb. 13.12a-d)

63-jährige Patientin mit Dyspnoe und Husten 01/2016.

- CT-Thorax: Teilatelektase rechter Oberlappen bei zentralem Lungenkarzinom und kontralateraler pulmonaler Metastasierung
- TNM: T4N3M1a Stadium IV
- Histologie: Adenokarzinom

Einschluss in IMpower150-Studie, Randomisierung in Arm mit Taxol/Carboplatin/Atezolizumab, im Anschluss Atezolizumaberhaltung. Kontinuierliche Remission des Tumors und aller Metastasen, komplette Remission nach 6 Monaten.

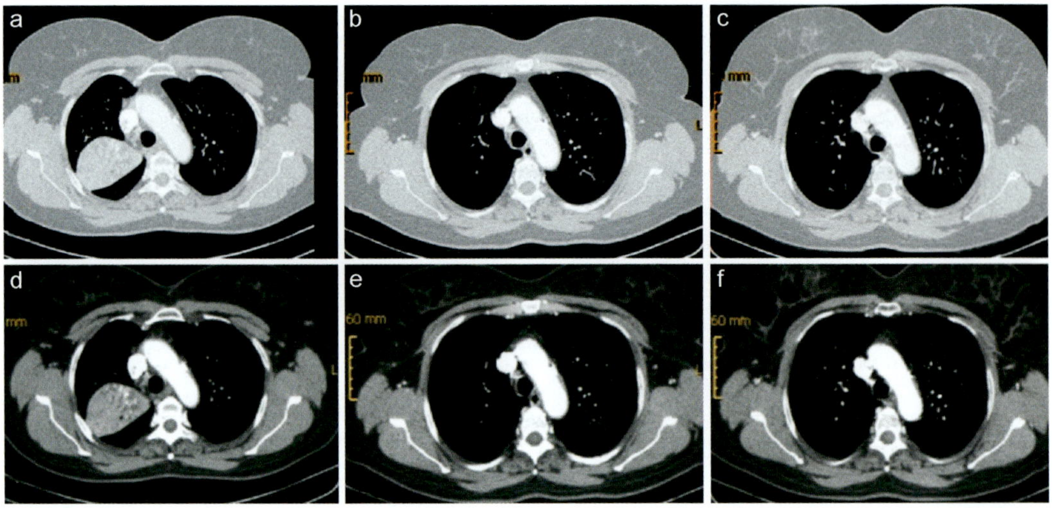

Abb. 13.18a-f: CT-Thorax. **a**: Teilatelektase und zentraler Tumor rechter Oberlappen 01/2016. **b**: Komplette Remission 07/2016. **c:** Anhaltende komplette Remission 01/2021. **d**: Teilatelektase und zentraler Tumor rechter Oberlappen 01/2016. **e**: Komplette Remission 07/2016. **f**: anhaltende komplette Remission 01/2021.

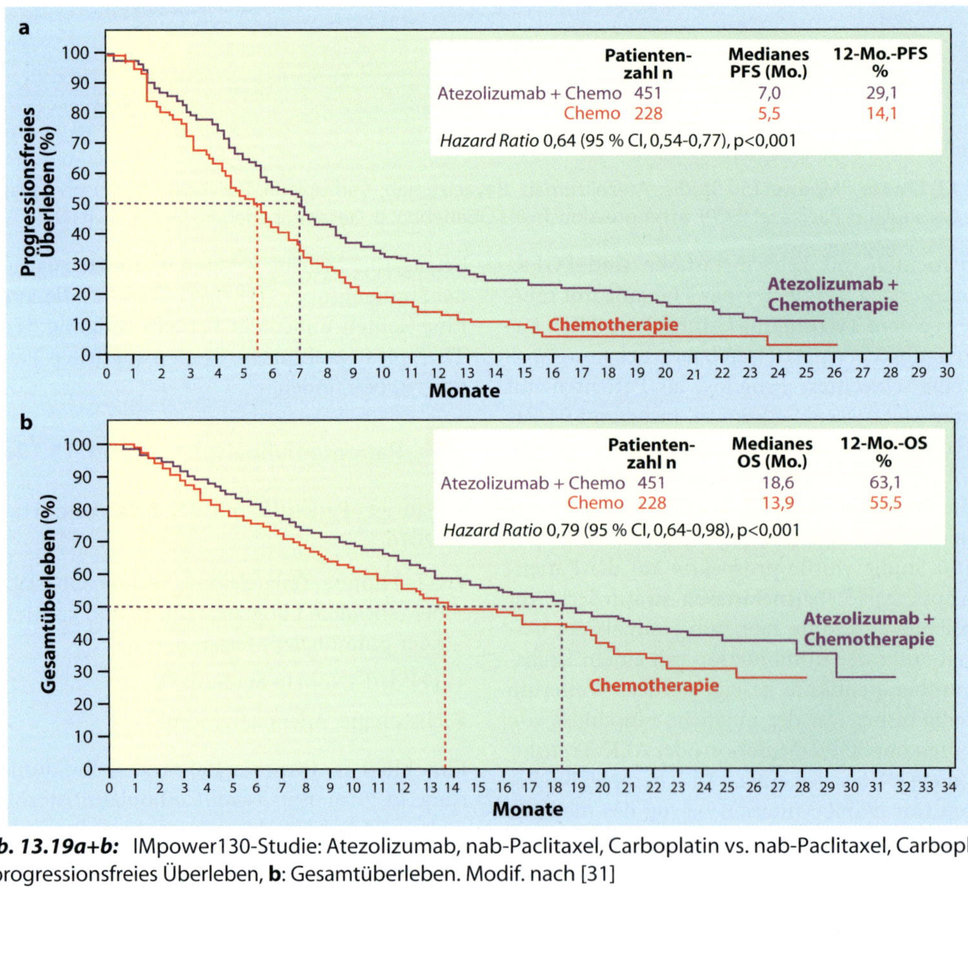

Abb. 13.19a+b: IMpower130-Studie: Atezolizumab, nab-Paclitaxel, Carboplatin vs. nab-Paclitaxel, Carboplatin. **a**: progressionsfreies Überleben, **b**: Gesamtüberleben. Modif. nach [31]

Mehrjährige Atezolizumab-Erhaltung ohne Nebenwirkungen oder Progress.

Die dritte Immun-Chemotherapie-Kombination, welche das Behandlungsspektrum des Nicht-Plattenepithelkarzinoms erweitert, ist ebenfalls in Kombination mit Atezolizumab. In die Zulassungsstudie IMpower130 durften diesmal keine Patienten mit EGFR-Mutation oder ALK-Translokation eingeschlossen werden. Die Patienten erhielten nab-Paclitaxel, Carboplatin und Atezolizumab oder eine alleinige Chemotherapie für 4-6 Zyklen. In der Studiengruppe schloss sich eine Erhaltungstherapie mit Atezolizumab an. Das mediane OS war insgesamt 4,7 Monate länger bei zusätzlicher Gabe der Immuntherapie zur Chemotherapie (18,6 vs. 13,9 Monate; HR 0,79; p=0,033; ☞ Abb. 13.19b). Das mediane PFS lag bei 7 Monaten in der Atezolizumab-Gruppe gegen 5,5 Monate bei alleiniger Chemotherapie (HR 0,64; ☞ Abb. 13.19a) [31]. Da nab-Paclitaxel eine deutlich bessere Verträglichkeit hat und keine Notwendigkeit besteht Steroide als Prämedikation zu verabreichen, eignet sich diese Kombination besonders für ältere sowie komorbide Patienten.

Die letzte Immun-/Chemotherapie Kombination, die zugelassen wurde, ist wie beim Plattenepithelkarzinom die Kombination aus Nivolumab/Ipilimumab plus zwei Zyklen Chemotherapie auf Grundlage der CheckMate-9LA-Studie (☞ Kap. 12.3.).

Damit stehen beim Nicht-Plattenepithelkarzinom die alleinige Gabe von Pembrolizumab oder Atezolizumab bei hoher PD-L1-Expression sowie vier Kombinationstherapien aus Immuntherapie mit Chemotherapie (1x plus Antiangiogenese) unabhängig vom PD-L1-Status als Therapieoptionen zur Verfügung.

13.2.3. Alleinige Chemotherapie

Bei Kontraindikationen gegen eine Immuntherapie kann auch hier eine alleinige Chemotherapie in der Erstlinie gegeben werden. In der *First-line*-Zulassungsstudie von Pemetrexed/Cisplatin versus Gemcitabin/Cisplatin zeigte sich ein signifikanter Vorteil für die Pemetrexed/Cisplatin-Behandlung für Nicht-Plattenepithelkarzinome [32]. In einer daraufhin durchgeführten retrospektiven Analyse der *Second-line*-Studie Pemetrexed vs. Docetaxel, in der über das Gesamtkollektiv aller NSCLC-Patienten kein Wirksamkeitsunterschied festgestellt werden konnte, fand sich ebenfalls ein klarer Vorteil von Pemetrexed für Patienten mit Nicht-Plattenepithelkarzinomen. Für Docetaxel zeigte sich dabei eine gleiche Wirksamkeit in beiden Patientengruppen. Damit fand sich in dieser Studie eine Bestätigung, dass es sich bei der Histologie abhängigen Behandlung um eine prädiktive Situation handelt. In einer Studie mit einer Pemetrexed-Erhaltungstherapie versus Beobachtung konnte dieses Ergebnis noch einmal sehr streng untermauert werden, da die Pemetrexed-Erhaltungstherapie einen hochsignifikanten Vorteil für Patienten mit Nicht-Plattenepithelkarzinom erbrachte, während Patienten mit Plattenepithelkarzinom überhaupt keinen Vorteil von einer Pemetrexed-Erhaltungstherapie hatten [33]. Damit kann festgestellt werden, dass Pemetrexed für die Behandlung von Patienten mit Nicht-Plattenepithelkarzinom als eine wirksamere Substanz in Kombination mit Platin zu bezeichnen ist als die vergleichbaren Kombinationen. Daneben sind wie beim Plattenepithelkarzinom weitere Kombinationen mit Platin wie Paclitaxel, nab-Paclitaxel, Vinorelbin oder Docetaxel möglich.

Empfehlungen für die Praxis – NSCLC-Nicht-Plattenepithelkarzinom ohne Treiberalteration Stadium IV – *First-line*-Therapie
• Bei PD-L1 ≥50 %: alleinige Immuntherapie mit Pembrolizumab oder Atezolizumab möglich
• Unabhängig von der PD-L1-Expression Immun-Chemotherapie mit Pembrolizumab, Carboplatin, Pemetrexed
• *oder* Atezolizumab, Bevacizumab, Paclitaxel, Carboplatin
• *oder* Atezolizumab, nab-Paclitaxel, Carboplatin
• *oder* Ipilimumab/Nivolumab + 2 Zyklen Chemotherapie
• Nur bei Kontraindikationen gegen Immuntherapie sollte eine alleinige Chemotherapie gegeben werden

Bei Patienten mit Nicht-Plattenepithelkarzinom kann die Zweifachkombination seit 2007 mit Bevacizumab, einem Angiogenese-Hemmer, ergänzt werden. In der Zulassungsstudie wurden die Patienten mit einer Platindoublette (Carboplatin/Paclitaxel) sowie Bevacizumab in der Studiengruppe behandelt. Nach insgesamt 6 Zyklen schloss sich in der Studiengruppe eine Erhaltungstherapie mit Bevacizumab an. Das Gesamtüberleben in der Studiengruppe war signifikant besser gegenüber der alleinigen Gabe einer Chemotherapie (12,3 Monate vs. 10,3 Monate; HR 0,79; p= 0,003) [34]. Eine explorative Analyse ergab, dass Patienten mit Adenokarzinom einen besonders großen Nutzen hatten (OS hier sogar 14,2 Monate; HR 0,69) [35].

13.2.4. *Second-line*-Therapie

In der *Second-line*-Therapie liegt beim Nicht-Plattenepithelkarzinom eine ähnliche Situation vor, wie beim Plattenepithelkarzinom (vgl. Kap. 12.5.). Die Immuntherapeutika Nivolumab und Atezolizumab sind als Monotherapie unabhängig vom PD-L1-Status zugelassen sowie Pembrolizumab ab einer PD-L1-Expression von mindestens 1 %. Auf Grund der Gabe in der *First-line*-Therapie ist die Immuntherapie in der *Second-line*-Situation in den Hintergrund getreten.

Dagegen ist die Chemotherapie mit Docetaxel in Kombination mit einer antiangiogenetischen Therapie wiederaufgelebt. Der Angiogenese-Hemmer Ramucirumab ist in Kombination mit Docetaxel analog dem Plattenepithelkarzinom zugelassen. Zusätzlich erweitert die antiangiogenetische Therapie mit Nintedanib das therapeutische Spektrum. Ebenfalls in Kombination mit Docetaxel wird diese orale Medikation gegeben. In der LUME-Lung 1-Studie konnte eine Verlängerung des medianen OS von 10,3 Monaten unter Docetaxel-Monotherapie auf 12,6 Monate unter Hinzunahme von Nintedanib erreicht werden (HR 0,83). Bei Patienten, die einen schnellen Progress unter *First-line*-Therapie erlitten haben, zeigte sich ebenfalls eine deutliche Verbesserung im OS von 10,9 Monaten vs. 7,9 Monaten zu Gunsten der Nintedanib-Gruppe (HR 0,75) [36]. Unerwünschte Wirkungen, vor allem Diarrhoe, traten vor allem in der Nintedanib-Gruppe vermehrt auf, weshalb unter Nintedanib-Gabe auf eine gute supportive Therapie zu achten ist.

Die Daten sprechen dafür, dass Nintedanib auch bzw. vor allem Patienten mit frühem Progress unter *First-line*-Therapie einen Vorteil bringt. Die besondere Wirksamkeit der Antiangiogenese nach Versagen einer Immuntherapie in der *First-line*-Behandlung scheint auf einem "angio-immunogenen Switch" zu beruhen. Im Rahmen des Tumorwachstums kommt es zu einer Erhöhung von VEGF mit nachfolgender Angiogenese. Es entsteht ein immunsuppressives Tumor-Microenvironment mit Resistenzentwicklung gegenüber Immuntherapeutika. Die VEGF-Blockade führt zur Normalisierung der Gefäße und macht den Tumor wieder sensibel gegenüber der Therapie.

Auch andere Chemotherapeutika wie Pemetrexed, Paclitaxel oder nab-Paclitaxel können prinzipiell in der Zweitlinie gegeben werden; vorausgesetzt, sie wurden nicht bereits in der Erstlinie appliziert.

Die letzte Therapiemöglichkeit stellt Erlotinib als Targettherapie wie beim Plattenepithelkarzinom dar. In vergleichenden Studien war diese Therapie jedoch einer Chemotherapie unterlegen, so dass

Empfehlungen für die Praxis – NSCLC- Nicht-Plattenepithelkarzinom Stadium IV – *Second-line*-Therapie und höhere Linien
• Etablierteste *Second-line*-Therapie ist Docetaxel plus Antiangiogenese mit Nintedanib *oder* Ramucirumab • Immuntherapie zwar *second-line* zugelassen, jedoch eher keine Anwendung, da meist bereits *first-line* gegeben • Targettherapie mit Erlotinib ebenfalls möglich, jedoch Chemotherapie eher unterlegen • *Third-line*-Therapie dann entweder mit einer Monoimmuntherapie (Medikament, das Patient in der Erstlinie noch nicht erhalten hat) oder mit Targettherapie (Erlotinib) • Bedeutung von Therapien der vierten und fünften Linie sind bisher nicht geklärt, dies kann jedoch im Einzelfall trotzdem sinnvoll sein; dann Therapie wählen, welche zuvor nicht gegeben wurde

Erlotinib sich in einer späteren Therapielinie nach einer *Second-line*-Chemotherapie anbietet.

13.2.5. *Third-line* und spätere Therapielinien

In der heutigen Situation kann bei einer großen Anzahl von Patienten nach der *Second-line*-Therapie noch eine *Third-line*-Therapie angewendet werden. Dabei ist eine in der *Second-line*-Therapie nicht verwendete Substanz einzusetzen. Das heißt, wenn in der *Second-line*-Therapie eine Chemotherapie angeboten wurde, ist in der *Third-line*-Therapie entweder nochmals eine Immuntherapie oder eine Behandlung mittels Tyrosinkinase-Inhibitor angezeigt. Dabei sollte wahrscheinlich ein anderes Immuntherapeutikum eingesetzt werden als in der Erstlinie. Studien dazu gibt es jedoch nicht. Inwieweit eine vierte oder fünfte Therapielinie noch eine Bedeutung hat muss offenbleiben. In einzelnen Fällen sind sicher Remissionen und Lebensverlängerungen zu erzielen, Daten sind für diese Situation nicht verfügbar.

Literatur

1. Mok TS, Wu Y-L, Thongprasert S, Yang C-H, Chu D-T, Saijo N et al. Gefitinib or carboplatin-paclitaxel in pulmonary adenocarcinoma. N Engl J Med. 2009;361:947-957.

2. Rosell R, Carcereny E, Gervais R, Vergnenegre A, Massuti B, Felip E et al. Erlotinib versus standard chemotherapy as first-line treatment for European patients with advanced EGFR mutation-positive non-small-cell lung cancer (EURTAC): a multicentre, open-label, randomised phase 3 trial. Lancet Oncol. 2012;13:239-246.

3. Seto T, Kato T, Nishio M, Goto K, Atagi S, Hosomi Y et al. Erlotinib alone or with bevacizumab as first-line therapy in patients with advanced non-squamous non-small-cell lung cancer harbouring EGFR mutations (JO25567): an open-label, randomised, multicentre, phase 2 study. Lancet Oncol. 2014;15:1236-1244.

4. Nakagawa K, Garon EB, Seto T, Nishio M, Ponce Aix S, Paz-Ares L et al. Ramucirumab plus erlotinib in patients with untreated, EGFR-mutated, advanced non-small-cell lung cancer (RELAY): a randomised, double-blind, placebo-controlled, phase 3 trial. Lancet Oncol. 2019;20: 1655-1669.

5. Sequist LV, Yang JC-H, Yamamoto N, O'Byrne K, Hirsh V, Mok T et al. Phase III study of afatinib or cisplatin plus pemetrexed in patients with metastatic lung adenocarcinoma with EGFR mutations. J Clin Oncol. 2013; 31:3327-3334.

6. Yang JC-H, Schuler M, Popat S, Miura S, Heeke S, Park K et al. Afatinib for the Treatment of NSCLC Harboring Uncommon EGFR Mutations: A Database of 693 Cases. J Thorac Oncol. 2020;15: 803-815.

7. Paz-Ares L, Tan E-H, O'Byrne K, Zhang L, Hirsh V, Boyer M et al. Afatinib versus gefitinib in patients with EGFR mutation-positive advanced non-small-cell lung cancer: overall survival data from the phase IIb LUX-Lung 7 trial. Ann Oncol. 2017;28:270-277.

8. Wu Y-L, Cheng Y, Zhou X, Lee KH, Nakagawa K, Niho S et al. Dacomitinib versus gefitinib as first-line treatment for patients with EGFR-mutation-positive non-small-cell lung cancer (ARCHER 1050): a randomised, open-label, phase 3 trial. Lancet Oncol. 2017;18:1454-1466.

9. Mok T, Cheng Y, Zhou X, Lee KH, Nakagawa K, Niho S et al. Updated overall survival (OS) from extended follow up in ARCHER 1050: A randomized phase III study comparing dacomitinib with gefitinib as first-line therapy for patients (pts) with EGFR mutations. Ann Oncol. 2019; 30:ix200-ix201.

10. Zhou C, Wu Y-L, Chen G, Feng J, Liu X-Q, Wang C et al. Erlotinib versus chemotherapy as first-line treatment for patients with advanced EGFR mutation-positive non-small-cell lung cancer (OPTIMAL, CTONG-0802): a multicentre, open-label, randomised, phase 3 study. Lancet Oncol. 2011;12:735-742.

11. Yang JC-H, Wu Y-L, Schuler M, Sebastian M, Popat S, Yamamoto N et al. Afatinib versus cisplatin-based chemotherapy for EGFR mutation-positive lung adenocarcinoma (LUX-Lung 3 and LUX-Lung 6): analysis of overall survival data from two randomised, phase 3 trials. Lancet Oncol. 2015;16:141-151.

12. Camidge DR, Pao W, Sequist LV. Acquired resistance to TKIs in solid tumours: learning from lung cancer. Nat Rev Clin Oncol 2014;11:473-481.

13. Mok TS, Wu Y-L, Ahn M-J, Garassino MC, Kim HR, Ramalingam SS et al. Osimertinib or Platinum-Pemetrexed in EGFR T790M-Positive Lung Cancer. N Engl J Med. 2017;376:629-640.

14. Soria J-C, Ohe Y, Vansteenkiste J, Reungwetwattana T, Chewaskulyong B, Lee KH et al. Osimertinib in Untreated EGFR-Mutated Advanced Non-Small-Cell Lung Cancer. N Engl J Med. 2018; 378:113-125.

15. Stratmann JA, Michels S, Hornetz S, Christoph DC, Sackmann S, Spengler W et al. Efficacy and safety analysis of the German expanded access program of osimertinib in patients with advanced, T790M-positive non-small cell lung cancer. J Cancer Res Clin Oncol 2018;144: 2457-2463.

16. Socinski MA, Jotte RM, Cappuzzo F, Orlandi F, Stroyakovskiy D, Nogami N et al. Atezolizumab for

First-Line Treatment of Metastatic Nonsquamous NSCLC. N Engl J Med. 2018;378:2288-2301.

17. Solomon BJ, Mok T, Kim D-W, Wu Y-L, Nakagawa K, Mekhail T et al. First-line crizotinib versus chemotherapy in ALK-positive lung cancer. N Engl J Med. 2014; 371:2167-2177.

18. Solomon BJ, Kim D-W, Wu Y-L, Nakagawa K, Mekhail T, Felip E et al. Final Overall Survival Analysis From a Study Comparing First-Line Crizotinib Versus Chemotherapy in ALK-Mutation-Positive Non-Small-Cell Lung Cancer. J Clin Oncol. 2018;36:2251-2258.

19. Shaw AT, Kim TM, Crinò L, Gridelli C, Kiura K, Liu G et al. Ceritinib versus chemotherapy in patients with ALK-rearranged non-small-cell lung cancer previously given chemotherapy and crizotinib (ASCEND-5): a randomised, controlled, open-label, phase 3 trial. Lancet Oncol. 2017;18: 874-886.

20. Soria J-C, Tan DSW, Chiari R, Wu Y-L, Paz-Ares L, Wolf J et al. First-line ceritinib versus platinum-based chemotherapy in advanced ALK -rearranged non-small-cell lung cancer (ASCEND-4): a randomised, open-label, phase 3 study. Lancet 2017;389:917-929.

21. Peters S, Camidge DR, Shaw AT, Gadgeel S, Ahn JS, Kim D-W et al. Alectinib versus Crizotinib in Untreated ALK-Positive Non-Small-Cell Lung Cancer. N Engl J Med. 2017;377:829-838.

22. Camidge DR, Kim HR, Ahn M-J, Yang JCH, Han J-Y, Hochmair MJ et al. Brigatinib Versus Crizotinib in Advanced ALK Inhibitor-Naive ALK-Positive Non-Small Cell Lung Cancer: Second Interim Analysis of the Phase III ALTA-1L Trial. J Clin Oncol. 2020;38:3592-3603.

23. Shaw AT, Bauer TM, Marinis F de, Felip E, Goto Y, Liu G et al. First-Line Lorlatinib or Crizotinib in Advanced ALK-Positive Lung Cancer. N Engl J Med. 2020;383: 2018-2029.

24. Solomon BJ, Besse B, Bauer TM, Felip E, Soo RA, Camidge DR et al. Lorlatinib in patients with ALK-positive non-small-cell lung cancer: results from a global phase 2 study. Lancet Oncol. 2018; 19:1654-1667.

25. Shaw AT, Ou S-HI, Bang Y-J, Camidge DR, Solomon BJ, Salgia R et al. Crizotinib in ROS1-rearranged non-small-cell lung cancer. N Engl J Med. 2014;371:1963-1971.

26. Planchard D, Kim TM, Mazieres J, Quoix E, Riely G, Barlesi F et al. Dabrafenib in patients with BRAFV600E-positive advanced non-small-cell lung cancer: a single-arm, multicentre, open-label, phase 2 trial. Lancet Oncol. 2016;17:642-650.

27. Reck M, Rodríguez-Abreu D, Robinson AG, Hui R, Csõszi T, Fülöp A et al. Pembrolizumab versus Chemotherapy for PD-L1-Positive Non-Small-Cell Lung Cancer. N Engl J Med. 2016;375: 1823-1833.

28. Mok TSK, Wu Y-L, Kudaba I, Kowalski DM, Cho BC, Turna HZ et al. Pembrolizumab versus chemotherapy for previously untreated, PD-L1-expressing, locally advanced or metastatic non-small-cell lung cancer (KEYNOTE-042): a randomised, open-label, controlled, phase 3 trial. Lancet 2019;393:1819-1830.

29. Gandhi L, Rodríguez-Abreu D, Gadgeel S, Esteban E, Felip E, Angelis F de et al. Pembrolizumab plus Chemotherapy in Metastatic Non-Small-Cell Lung Cancer. N Engl J Med. 2018;378:2078-2092.

30. Gadgeel S, Rodríguez-Abreu D, Speranza G, Esteban E, Felip E, Dómine M et al. Updated Analysis From KEYNOTE-189: Pembrolizumab or Placebo Plus Pemetrexed and Platinum for Previously Untreated Metastatic Nonsquamous Non-Small-Cell Lung Cancer. J Clin Oncol. 2020;38: 1505-1517.

31. West H, McCleod M, Hussein M, Morabito A, Rittmeyer A, Conter HJ et al. Atezolizumab in combination with carboplatin plus nab-paclitaxel chemotherapy compared with chemotherapy alone as first-line treatment for metastatic non-squamous non-small-cell lung cancer (IMpower130): a multicentre, randomised, open-label, phase 3 trial. Lancet Oncol. 2019;20:924-937.

32. Scagliotti GV, Parikh P, Pawel J von, Biesma B, Vansteenkiste J, Manegold C et al. Phase III study comparing cisplatin plus gemcitabine with cisplatin plus pemetrexed in chemotherapy-naive patients with advanced-stage non-small-cell lung cancer. J Clin Oncol. 2008;26: 3543-3551.

33. Belani CP, Brodowicz T, Ciuleanu T, Kim JH, Krzakowski M, Laack E et al. Maintenance pemetrexed (Pem) plus best supportive care (BSC) versus placebo (Plac) plus BSC: A randomized phase III study in advanced non-small cell lung cancer (NSCLC). J Clin Oncol. 2009; 27:CRA8000-CRA8000.

34. Sandler A, Gray R, Perry MC, Brahmer J, Schiller JH, Dowlati A et al. Paclitaxel-carboplatin alone or with bevacizumab for non-small-cell lung cancer. N Engl J Med. 2006;355:2542-2550.

35. Sandler A, Yi J, Dahlberg S, Kolb MM, Wang L, Hambleton J et al. Treatment outcomes by tumor histology in Eastern Cooperative Group Study E4599 of bevacizumab with paclitaxel/carboplatin for advanced non-small cell lung cancer. J Thorac Oncol. 2010;5:1416-1423.

36. Reck M, Kaiser R, Mellemgaard A, Douillard J-Y, Orlov S, Krzakowski M et al. Docetaxel plus nintedanib versus docetaxel plus placebo in patients with previously treated non-small-cell lung cancer (LUME-Lung 1): a phase 3, double-blind, randomised controlled trial. Lancet Oncol. 2014;15:143-155.

14. Kleinzelliges Lungenkarzinom –Therapie

14.1. Stadieneinteilung

Grundsätzlich kann das SCLC ebenfalls in die entsprechenden Stadien der TNM-Klassifikation eingeteilt werden. Für die Therapie des SCLC ist jedoch eine vereinfachte Einteilung ausreichend. Zur so genannten *Limited Disease* gehören alle SCLCs, welche noch in einem lokalisierten Stadium vorliegen, d.h. noch keine Metastasen in der kontralateralen Lunge oder Fernmetastasen gebildet haben. Ein ipsilateraler Pleuraerguss, unabhängig vom zytologischen Ergebnis, wird von der *Veterans Administration Lung Study* noch zur *Limited Disease* gerechnet.

Diese Einteilung orientiert sich primär an der Durchführbarkeit einer Strahlentherapie.

> Als *Limited Disease* wird eine Tumorausdehnung definiert, welche mittels eines tolerablen, strahlentherapeutischen Zielvolumens vollständig erfasst und bestrahlt werden kann. Eine Ergänzung stellt die Unterteilung des Stadiums *Limited Disease* in eine Gruppe *Very Limited Disease* ohne Nachweis einer mediastinalen Lymphknotenbeteiligung und in eine *Limited Disease*-Gruppe mit mediastinaler Lymphknotenbeteiligung dar.

14.2. *Very Limited Disease*

Die *Very Limited Disease* umfasst die Tumorstadien I und II. Dass Kleinzellige Lungenkarzinome in einem so frühen Stadium diagnostiziert werden, ist eine Rarität und kommt nur bei etwa 5 % der Patienten vor. Oft sind es histopathologische Zufallsbefunde im Rahmen der OP eines unklaren Lungenrundherdes, welcher auf Grund der Größe und der Lage vorher nicht histopathologisch gesichert werden konnte. Postoperativ werden 4 Zyklen adjuvante Chemotherapie mit Cisplatin/Etoposid empfohlen; damit kann in diesem Stadium nach einer Datenbankanalyse der *National Cancer Database* der USA, in der über 1.500 Patienten ausgewertet wurden, ein 5-Jahres-Überleben von bis zu 52 % erreicht werden. Eine adjuvante Schädelbestrahlung sollte zudem erwogen werden. Der Wert dieser ist bei Vorliegen einer N0- oder N1-Situation nicht geklärt und sollte eher nicht empfohlen werden. Eine adjuvante mediastinale Radiatio bringt keinen weiteren Überlebensvorteil [1].

Sollte ein SCLC bereits präoperativ gesichert werden, kann entweder operiert werden mit nachfolgender adjuvanter Chemotherapie oder eine simultane Radio-Chemotherapie durchgeführt werden. Im letzten Fall sollte die Radiatio möglichst frühzeitig erfolgen, und es sollten 4-6 Zyklen Chemotherapie mit Cisplatin/Etoposid appliziert werden. Randomisierte Studien zum Vergleich beider Methoden in so frühen Stadien beim SCLC liegen nicht vor, so dass keine Aussage getroffen werden kann, welche Methode zu bevorzugen ist.

14.3. *Limited Disease*

Die *Limited Disease* umfasst das Tumorstadium III, in welchem sich etwa ein Drittel der SCLC-Patienten zum Zeitpunkt der Erstdiagnose befinden. Die 5-Jahres-Überlebensraten liegen zwischen 20-30 %. Grundsätzlich besteht auch hier ein kurativer Therapieansatz. Dieser umfasst eine simultane Radio-Chemotherapie inklusive 4-6 Zyklen Chemotherapie mit Cisplatin/Etoposid. Die meisten Daten liegen bezüglich Cisplatin vor, dies besitzt eine gute strahlensensibilisierende Wirkung. Zu Carboplatin liegen weniger Daten vor. Auch in diesem Stadium gilt, je früher die Radiatio begonnen wird, desto besser. Diese sollte jedoch spätestens zum 3. Zyklus starten. Eine sequentielle Radiatio vermindert das 5-Jahres-Überleben um etwa 10 %. Eine prophylaktische Bestrahlung des Schädels reduziert das Risiko für das Auftreten von Hirnmetastasen von 40 % bei nicht bestrahlten Patienten auf unter 10 % bei schädelbestrahlten Patienten und verbessert die 5-Jahres-Überlebensrate absolut um 5 %. Jedoch sollte unbedingt eine gute Risiko-Nutzen-Abwägung erfolgen, da es in vielen Fällen im Verlauf zu kognitiven Einschränkungen und anderen unerwünschten Wirkungen kommen kann.

Sollte eine Chemotherapie mit Cisplatin kontraindiziert sein, z.B. auf Grund einer vorliegenden Niereninsuffizienz des Patienten, kann alternativ auch Carboplatin eingesetzt werden.

Empfehlungen für die Praxis – SCLC – *Limited Disease*

- *Very Limited Disease* (Stadium I, II): meist Zufallsbefunde im Rahmen der OP eines unklaren Rundherdes, nach OP 4 Zyklen adjuvante Chemotherapie mit Cisplatin/Etoposid
- Alternativ simultane Radio-Chemotherapie
- *Limited Disease*: simultane Radio-Chemotherapie mit Cisplatin/Etoposid; bei KI gegen Cisplatin: Carboplatin

14.4. *Extensive Disease*

Etwa 60 % der Patienten haben bereits ein metastasiertes Tumorstadium bei der Erstdiagnose. Dies liegt unter anderem an dem schnellen Wachstum. Die Tumorverdopplungszeit des SCLC liegt zwischen 20-50 Tagen. Die Biologie dieses Tumors begründet jedoch die große Sensibilität gegenüber einer Chemo- sowie Strahlentherapie. Trotzdem sind die Therapiemöglichkeiten des metastasierten SCLC äußerst begrenzt, und es gab in den letzten Jahrzehnten im Gegensatz zum NSCLC kaum einen Fortschritt in der Therapie. Die 5-Jahres-Überlebensrate beträgt gerade einmal 2 %, das mediane Überleben 9-12 Monate. Viele Studien, die in den letzten Jahren und Jahrzehnten durchgeführt wurden, waren negativ und führten nicht zur Zulassung neuer Substanzen. Die Therapie in diesem Stadium ist palliativ intendiert und kann neben einer Verbesserung der Lebensqualität und Symptomkontrolle eine deutliche Verlängerung des Überlebens bewirken.

Eine Besonderheit beim SCLC ist das häufige Auftreten von paraneoplastischen Syndromen wie zerebellärer Degeneration, limbischer Enzephalitis und des Lambert-Eaton-Syndroms. Manchmal wird eine Diagnostik nur auf Grund eines paraneoplastischen Syndroms eingeleitet und nur ein relativ kleiner Tumor gefunden. Interessanterweise haben SCLC-Patienten mit "frühen" paraneoplatischen Syndromen eine günstigere Prognose [2, 3], was darauf hindeutet, dass eine zugrunde liegende Immunantwort gegen diese onkogenen Antigene erzeugt wird. Umfassende genomische Profilerstellungen haben bei der Mehrheit der SCLCs einen Mangel an funktionellem p53 und Rb1 (Tumorsuppressor-Gene) und eine Amplifikation von MYC (Onkogen) festgestellt. Diese defekten Tumorsuppressor-Gene und die vermehrte Expression des MYC-Onkogens führen zu einer schnellen Proliferation. Dies wiederum fördert eine schlechte genomische Stabilität und die Bildung von tumorassoziierten Antigenen.

Darüber hinaus ist bekannt, dass das SCLC unter den soliden Tumoren eine der höchsten Tumormutationsbelastungen (TMB) aufweist. Dies ist vermutlich durch die Vielzahl an Mutationen durch rauchbedingte Karzinogene zu erklären. Grundsätzlich geht man davon aus, dass Tumore mit einem hohen TMB auch besser auf eine Immuntherapie ansprechen, diesen Effekt sieht man beim SCLC jedoch eher nicht.

14.4.1. *First-line*-Therapie

Seit September 2019 ist nun die kombinierte Immun-Chemotherapie mit Carboplatin/Etoposid und dem PD-L1-Inhibitor Atezolizumab zugelassen. In der entsprechenden Studie IMpower133 konnte ein medianes OS von 12,3 Monaten im Studienarm im Vergleich zu 10,3 Monaten im Kontrollarm erreicht werden (HR 0,70; ☞ Abb. 14.1a). Das mediane PFS betrug 5,2 Monate in der Atezolizumab-Gruppe und 4,3 Monate in der Kontrollgruppe (HR 0,77; ☞ Abb. 14.1b). Vermehrte oder unerwartete Nebenwirkungen traten in beiden Gruppen nicht auf [4]. Eine kleine Einschränkung stellen Patienten mit Hirnmetastasen dar. Patienten mit nicht kontrollierter ZNS-Metastasierung (nicht vorher bestrahlt) waren von der Studie IMpower133 ausgeschlossen. Auf Grund der klinischen und biologischen Sondersituation wird die Gabe von Atezolizumab daher vom *Gemeinsamen Bundesausschuss* (GBA) bei Patienten mit Hirnmetastasen nicht empfohlen, wenngleich die Therapie auch bei diesen Patienten zugelassen ist. Auch bei Patienten mit schlechtem ECOG (2 und höher) wird eine Immuntherapie grundsätzlich nicht empfohlen, da diese Patienten ebenfalls nicht in die Studie eingeschlossen werden durften. Jedoch besteht laut Zulassung auch bei diesen Patienten die Möglichkeit einer kombinierten Immun-Chemotherapie, und dies scheint auch durchaus sinnvoll, da die Nebenwirkungen mit zusätzlicher Gabe von Atezolizumab nicht relevant höher liegen als bei alleiniger Chemotherapie. Somit sollte man diesen Patienten die Zusatzchance einer Immuntherapie nicht vorenthalten.

Diese Zulassung ist seit Jahrzehnten der erste Fortschritt bei der Therapie des metastasierten SCLC,

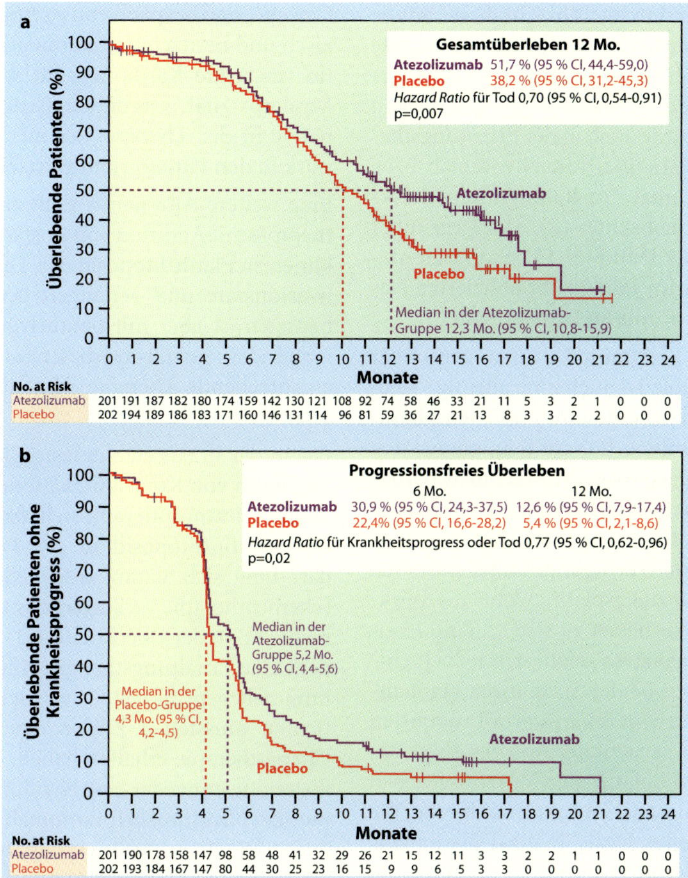

Abb. 14.1a+b: IMpower133-Studie: Atezolizumab + Chemotherapie vs. Chemotherapie allein. **a**: progressionsfreies Überleben, **b**: Gesamtüberleben. Modif. nach [4].

und etwa 10 % der Patienten profitieren längerfristig von der Kombination mit Atezolizumab und auch von der entsprechenden Erhaltungstherapie mit Atezolizumab. Für diese Patienten besteht ein beträchtlicher Zusatznutzen.

Auch in der CASPIAN-Studie zum Vergleich des Anti-PD-L1-Antikörpers Durvalumab in Kombination mit platinhaltiger Chemotherapie gegenüber Chemotherapie war die Gesamtüberlebenszeit signifikant verlängert, diese lag in der Durvalumab-Gruppe bei 12,9 Monaten und in der Kontrollgruppe bei 10,5 Monaten (HR 0,75; ☞ Abb. 14.2). Nach 18 Monaten lag die Überlebensrate im Durvalumab-Arm bei 34 % im Vergleich zu 24 % im Kontrollarm [5]. Eine Zulassung gibt es seit Juli 2020. Somit stehen aktuell beim SCLC zwei Immun-Chemotherapien zur Verfügung, die als neuer Standard in der Erstlinientherapie des metastasierten SCLC gesehen werden können.

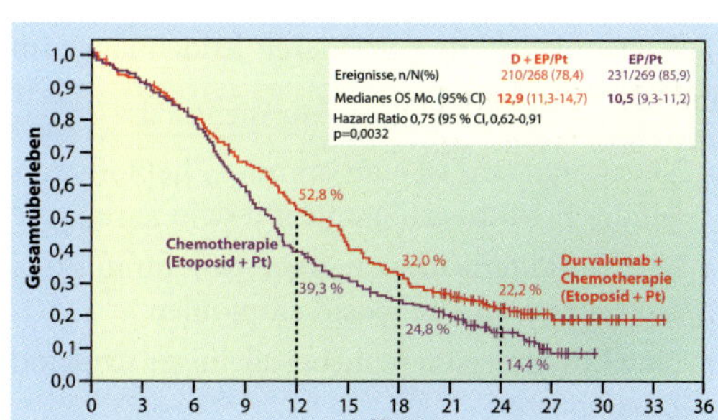

Abb. 14.2: Gesamtüberleben im Update der CASPIAN-Studie: Durvalumab + Chemo vs. Chemo alleine. Modif. nach [5].

Die erste große randomisierte Studie zur Wirksamkeit von Immuntherapeutika beim SCLC wurde mit Ipilimumab durchgeführt. In dieser Studie mit fast 1.000 Patienten konnte keine signifikante Verlängerung des progressionsfreien und des Gesamtüberlebens gezeigt werden (6). Das Fehlen positiver Effekte wurde auch in der Erhaltungstherapie von SCLC-Patienten mit Nivolumab bzw. Nivolumab/Ipilimumab im Rahmen der Check-Mate 451-Studie beobachtet (7). Demgegenüber stehen die Daten der IMpower 133-Studie zu Atezolizumab und die im Jahr 2019 publizierten Daten der CASPIAN-Studie zu Durvalumab (5).

Bei Patienten mit Kontraindikationen gegenüber einer Immuntherapie ist auch eine alleinige Chemotherapie möglich. Insgesamt erreichen platinhaltige Chemotherapien höhere Remissionsraten als nicht platinhaltige, wobei die Ergebnisse bezüglich des Gesamtüberlebens in mehreren Metaanalysen nicht eindeutig waren. Es stehen Cisplatin und Carboplatin zur Verfügung. Dabei existieren jedoch mehr Daten zu Cisplatin, wobei die Wirksamkeit jeweils etwas besser zu sein scheint. In einer aktuellen Metaanalyse zeigte sich jedoch eine gleiche Wirksamkeit beider Substanzen bei deutlich günstigerem Nebenwirkungsprofil zugunsten von Carboplatin. Aus Sicht der Autoren sollte daher eindeutig Carboplatin der Vorzug gegeben werden. Ein prognostischer Faktor ist hierbei die Applikation der vollen Dosis. In einer platinhaltigen Kombination sind Etoposid, Topotecan und Irinotecan äquieffektiv in Mitteleuropa und Nordamerika.

Eine Alternative zu einer platinhaltigen Kombination stellen anthrazyklinhaltige Therapieschemata dar wie z.B. Epirubicin oder Doxorubicin mit Cyclophosphamid/Vincristin oder Etoposid kombiniert. Anthrazykline persistieren jedoch lange im Gewebe, sind bei paravenöser Applikation hochtoxisch und besitzen eine kumulative, durch Radiatio verstärkte Kardiotoxizität sowie ausgeprägte Myelotoxizität. Aus diesem Grund ist diese Alternative in der Therapie des metastasierten SCLC stark in den Hintergrund getreten.

Eine weitere Alternative stellt eine Poly-Chemotherapie mit Addition von Ifosfamid und Antrazyklinen zu Platin/Etoposid dar. Dies erhöht die Remissionsrate und verlängert gering die Überlebenszeit, ist aber mit deutlich höherer Toxizität verbunden. Auf Grund dieser Tatsache hat sich die entsprechende Therapie ebenfalls nicht durchgesetzt.

Die in der Praxis etablierteste Chemotherapie bei Vorliegen von Kontraindikationen gegen eine zusätzliche Immuntherapie stellt die Behandlung mit Carboplatin/Etoposid in der *First-line*-Therapie dar. Eine sich daran anschließende Erhaltungs(chemo)therapie verlängert das Gesamtüberleben nicht [8]. In der Checkmate 451-Studie wurde zudem eine Erhaltungstherapie mit Nivolumab/Ipilimumab geprüft [7]. Die eingeschlossenen Patienten mussten 4 Zyklen einer platinbasierten Chemotherapie erhalten haben. Im Anschluss erhielten sie entweder eine Nivolumab-Monotherapie oder Nivolumab/Ipilimumab oder ein Placebo. Die Studie erreichte ihren primären Endpunkt, das OS, nicht. Die *Hazard Ratio* für das Gesamtüberleben betrug 0,92 (p=0,37) und war somit nicht signifikant. Bemerkenswerterweise brach fast ein Drittel der Patienten im Nivolumab/Ipilimumab-Arm die Therapie auf Grund von Toxizitäten ab, und insgesamt 7 Patienten verstarben therapiebedingt.

Empfehlungen für die Praxis – SCLC – *Extensive Disease* – *First-line*-Therapie

- Neuer Standard ist eine Immun-Chemotherapie mit Atezolizumab oder Durvalumab und anschließender Erhaltungstherapie mit dem jeweiligen Immuntherapeutikum
- Bei Kontraindikationen gegen eine Immuntherapie wird eine alleinige Chemotherapie bevorzugt mit Carboplatin/Etoposid empfohlen
- Eine Erhaltungstherapie bei alleiniger Chemotherapiegabe ist nicht sinnvoll und bringt keinen Zusatznutzen
- Bei Patienten in einem stark reduzierten Allgemeinzustand kann eine Monotherapie erfolgen oder ein *Best supportive care*-Konzept
- Die Indikation zur systemischen Therapie sollte beim SCLC jedoch großzügig gestellt werden, da eine deutliche Verlängerung des Gesamtüberlebens durch die Gabe einer systemischen Therapie möglich ist

Zusammenfassend ist die Immun-Chemotherapie mit Atezolizumab oder Durvalumab in der *First-line*-Therapie des metastasierten SCLC der neue Standard.

Bei Kontraindikationen gegen eine Immuntherapie kann eine alleinige Chemotherapie erfolgen, bevorzugt mit Carboplatin/Etoposid. Bei Patienten in stark reduziertem Allgemeinzustand aufgrund signifikanter Komorbiditäten wird eine Mono-Chemotherapie empfohlen oder ein *Best supportive care*-Konzept.

14.4.2. *Second-line*-Therapie

Die Prognose der *Second-line*-Therapie ist abhängig vom Erfolg der *First-line*-Therapie. Patienten mit einem Progress während oder innerhalb von 3 Monaten nach der *First-line*-Therapie gelten als refraktär. Patienten, die einen Progress mehr als 3 Monaten nach Therapie erleiden, werden als sensitiv bezeichnet. Diese Patienten haben mit einer *Second-line*-Therapie eine deutlich bessere Prognose als refraktäre Patienten. Der Performance-Status und die Ausdehnung der Erkrankung haben keinen prädiktiven Einfluss auf das Ansprechen auf eine *Second-line*-Therapie. Bei Patienten mit einem krankheitsfreien Intervall von mehr als 2 Jahren konnten Responseraten von 56 % beobachtet werden. Für die *Second-line*-Therapie des SCLC gibt es keinen einheitlichen Standard. Patienten, die nach einer Induktionstherapie als sensibel beurteilt wurden, können mit der gleichen Kombination erneut mit Remissionsraten von 50 bis 67 % behandelt werden.

Ansonsten hat sich in der *Second-line*-Therapie der Standard leider auch nach vielen Jahren noch nicht geändert. Aktuell wird weiterhin eine Therapie mit Topotecan empfohlen, da diese im Vergleich zu *Best supportive care* zu einem längeren Überleben geführt hat [9]. Diese Chemotherapie ist jedoch in der Regel nur schlecht verträglich und hat eine sehr hohe Hämatotoxizität, so dass sie häufig einen Therapieabbruch nach sich zieht.

Neben Topotecan sind auch noch Irinotecan, Paclitaxel, Ifosfamid, Bendamustin und Anthrazykline einschließlich Amrubicin zugelassen. In einer Studie zum Vergleich von Cisplatin/Etoposid/Irinotecan vs. Topotecan bei Patienten mit sensitivem Rezidiv verlängerte die Kombinationstherapie das mediane Überleben von 12 auf 18 Monate, allerdings ohne Erhöhung bzw. ohne Erreichen eines Langzeitüberlebens über drei Jahre hinaus und mit einer deutlich höheren Toxizität. In weiteren Studien zeigte sich keine Überlegenheit für das ACO-Protokoll und für Einzelsubstanzen wie Amrubicin. Cabazitaxel war Topotecan unterlegen. Somit muss man sagen, dass man bezüglich Chemotherapeutika keine besonders guten Optionen für die *Second-line*-Therapie zur Verfügung hat. Von allen Substanzen ist jedoch Topotecan am gebräuchlichsten.

Auch die Checkpoint-Inhibitor-Therapie wurde in der Zweitlinie für das SCLC geprüft. In der CheckMate 331-Studie wurde der PD-1-Inhibitor Nivolumab gegen Chemotherapie getestet. Bedauerlicherweise konnte die Immuntherapie hier keine Überlegenheit gegenüber der Chemotherapie zeigen, so dass es zu keiner Zulassung kam [10]. Auf Grund der Tatsache, dass die Immuntherapie jedoch der Chemotherapie nicht unterlegen ist und das Toxizitätsprofil deutlich besser ist, ist es aus Sicht der Autoren durchaus sinnvoll, bei ausgeschöpften Therapieoptionen einen Antrag bei der Krankenkasse für einen *Off-label use* zu stellen.

14.4.3. *Third-line*-Therapie

In der Drittlinientherapie brachte zunächst das Antikörper-Wirkstoff-Konjugat Rovalpituzumab-Tesirine (Rova T) neue Hoffnung. Dieses greift gezielt das Protein DLL-3 an, welches auf etwa 85 % der SCLCs exprimiert ist. Nach der Bindung an DLL-3 wird Rovalpituzumab-Tesirine von der Tumorzelle aufgenommen und intrazellulär Tesirin abgespalten. Tesirin ist ein dimeres Pyrrolo-Benzodiazepin mit stark zytotoxischer Wirkung. Es verursacht DNA-Schäden und leitet die Apoptose der Tumorzellen ein. Da gesunde Zellen kein DLL-3 expirimieren, treten deutlich weniger Kollateralschäden durch Tesirin an gesundem Gewebe auf als dies bei einer einfachen systemischen Behandlung der Fall wäre. In der *single-arm*-Studie TRINITY zeigte Rova T ein durchschnittliches progressionsfreies Überleben von 4,1 Monaten nach Drittlinientherapie bei einem durchschnittlichen Gesamtüberleben von 6,7 Monaten. Die häufigsten Nebenwirkungen waren Lichtempfindlichkeit, Müdigkeit, Pleura- und Perikardergüsse sowie periphere Ödeme. Diese Ergebnisse wurden zunächst als positives Benefit-Risiko-Profil gewertet. Rova T wurde weiterhin in der *Second-line*-

Therapie in der TAHOE-Studie und als Erhaltungstherapie nach Erstlinien-Chemotherapie in der MERU-Studie getestet. Hier zeigte sich jedoch kein Vorteil in einer Zwischenanalyse, so dass beide Studien abgebrochen werden mussten. Das CUP-Programm für Rova T ab der Drittlinie wurde daraufhin ebenfalls beendet. Die initial recht vielversprechende Therapie ist wieder vom Markt verschwunden. Aktuell laufen jedoch weitere Studien bezüglich einer Therapie gegen DLL-3.

14.4.4. Lokale Therapiemaßnahmen

Abgesehen von einer systemischen Therapie kann eine konsolidierende thorakale Bestrahlung [11] bei gutem Ansprechen unter der Erstlinientherapie einen Vorteil für die Patienten bringen. Eine thorakale Nachbestrahlung bei Patienten ohne Progress nach der Erstlinientherapie hat in der randomisierten EORTC-Studie nicht zu einer signifikanten Verbesserung im primären Studienendpunkt Gesamtüberlebenszeit (HR 0,84; p= 0,066), aber zu einer Erhöhung der 2-Jahres-Überlebensrate von 3 % auf 13 % geführt [12]. Profitiert haben insbesondere Patienten im Alter unter 70 Jahre mit thorakalem Resttumor und Frauen.

Ein häufig auftretendes Problem beim SCLC stellen Hirnmetastasen dar. Bei mehr als 10 % der Patienten liegen Metastasen zum Diagnosezeitpunkt vor. Bei mehr als 50 % entwickeln sich Hirnmetastasen in weniger als 2 Jahren, wobei das Auftreten von Hirnmetastasen als einzige Lokalisation des Rezidivs bei etwa 15 % der Patienten mit SCLC anzutreffen ist. Die primäre Behandlungsform ist dabei die Hirnbestrahlung mit gutem Ansprechen und guten klinischen Effekten. Die Wirksamkeit einer Chemotherapie und einer Immun-Chemotherapie ist ebenfalls belegt. Da das Auftreten von Hirnmetastasen als systemischer Progress gewertet werden muss, scheint eine systemische Therapie als Basistherapie sinnvoll.

Eine randomisierte Studie der EORTC *Lung Cancer Cooperative Group* verglich eine Behandlung mit Teniposid allein mit einer Teniposid-Therapie mit zusätzlicher Ganzhirnbestrahlung bei 120 Patienten mit SCLC. Die Responserate betrug 57 % bei Anwendung der Kombinationstherapie und bei 22 % mit alleiniger Teniposid-Therapie. Das progressionsfreie Intervall für das Gehirn war in der Gruppe mit Kombinationstherapie signifikant länger. Das mediane Überleben betrug 3,5 Monate im Kombinationsarm und 3,2 mit alleiniger Teniposid-Therapie. Auch das Gesamtüberleben war in beiden Gruppen nicht unterschiedlich [13]. Eine Intensivierung der Chemotherapie von Hirnmetastasen könnte durch Topotecan gelingen, das im Gegensatz zu anderen Chemotherapeutika eine gute Penetration der Bluthirnschranke aufweist. Nach intravenöser Infusion werden Konzentrationen von mehr als 40 % des Plasmawertes im Liquor gefunden.

Eine explorative Analyse der Zulassungsstudie IMpower 133 (Atezolizumab, Carboplatin, Etoposid) zeigte nun präventive Effekte der Kombinationstherapie auf den intrakraniellen Progress. Patienten unter Studienmedikation waren etwa doppelt so lange ohne intrakranielle Progression wie Patienten mit alleiniger Chemotherapie (Median 20,2 vs. 10,5 Monate, HR 0,66; p=0,046). Die Patienten profitierten dabei unabhängig von einer prophylaktischen Schädelbestrahlung.

Zum Thema prophylaktische Schädelbestrahlung bei *Extensive Disease* liegen divergente Studienergebnisse vor. Insgesamt muss man aber sagen, dass eine prophylaktische Bestrahlung bei regelmäßigen MRT-Kontrollen auch asymptomatischer Patienten eher nicht durchgeführt werden sollte. Eine entsprechende Therapie kann auch noch nach dem Auftreten von Metastasen eingeleitet werden.

Literatur

1. Yang C-FJ, Chan DY, Speicher PJ, Gulack BC, Wang X, Hartwig MG, Onaitis MW, Tong BC, D'Amico TA, Berry MF, Harpole DH. Role of Adjuvant Therapy in a Population-Based Cohort of Patients With Early-Stage Small-Cell Lung Cancer. J Clin Oncol. 2016; 34:1057-1064.

2. Maddison P, Newsom-Davis J, Mills KR, Souhami RL. Favourable prognosis in Lambert-Eaton myasthenic syndrome and small-cell lung carcinoma. Lancet. 1999; 353:117-118.

3. Graus F, Dalmou J, Reñé R, Tora M, Malats N, Verschuuren JJ, Cardenal F, Viñolas N, Del Garcia Muro J, Vadell C, Mason WP, Rosell R, Posner JB, Real FX. Anti-Hu antibodies in patients with small-cell lung cancer: association with complete response to therapy and improved survival. J Clin Oncol. 1997;15:2866-2872.

4. Horn L, Mansfield AS, Szczêsna A, Havel L, Krzakowski M, Hochmair MJ, Huemer F, Losonczy G, Johnson ML, Nishio M, Reck M, Mok T, Lam S, Shames DS, Liu J, Ding B, Lopez-Chavez A, Kabbinavar F, Lin W, Sandler A, Liu SV. First-Line Atezolizumab plus Chemo-

therapy in Extensive-Stage Small-Cell Lung Cancer. New Engl J Med 2018;379:2220-2229.

5. Paz-Ares L, Dvorkin M, Chen Y, Reinmuth N, Hotta, et al. Durvalumab plus platinum–etoposide versus platinum–etoposide in first-line treatment of extensive-stage small-cell lung cancer (CASPIAN): a randomised, controlled, open-label, phase 3 trial. Lancet. 2019;394:1929-1939.

6. Reck M, Luft A, Szczesna A, Havel L, Kim S-W, Akerley W, Pietanza MC, Wu Y-L, Zielinski C, Thomas M, Felip E, Gold K, Horn L, Aerts J, Nakagawa K, Lorigan P, Pieters A, Kong Sanchez T, Fairchild J, Spigel D. Phase III Randomized Trial of Ipilimumab Plus Etoposide and Platinum Versus Placebo Plus Etoposide and Platinum in Extensive-Stage Small-Cell Lung Cancer. J Clin Oncol. 2016;34:3740–3748.

7. Owonikoko TK, Kim HR, Govindan R, Ready N, Reck M, Peters S, Dakhil SR, Navarro A, Rodriguez-Cid J, Schenker M, Lee JS, Gutierrez V, Percent I, Morgensztern D, Fairchild J, Baudelet C, Park K. Nivolumab (nivo) plus ipilimumab (ipi), nivo, or placebo (pbo) as maintenance therapy in patients (pts) with extensive disease small cell lung cancer (ED-SCLC) after first-line (1L) platinum-based chemotherapy (chemo): Results from the double-blind, randomized phase III CheckMate 451 study. Ann Oncol. 2019;30:ii77.

8. Rossi, A, Garassino, MC, Cinquini, M, Sburlati, P, Di Maio, M, Farina, G, Gridelli, C, Torri, V. Maintenance or consolidation therapy in small-cell lung cancer: a systematic review and meta-analysis. Lung Cancer. 2010;70: 119-128.

9. O'Brien MER, Ciuleanu T-E, Tsekov H, Shparyk Y, Cuceviá B, Juhasz G, Thatcher N, Ross GA, Dane GC, Crofts T. Phase III trial comparing supportive care alone with supportive care with oral topotecan in patients with relapsed small-cell lung cancer. J Clin Oncol. 2006;24: 5441-5447.

10. Spigel DR, Vicente D, Ciuleanu TE, Gettinger S, Peters S, Horn L, Audigier-Valette C, Aranda NP, Juan-Vidal O, Cheng Y, Zhang H, Shi M, Luft A, Wolf J, Antonia S, Nakagawa K, Fairchild J, Baudelet C, Pandya D, Doshi P, Chang H, Reck M. Second-Line Nivolumab in Relapsed Small-Cell Lung Cancer: CheckMate 331. Ann Oncol 2021;32:631-641.

11. Jeremic B, Shibamoto Y, Nikolic N, Milicic B, Milisavljevic S, Dagovic A, Aleksandrovic J, Radosavljevic-Asic G. Role of radiation therapy in the combined-modality treatment of patients with extensive disease small-cell lung cancer: A randomized study. J Clin Oncol. 1999;17:2092-2099.

12. Slotman BJ, van Tinteren H, Praag JO, Knegjens JL, El Sharouni SY, Hatton M, Keijser A, Faivre-Finn C, Senan S. Use of thoracic radiotherapy for extensive stage small-cell lung cancer: a phase 3 randomised controlled trial. Lancet. 2015;385:36-42.

13. Postmus PE, Haaxma-Reiche H, Smit EF, Groen HJ, Karnicka H, Lewinski T, van Meerbeeck J, Clerico M, Gregor A, Curran D, Sahmoud T, Kirkpatrick A, Giaccone G. Treatment of brain metastases of small-cell lung cancer: comparing teniposide and teniposide with whole-brain radiotherapy—a phase III study of the European Organization for the Research and Treatment of Cancer Lung Cancer Cooperative Group. J Clin Oncol. 2000;18: 3400-3408.

15. Lebensqualitätsmessung bei Patienten mit Lungenkarzinom

Die Analyse der Lebensqualität hat im letzten Jahrzehnt in der Onkologie und insbesondere beim Lungenkarzinom immens an Bedeutung gewonnen. Dies ist bedingt durch die Erfolge medizinpsychologischer Forschung, durch die Möglichkeit der medikamentösen Beeinflussung des allgemeinen Gesundheitsstatus (Symptomlinderung, Nebenwirkungen) und nicht zuletzt durch die Notwendigkeit, die verbleibende Lebenszeit lebenswert zu erhalten. Die Erfassung der Lebensqualität des einzelnen Karzinompatienten steht bisher insbesondere in Deutschland noch am Anfang der klinischen Routineanwendung. Die Ursachen liegen dabei vor allem in der Komplexität des Konzeptes „Lebensqualität" und in fehlenden individuell-validen praktikablen Messinstrumenten begründet.

15.1. Betrachtungen zum Konzept "Lebensqualität"

Der Begriff *Lebensqualität* erscheint diffus und schwer quantifizierbar. Lebensqualität ist ein "Konstrukt" aus individueller Erfahrung, Selbstbild und situativen Einflüssen. In die Lebensqualität eines Krebspatienten gehen die physische Leistungsfähigkeit, die Symptomatologie, die psychische Situation, Krankheitsverarbeitung und subjektive Prognose sowie die soziale Geborgenheit ein. Im angelsächsischen Raum wird in der Onkologie häufig verkürzend der *"health status"* (Gesundheitsstatus) erfasst. Dies reduziert das Konzept Lebensqualität, macht aber den allgemeinen Gesundheitsstatus als wichtigen Zielparameter messbar.

Gesundheitsbezogene Lebensqualität ist nach Bullinger ein multidimensionales Konstrukt, das physische, emotionale, soziale und verhaltensbezogene Aspekte des Wohlbefindens und der Funktionalität beinhaltet. Damit ist die Beurteilung der Lebensqualität an die Selbstbeurteilung der Befindlichkeit des Patienten gebunden. Dies schließt die Entmündigung des Patienten, sich zu seiner Lebensqualität äußern zu können, aus, stellt aber andererseits hohe Anforderungen an die Reproduzierbarkeit und Validität des angewandten Messinstrumentes.

Hier besteht in der Onkologie ein erhebliches Problem: Korreliert die vom Patienten angegebene Lebensqualität nicht mit den herkömmlichen onkologischen Parametern, so sind die folgenden Konstellationen möglich:

- der Patient ist nicht in der Lage, sich adäquat zu seiner Lebensqualität zu äußern (die falschen Patienten)
- das Messinstrument bildet die Lebensqualität nicht zuverlässig ab (die falschen Fragen)
- die subjektiv empfundene Lebensqualität unterscheidet sich von der Arzteinschätzung (die falschen objektiven Parameter)

Daten in der Literatur belegen, dass der dritte Punkt eine wesentliche, wenn nicht sogar die entscheidende Rolle bei Differenzen in der Beurteilung der Lebensqualität zwischen Arzteinschätzung und Patientenurteil spielt. Während im englischsprachigen Raum die gesundheitsbezogene Lebensqualitätseinschätzung des Patienten schon einen erheblichen Faktor im Rahmen des nichtchirurgischen Managements von Patienten mit Lungenkarzinom darstellt, wird dies in unserem Sprachraum kaum wissenschaftlich erörtert.

15.2. Lebensqualitätsmessung

Als Ursprung der Lebensqualitätsmessung ist die in der ärztlichen Praxis tagtäglich gestellte Frage: "Wie geht es ihnen?" anzusehen. Bis zum heutigen Tage wurden die Methodik sowie der Umfang der Lebensqualitätsmessung weiterentwickelt. Bestehen bleiben die Notwendigkeit der Selbsteinschätzung des Patienten sowie die damit verbundene Subjektivität und situativ bedingte Beeinflussung. Die ideale Lebensqualitätserfassung erfolgt im sogenannten strukturierten Interview durch psychoonkologisch geschulte Mitarbeiter. Nur in dieser Konstellation kann auf alle äußeren Einflüsse adäquat reagiert werden.

15.2.1. Methodische Betrachtungen

Die Erfassung der Lebensqualität erfolgt üblicherweise durch:

Individuelle Befragung des Patienten

- *Vorteil*: individueller Eindruck des Zustandes des Patienten
- *Nachteil*: nicht quantifizierbar

Fragebogen zur Selbsteinschätzung

- *Vorteil*: Quantifizierung entsprechend der abgebildeten Dimensionen
- *Nachteil*: fehlende Berücksichtigung des situativen Moments (Emotion, Zeitfond), Probleme ☞ unten oder

Fremdeinschätzung (Angehörige, Arzt)

- *Vorteil*: gute Verlaufsbeobachtung bei entsprechend geschulten Personen
- *Nachteil*: ☞ Betrachtungen zum Konzept "Lebensqualität"

Die folgenden Probleme sind nach unseren Erfahrungen (5-jährige populationsbezogene Studie mit routinemäßiger Erfassung der Lebensqualität bei etwa 1.700 Patienten: HALLUCA-Studie) bei einer systematischen Erfassung der Lebensqualität zu berücksichtigen:

- der physische und mentale *Leistungszustand* der Patientengruppe, wenn sie gesund wären (*Normalwert der gesunden Vergleichsgruppe*)
- krankheitsspezifische Besonderheiten (*Symptomatologie und typische Komorbidität*)
- die Krankheitsverarbeitung (*der emotionale Zustand*) und das Wissen um die Prognose
- die *soziale Abhängigkeitssituation* des Patienten vom Behandler
- der *Einfluss Dritter* (Partner/in, Mitpatienten)

Weitere Einflussfaktoren sind:

- *das Umfeld des Patienten*: Er schätzt seine Leistungsfähigkeit und Symptomatologie in der Umgebung Gesunder schlechter ein als in dauerhafter Umgebung von Mitpatienten
- *der Verlauf der Lebensqualität*: eine geringgradige Besserung der Symptomatik wird vom Patienten u.U. überbewertet ("jetzt wird alles besser") oder verschlechtert die gesundheitsbezogene Lebensqualität ("Jetzt, wo ich wieder aufstehen kann, habe ich Luftnot, die ich vorher im Bett nicht hatte.")
- *der Einfluss der Reflexion*: Krebskranke Patienten, die über Lebensqualität befragt werden, schätzen ihre Lebensqualität höher (ein) als Gesunde

Ein besonderes Problem der Lebensqualitätsmessung im nicht-angloamerikanischen Sprachraum stellt die Übertragung von Messinstrumenten (Fragebögen) in den deutschen soziokulturellen Sprachraum dar. Die kritiklose selbständige Übersetzung in eine andere Sprache ist oft mit einem unakzeptablen Verlust an Reliabilität verbunden.

15.2.2. Lebensqualitätsmessung in der klinischen Forschung

In der klinischen Forschung, respektive in kontrollierten klinischen Studien hat die Lebensqualitätsmessung einen etablierten, gut evaluierten Platz in der pneumologischen Onkologie. Diese wird ausschließlich durch Fragebögen zur Selbsteinschätzung des Patienten realisiert. Die o.g. methodischen Probleme werden durch entsprechend hohe Fallzahlen bzw. durch die Verblindung und Stratifizierung umgangen bzw. ignoriert. Die differenzierte Analyse der Lebensqualität ist im Vergleich zu den fremdeingeschätzten Zielparametern in den klinischen Studien bisher sekundärer Endpunkt.

<table>
<tr><th>Diagnose</th><th>Therapie</th><th>Nachsorge</th></tr>
<tr><td>• Einfluss des Diagnoseschocks (Depression) auf die Lebensqualitäts – Angabe des Patienten</td><td>• akute bzw. spezifische Therapienebenwirkungen
• Trennung von ambulanter und stationärer Therapie
• Effizienz der Schmerztherapie</td><td>• Verbindung zur Erhebung der klinischen Daten (bei ambulanter Nachsorge)</td></tr>
<tr><td colspan="3">• Verständlichkeit des Instruments für die Patienten
• Umfeld des Patienten
• soziale Erwünschtheit
• ausreichender Zeitbedarf</td></tr>
</table>

Tab. 15.1: Besonderheiten der LQ-Verlaufsmessung.

Lebensqualitätserhebungen sollten parallel zu den klinischen Untersuchungen erfasst werden. Für Verlaufsuntersuchungen ist die Erfassung vor, während bzw. nach der Therapie und in der Nachsorge in regelmäßigen Intervallen sinnvoll.

Nach unseren Erfahrungen zu beachtende verlaufsspezifische Besonderheiten sind in Tab. 15.1 aufgeführt.

Als in Deutschland am häufigsten angewandter krebsspezifischer Lebensqualitätsfragebogen ist der Fragebogen **QLQ-C 30 der EORTC** *(European Organization for Research and Treatment of Cancer)*, bei Lungenkarzinompatienten mit oder ohne dem **lungenspezifischen Modul LC 13** am besten evaluiert.

Daneben sind der **FACT-Fragebogen**, der ***Functional Living Index Cancer*** (FLIC) sowie das **Kieler Interview zur Subjektiven Situation** (KISS) als onkologiespezifische Fragebögen und der **SF-36** der amerikanischen *Medical Outcome Study* als krankheitsunspezifischer Fragebogen zu nennen.

Weiterhin gibt es die verschiedensten, gut evaluierten Instrumente aus dem angloamerikanischen Sprachraum *(Daily Diary Card* DDC, *Lung Cancer Symptom Scale* LCSC, *Sicknes Impact Profile* SIP bzw. Functional *Assessment of Cancer Therapy/Lung* FACT-L), auf die an dieser Stelle vor dem Hintergrund der Übersetzungsprobleme nicht eingegangen wird.

QLQ-C 30 der EORTC

Der Fragebogen QLQ-C 30 der EORTC ist ein Fragebogen, der 1993 eingeführt wurde und international in der Onkologie eingesetzt wird. Er ist erweiterbar durch das Lungenspezifische Modul LC 13, welches die lungenkarzinom-spezifische Symptomatik erfasst. Ausgewählte Spezifika dieses Instruments sind in Tab. 15.2 angegeben.

Insgesamt beinhaltet der Fragebogen 30 Fragen, das lungenspezifische Modul 13 Fragen. Die Antworten sind auf einer Scala von 1 (Keine Beschwerden/trifft überhaupt nicht zu) bis 4 (trifft sehr stark zu) anzugeben. Die beiden Lebensqualitätsfragen haben längere Skalierungen, die Fragen zur physischen Leistungsfähigkeit sind zweistufig. Aufgrund der extensiven psychometrischen Evaluation, der internationalen Verfügbarkeit, der krankheitsspezifischen Module und des für Lebensqualitätsfragebögen noch geringen Fragenumfanges ist dieser Fragebogen prädestiniert für den Einsatz als Standardinstrument für die Lebensqualitätsmessung in klinischen Studien.

FACT-Fragebogen

Der FACT-Fragebogen zur Selbsteinschätzung beurteilt anhand von 36 Fragen 6 verschiedene Dimensionen der Lebensqualität des Krebspatienten bezogen auf therapiespezifische Veränderungen und wird aus diesem Grund in Therapiestudien angewandt.

N	Dimension	Beispielfrage/-thema
5	Physische Leistung	Bereitet Ihnen ein Spaziergang Schwierigkeiten?
2	Rollenfunktion	Waren Sie bei Ihrer Arbeit/Ihren Hobbies eingeschränkt?
4	Emotion	Sorgen, Reizbarkeit, Niedergeschlagenheit
2	Wahrnehmungsfähigkeit	Schwierigkeiten, sich zu konzentrieren
2	Soziale Bindung	Beeinträchtigung des Familienlebens
2	Globale Selbsteinschätzung	Wie würden Sie Ihren Gesundheitszustand/Ihre Lebensqualität einschätzen?
jeweils 1 oder 2	• Dyspnoe • Schmerzen • Inappetenz • Übelkeit • Haarausfall	

Tab. 15.2: Scalen des EORTC-QLQ C 30 mit LC 13. **N** = Anzahl der Fragen.

SF-36

Als krankheitsübergreifender Lebensqualitätsfragebogen sei der **SF-36** der amerikanischen *Medical Outcome Study* hier erwähnt. Der Vorteil krankheitsübergreifender Fragebögen liegt in der Differenzierung *verschiedener* Krankheiten und weniger in der Darstellung der krankheitsspezifischen Lebensqualität im Verlauf. Ungeachtet dessen hat der SF-36 einen etablierten Platz in der Pneumologie und in klinischen Studien. Anhand von 36 Fragen werden 8 verschiedene Bereiche charakterisiert, die strukturell den Fragen des EORTC QLQ C-30 ähneln (körperliche Leistungsfähigkeit, emotionale, soziale Situation, Schmerzen, globale Einschätzung etc.). Vorteile des SF-36 sind unseres Erachtens die bessere Verständlichkeit der Patientenfragen sowie die Möglichkeit der Fremdeinschätzung auf einem ähnlich strukturierten Arztfragebogen. Nachteilig wirkt sich der fehlende Bezug zur Onkologie (Therapiefolgen) bzw. zu spezifischer Symptomatik (Luftnot) aus, ist aber für die Beurteilung der Lebensqualität nicht unbedingt essenziell.

15.2.3. Lebensqualitätsmessung in der täglichen Routine

Nach unseren Recherchen existiert kein validierter Fragebogen, der die Lebensqualität eines Einzelpatienten so abbildet, dass die selbsteingeschätzte Lebensqualität einen unabhängigen Beitrag zur Entscheidung über die Einleitung bzw. Fortführung einer Therapie darstellt. Untersuchungen belegen, dass die sorgfältige Erfassung des klinischen Leistungszustandes eng korreliert mit der globalen Lebensqualitätsangabe des Patienten, wenngleich davon ausgegangen wird, dass diese die Lebensqualität nicht vollständig widerspiegeln kann. Der Einsatz der herkömmlichen Lebensqualitätsfragebögen außerhalb von Studien kann insbesondere für die qualitative Verbesserung der Arzt-Patienten-Kommunikation vor dem Arztgespräch angebracht sein (als Checkliste für den Arzt, als erweiterte Artikulationsmöglichkeit für den Patienten) bzw. kann als Screeninginstrument eine gestörte Arzt-Patienten-Kommunikation aufdecken helfen (Ängste des Patienten, Schmerzen etc.).

16. Epidemiologie, Ätiologie und Pathogenese des malignen Pleuramesothelioms

Das maligne Pleuramesotheliom (MPM) ist ein aggressiver solider Tumor der Mesothelzellen, der charakterisiert ist durch eine histologische Heterogenität sowie eine ungünstige Prognose.

Mehr als 20 Jahre nach Verbot der Asbestverarbeitung in Deutschland ist mittlerweile ein leichter Rückgang der altersstandardisierten Erkrankungsraten, jedoch noch kein klarer Rückgang der Sterberaten zu erkennen. Die Erkrankungs- und Sterberaten bei unter 75-jährigen Männern gehen inzwischen deutlich zurück, während sie in den höheren Altersgruppen nicht mehr weiter zunehmen. Aufgrund der Daten des Mesotheliomregisters Bochum, in dem über 3.000 Fälle mit berufsbedingtem Mesotheliom dokumentiert sind, wird von einer Häufigkeit von etwa 10 Fällen pro 100 Asbestexponierte ausgegangen. Die Inzidenzangaben bei der Normalbevölkerung liegen bei etwa 10 Fällen pro 1 Million Einwohner.

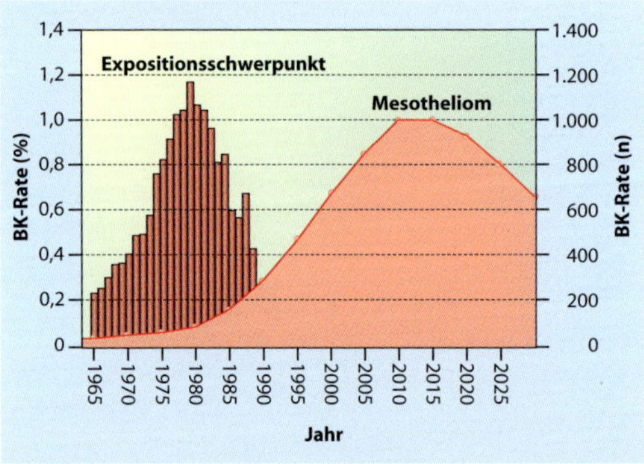

Abb. 16.1: Expositionshäufigkeit und Inzidenz von Asbest und MPM. Modif. nach [1].

Eine frühe Diagnosestellung ist in dieser Tumorentität infolge der geringen Symptomatik und langen Latenz zwischen Asbestkontakt und Auftreten der Erkrankung schwierig. Die Computertomographie bzw. das MRT sind hilfreich zur Identifikation der Lokalisation sowie zur Abschätzung des Ausmaßes der Erkrankung. Eine histologische Diagnosestellung ist in jedem Fall notwendig und unter Umständen die Abgrenzung zum Lungenkarzinom diffizil. Die weitere Diagnoseabschätzung mit Hilfe von biologischen Markern ist aktuell noch als experimentell anzusehen und für die Routinetherapie nicht hilfreich.

16.1. Epidemiologie und Ätiologie

Das maligne Pleuramesotheliom ist der häufigste primäre Pleuratumor, gehört aber mit einer Inzidenz von 1-5/100.000 bei Männern und 0,2-0,5/100.000 bei Frauen zu den seltenen Tumoren. Der Altersgipfel liegt bei dieser Erkrankung zwischen dem 50. und 80. Lebensjahr.

Hauptursache ist die inhalative Asbestexposition. Schon in den 60er Jahren wurde das erhöhte Risiko, nach beruflichem Asbestkontakt an Pleuramesotheliomen zu erkranken, beschrieben. Zuvor hatte schon im Jahre 1942 Hueper die Karzinogenität von Asbest nachgewiesen.

Blau-Asbest (Crocidolit) wird seit etwa 1800 vornehmlich in Südafrika abgebaut. Die größten Abbauraten sind noch im Jahre 1977 erreicht worden. Andere große Asbestvorkommen liegen in Italien, Kanada, Zypern oder Australien. Neben Blau-Asbest spielen auch Weiß-Asbest (Chrysotil) sowie Braun-Asbest (Amosit) in der Industrie eine Rolle. Für die Ätiologie des Pleuramesothelioms spielt insbesondere das Crocidolit eine Rolle. Während das relative Risiko nach Crocidolit-Exposition 44,6 pro 100.000 ist, ist das relative Risiko z.B. nach Exposition von Amosit mit 7,8 deutlich geringer. Chrysotil (Weiß-Asbest) hat im Gegensatz zu den beiden anderen Asbestfasern nur eine geringe pathogenetische Bedeutung. Chrysotil verursacht neben dem Pleuramesotheliom auch Asbestose und Lungenkarzinome.

Eine beruflich bedingte Asbestexposition ist in Mitteleuropa zum Teil schwer anamnestisch zu verifizieren. Neben der Bau- und Baustoffindustrie (Asbestzement) und im Schiffbau bestand eine Asbestbelastung im Kessel- und Heizungsbau, in Großindustrieanlagen und in vielen anderen Bereichen. Daneben kann auch die private Nutzung von asbesthaltigen Baustoffen ätiologisch infrage kommen.

Sowohl die Lungenasbestose als auch das asbestbedingte Lungenkarzinom und das asbestbedingte maligne Pleuramesotheliom sind bei den entsprechenden Voraussetzungen als **Berufserkrankung** (BK 4105) anerkannt. Auf die weiteren gutachterlichen Aspekte wird an dieser Stelle nicht weiter eingegangen. Wir verweisen auf die entsprechende Sekundärliteratur.

Andere Ursachen für ein malignes Pleuramesotheliom gelten als Raritäten. Die Strahlentherapie, z.B. von Mammakarzinomen oder Halstumoren, wird kasuistisch als Ursache für ein malignes Pleuramesotheliom angegeben.

16.2. Pathogenese

Durch die Inhalation alveolargängiger Asbestfasern kommt es zu einer makrophagenvermittelten Inflammationsreaktion, die zur Kollagenfaservermehrung, diffuser Fibrosierung und zur Asbestkörperchenbildung führt. Diese Asbestkörperchen, die gekennzeichnet sind durch Asbeststaubfragmente, die von einer Eiweißhülle umgeben sind, können unter Umständen im Sputum nachgewiesen werden und stellen dann einen wichtigen Befund zur ätiologischen Klärung dar. Aufgrund der sich verselbstständigenden persistierenden Entzündungsreaktion kann es mit einer Latenz von etwa 30 Jahren zum Auftreten eines malignen Pleuramesothelioms kommen.

Pathologisch-anatomisch ist diese Erkrankung gekennzeichnet durch derbe Tumorschwarten, die unter Umständen von einem Erguss begleitet werden und zu einer Schrumpfung der befallenen Thoraxhälfte führen. Zwerchfell- und Perikardbefall sind häufiger als die Koinzidenz von pulmonaler und peritonealer Erkrankung. Die Abb. 16.2 stellt die verschiedenen Befallsformen schematisch dar.

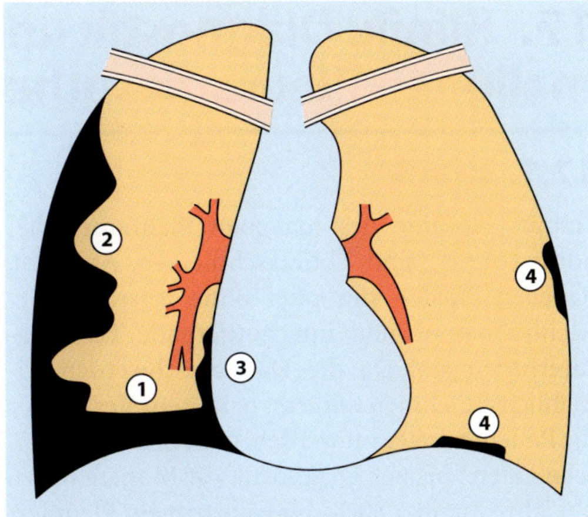

Abb. 16.2: Schematische Darstellung der verschiedenen Manifestationsformen des MPM. Modif. nach [1]. **1** = Pleuraerguss, **2** = knollige, von der Pleura ausgehende Tumormassen, **3** = perikardiale Infiltrate, **4** = kontralaterale Pleuraplaques.

16.3. Histologie

Die führenden histologischen Formen sind der epitheliale Typ (50 % der Fälle), der sarkomatöse Typ (34 % der Fälle) und der biphasische Typ (16 % der Fälle). Bei der häufigeren epithelialen Form erkennt man teils solide Tumorzellstränge, teils spaltförmige Hohlräume mit epithelähnlichen Zellen und rundlichen dunklen Kernen. Der sarkomatöse Typ ist mit spindeligen Zellformen, starker Polymorphie und reichlichen Mitosen assoziiert. Die biphasische Form ist gekennzeichnet zwischen dem parallelen Auftreten von histopathologischen Strukturen der epitheloidzelligen und der sarkomatoiden Form. Eine Differenzialdiagnose zum Lungenkarzinom bzw. die Differenzierung der verschiedenen Subtypen des MPM kann aufgrund histologischer Heterogenität schwierig sein. Histochemische (z.B. Vimentin-Expression) und immunhistochemische Untersuchungen können die Diagnose spezifizieren.

Literatur

1. Konietzko N, Sohrab S, Hintethaner M, Stamatis G, Rödelsberger K, Woitowitz HJ. Das maligne Pleuramesotheliom. Dtsch Arztebl. 2000;(48):3257-3262.

17. Klinik, Diagnostik und Stadieneinteilung des malignen Pleuramesothelioms

17.1. Klinik

Hauptsymptome des malignen Pleuramesothelioms (MPM) sind Thoraxschmerzen, Atemnot, daneben Husten mit oder ohne Auswurf, Gewichtsabnahme und intermittierende Temperaturerhöhungen. Da die Hauptbeschwerden allmählich zunehmen und erst in spätem Verlauf für die Patienten relevant werden, beträgt die präklinische Latenz bis zur Diagnostik oft Monate bis zu 1½ Jahre. In über 80 % der Fälle tritt ein Pleuraerguss auf, der häufig hämorrhagisch ist und unbehandelt sehr schnell rezidiviert. Seltene Symptome sind obere Einflussstauung, Spontanpneumothorax oder das Horner-Syndrom. In etwa 5 % der Fälle wird das Pleuramesotheliom asymptomatisch diagnostiziert. Röntgenologisch ist am häufigsten ein Pleuraerguss nachweisbar. Weiterhin zeigen sich diffuse und knollige Pleuraverdickungen sowie massive Verschattungen. Ein Perikarderguss ist in der Initialdiagnostik eher eine Rarität. Die Klinik ist im Verlauf gekennzeichnet durch Schmerzen infolge Rippendestruktionen, Lymphknotenbeteiligung und Beteiligung der kontralateralen Seite. Weiterhin ist die Rechtsherzinsuffizienz infolge Perikardbefall bzw. eine untere Einflussstauung infolge einer Ummauerung der Vena cava inferior nachweisbar.

17.2. Diagnostik

Die diagnostischen und differenzialdiagnostischen Verfahren sind für das Pleuramesotheliom aufgrund der Seltenheit des Tumors nicht durch randomisierte Studien nach *evidence-based medicine* evaluiert. Die hier vorgestellten diagnostischen Verfahren sind demzufolge eine Zusammenfassung von Daten der Literatur zu kleinen Serien oder nicht randomisierten Untersuchungen bzw. eine Zusammenfassung der Expertenempfehlungen.

Entsprechend des im vorhergehenden Kapitel Gesagten sind bildgebende diagnostische Verfahren die Eingangsuntersuchungen, die die Diagnose eines malignen Pleuramesothelioms hervorbringen. Da die meisten Fälle mit malignem Pleuramesotheliom in fortgeschrittenen Stadien entdeckt werden, hat die Diagnostik zwei wesentliche Aufgaben:

1. Die histologische Sicherung des Tumorverdachtes

2. Ausbreitungsdiagnostik (Tumorstadium) als Voraussetzung für eine stadienabhängige Therapieentscheidung

17.3. Röntgendiagnostische Untersuchungsverfahren

Die klassischen Untersuchungen (Röntgenthorax in zwei Ebenen, Computertomographie des Thorax mit Kontrastmittel) sind die Eingangsuntersuchungen, führen aber meist nicht zur Diagnose, da das maligne Pleuramesotheliom durch flächenhaftes Wachstum und ggf. Pleuraerguss gekennzeichnet ist. Analog dem zuvor Gesagten in den Kapiteln zur CT-Diagnostik beim Lungenkarzinom kann das Computertomogramm nur begrenzt zur Stadiendiagnostik beitragen. Der Wert der Computertomographie liegt in der Differenzialdiagnostik sowie in Aspekten der Verlaufsbeurteilung. Auch die Durchführung einer MRT führt nur zu geringem diagnostischen Gewinn.

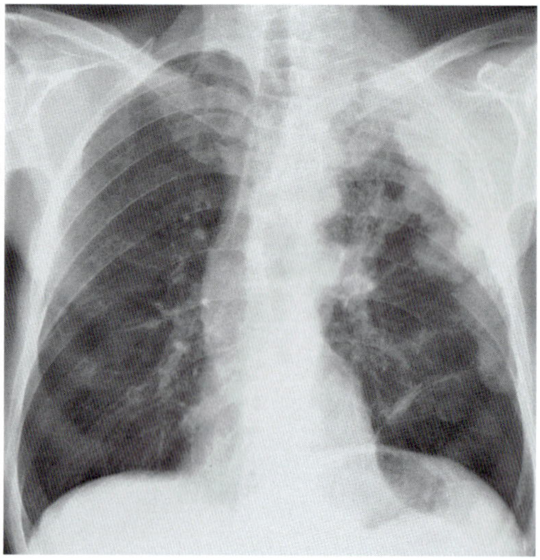

Abb. 17.1: MPM links im Röntgen-Übersichtsbild.

17.3.1. Invasive diagnostische Verfahren

Zytologische Untersuchungen des Ergusspunktates bei Vorliegen eines Pleuraergusses bzw. eine blinde Pleurastanzbiopsie können erste Hinweise für das Vorliegen eines MPM geben. Für die Diagnosestellung sind diese Untersuchungen jedoch nicht ausreichend. Der Goldstandard hinsichtlich sowohl der histologischen als auch der lokalen Ausbreitungsdiagnostik ist die Thorakoskopie mit ausgedehnter Biopsie, da insbesondere durch eine ausreichende Materialentnahme histochemische und immunhistochemische Untersuchungen gewährleistet werden können. Ein Vergleich der verschiedenen Untersuchungsverfahren zeigt, dass die zytologische Untersuchung aus dem Pleuraergusspunktat in 40 bis 50 % der Fälle den Malignitätsbeweis erbringt, die blinde Pleurastanzbiopsie erbringt ebenfalls in 40 bis 50 % der Fälle positive Ergebnisse, während in der Thorakoskopie eine histologische Einordnung in 97 % der Fälle möglich ist und gleichzeitig ein lokoregionäres Staging hinsichtlich Befall des Zwerchfells, der Lunge und des Perikards möglich ist. Letztendlich kann die Differenzialdiagnose zwischen malignem Pleuramesotheliom und Adenokarzinom jedoch in etwa 3 % der Fälle schwierig sein.

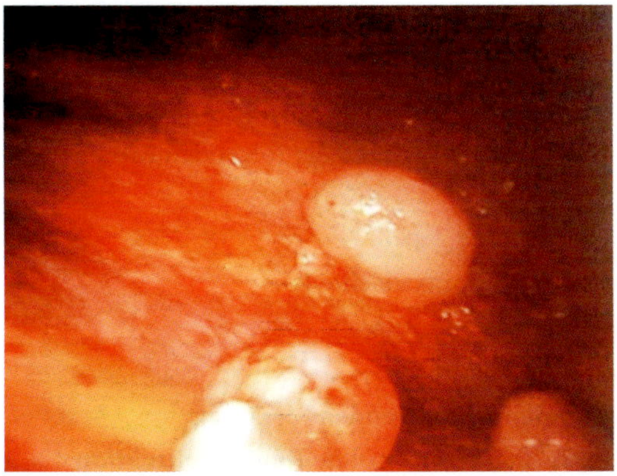

Abb. 17.2: MPM: Thorakoskopie-Bild (Krankenhaus Martha-Maria Halle-Dölau).

In der Literatur wird bei malignem Pleuramesotheliom das gehäufte Auftreten von Stichkanalmetastasen bzw. Mesotheliomwachstum per continuitatem nach Pleuraergusspunktion bzw. Stanzbiopsie beschrieben. Die klinische Relevanz für die Diagnostik dieser Daten ist schwierig, da die Differenzialdiagnose eines Pleuramesothelioms beim unklarem Pleuraerguss eher selten ist und demzufolge auf die Ergusspunktion nicht verzichtet werden kann. Im Verlauf bei palliativem Therapieansatz ist das Risiko einer Stichkanalmetastasierung im Vergleich zur Verbesserung der Dyspnoe bei nachlaufendem Pleuraerguss als unerheblich einzuschätzen.

Über eine Thorakoskopie kann in etwa 80 % der Fälle sowohl eine histologische als auch eine lokoregionäre Stadiendiagnose gestellt werden. Die Thorakoskopie kann als internistische Thorakoskopie in Lokalanästhesie und leichter Sedierung oder als chirurgische Thorakoskopie, ggf. mittels Doppellumentubus und seitengetrennter Beatmung, durchgeführt werden. Insbesondere bei erhöhtem Risiko sowie bei ängstlichen Patienten oder bei großflächiger Adhärenz der Pleurablätter bzw. bei Multimorbidität des Patienten ist eine chirurgische Thorakoskopie immer vorzuziehen. Hinsichtlich der präoperativen Risikoabschätzung sei auf das entsprechende Kapitel zur Risikoabschätzung bei Operation des Lungenkarzinoms verwiesen (☞ Kap. 6.3.). Eine offene Thorakotomie kann zur Diagnosestellung des malignen Pleuramesothelioms im Regelfall vermieden werden. Im Rahmen der Thorakoskopie müssen bei Verdacht auf malignes Pleuramesotheliom multiple Biopsien zur histopathologischen Diagnosesicherung sowie zur Stadiensicherung entnommen werden. Komplikationen sind beispielsweise die Verletzung der viszeralen Pleura mit nachfolgendem Pneumothorax, eine Blutung, die normalerweise spontan sistiert bzw. durch Elektrokauterisation gestillt werden muss, und das Hautemphysem. Hinsichtlich weiterer Einzelheiten der Thorakoskopie verweisen wir auf die entsprechende Sekundärliteratur.

Nach erfolgter Thorakoskopie erfolgt üblicherweise die Einlage eines Thoraxdrains nach Diagnosesicherung, ggf. eine Pleurodese. Hinsichtlich der symptomatischen Behandlung (rezidivierender Pleuraerguss) verweisen wir auf das entsprechende Kapitel (☞ Kap. 19.).

In den Fällen, in denen eine Thorakoskopie nicht möglich ist, kann in Einzelfällen eine offene Pleurabiopsie oder eine explorative Thorakotomie zur Sicherung der Diagnose in Betracht kommen.

Aus differenzialdiagnostischen Erwägungen sollten bei Verdacht auf Pleuramesotheliom alle Patienten flexibel bronchoskopiert werden.

17.3.2. Weitergehende diagnostische Verfahren

Heelan et al. berichteten 1999 über eine Serie von 100 Patienten mit malignem Pleuramesotheliom, von denen 65 Patienten offen chirurgisch gestagt wurden [1]. Die Genauigkeit der CT und der MRT lag in einem Bereich zwischen 55 und 75 %. Auch die MRT erbrachte keinen diagnostischen Gewinn. Bei der Differenzierung zwischen N0, N1 und N2 erbrachte die CT einen Anteil von 50 % falsch negativer Lymphknotenbefunde [2]. Vor diesem Hintergrund wird auch für das maligne Pleuramesotheliom zum Staging die PET-Untersuchung in Zentren evaluiert. Extrapoliert man die Daten zum mediastinalen Staging des Lungenkarzinoms auf die Erkrankung des malignen Pleuramesothelioms, ist von einem deutlichen diagnostischen Gewinn hinsichtlich des Ausschlusses des Mediastinalbefalls bei dieser Erkrankung auszugehen. Wenngleich die Anzahl der PET-Studien bei MPM gering ist, sind Einsatzbereiche der PET die Beurteilung des Nodalstatus bei potenziell operablem Tumorstadium und die noninvasive Frühdiagnostik suspekter pleuraler Läsionen.

Die thorakale Sonographie und sonographisch gestützte Pleurapunktion können als einfach durchzuführende Untersuchung wertvolle richtungsweisende Hinweise geben. Insbesondere vor Thorakoskopie kann die Beurteilung der pleuralen Beweglichkeit bzw. Adhärenz wertvolle Hinweise

Deskriptor	Beschreibung
T1A	• Tumor auf ipsilaterale Pleura begrenzt, einschließlich meist großem Pleuraerguss • Pleuraraum nicht verklebt bzw. nicht tumorobturiert • kein Befall der viszeralen Pleura
T1B	• Befall aller Pleurabereiche einschließlich der Pleura visceralis • viszerale Pleura nur minimal befallen: verstreute Tumorherde
T2	• Tumorbefall aller Pleuraanteile (parietal, viszeral, mediastinal, diaphragmal) mit einem der folgenden Merkmale: - Befall des Zwerchfellmuskels - konfluierender Tumor der viszeralen Pleura (einschließlich der Septen) - Ausdehnung des Tumors in das Lungenparenchym
T3	• Lokoregionär ausgedehnter, jedoch potenziell noch operabler Tumor • Befall aller ipsilateralen Pleuraanteile mit wenigstens einem der folgenden Merkmale: - Befall der endothorakalen Faszie - Befall des mediastinalen Fetts - solitärer, völlig resektabler Tumorbefall der Thoraxweichteile - nicht-transmuraler Befall des Perikards
T4	• Lokal sehr ausgedehnte, technisch inoperable Tumoren • Befall aller Pleuraanteile mit wenigstens einem der folgenden Merkmale: - diffuser oder multifokaler Thoraxwandbefall mit oder ohne Rippendestruktion - direkte Ausbreitung durch das Zwerchfell ins Peritoneum - direkte Ausdehnung in die kontralaterale Pleura - direkter Befall eines oder mehrerer Mediastinalorgane - direkter Befall der Wirbelsäule - Tumorausdehnung bis zur Perikardinnenseite mit oder ohne Perikarderguss oder mit Myokardbefall

Tab. 17.1: Definition des T-Deskriptors beim MPM.

über mögliche Komplikationen der Thorakoskopie geben. Weiterhin kann die Sonographie unter Umständen für die Verlaufsbeurteilung sinnvoll sein.

17.4. Stadieneinteilung

Die aktuelle Stadieneinteilung basiert auf der TNM-Klassifikation der *International Mesothelioma Interest Group*, die auf die Stadieneinteilung der OICC 1976 aufbaut. Die letzte Aktualisierung wurde 1997 vorgenommen und von der IASLC übernommen. Im Zentrum dieser Stadiierung steht erstens die Frage nach dem sehr frühen Stadium des Pleuramesothelioms, welches aggressiv chirurgisch behandelt werden sollte, aber eine Rarität darstellt und zweitens die Differenzierung zwischen den potenziell resektablen und potenziell unresektablen Stadien. Betrachtet man die Definitionen der verschiedenen TNM-Deskriptoren, so ist auffällig, dass die bildgebenden diagnostischen Verfahren wie Computertomographie oder MRT zur Stadiendifferenzierung nur einen geringen Beitrag leisten können. Beispielsweise ist die Unterscheidung zwischen Befall der viszeralen versus der parietalen Pleura, einem Perikardbefall oder einem Befall von Strukturen der Thoraxwand durch die konventionellen bildgebenden Verfahren nicht oder nur unsicher möglich. Dies unterstreicht die Wertigkeit der invasiven Diagnostik bei dieser Tumorentität. Das TNM-basierte Stadiensystem ist analog zu anderen Stadieneinteilungen solider Tumoren prognostisch orientiert. Signifikante negative prognostische Faktoren sind die Invasion des Tumors in die viszerale Pleura sowie in das Zwerchfell und der Befall mediastinaler Lymphknoten. In diesem Zusammenhang sei erneut betont, dass die prognostische Relevanz der Infiltration der genannten Strukturen nur durch die bioptische/feingewebliche Diagnostik gewährleistet ist.

Die stadiendefinierenden Befunde sind aus den Tab. 17.1 bis 17.3 (TNM) sowie aus der Tab. 17.4 (Tumorstadium) zu entnehmen.

Internationales Stagingsystem des MPM

☞ Tab. 17.1-17.4.

Deskriptor	Beschreibung
N0	• Keine regionalen LK-Metastasen
N1	• Ipsilaterale bronchopulmonale und hiläre LK-Metastasen
N2	• Metastasen der subcarinalen oder ipsilateralen mediastinalen einschließlich der ipsilateralen internen Mammaria-LK
N3	• Metastasen der kontralateralen mediastinalen LK, der kontralateralen internen Mammaria-LK oder der ipsi- oder kontralateralen supraklavikulären LK

Tab. 17.2: Definition des N-Deskriptors beim MPM.

Deskriptor	Beschreibung
M0	Keine Fernmetastasen
M1	Fernmetastasen vorhanden

Tab. 17.3: Definition des M-Deskriptors beim MPM.

Deskriptor	TNM-Formel
IA	• T1A N0 M0
IB	• T1B N0 M0
II	• T2 N0 M0
III	• T3 N0-2 M0 • T1-2 N1 M0 • T1-2 N2 M0
IV	• T4 N0-2 M0 (jedes T4) • T1A-3 N3 M0 (jedes N3) • T1A-3 N0-2 M1 (jedes M1)

Tab. 17.4: Tumorstadium.

Literatur

1. Heelan RT, Rusch VW, Begg CB et al. Staging of malignant pleural mesothelioma: comparison of CT and MR imaging. AJR Am J Roentgenol 199;172:1039-1047.

2. Rusch VW, Venkatraman E. The importance of surgical staging in the treatment of malignant pleural mesothelioma. J Thorac Cardiovasc Surg 1996;111:815-826.

18. Stadienabhängige Therapie des malignen Pleuramesothelioms

18.1. Vorbetrachtungen

Das maligne Pleuramesotheliom (MPM) gilt als außerordentlich chemotherapieresistent und als ein schwer zu behandelnder Tumor. Das hat zu einem weit verbreiteten therapeutischen Nihilismus in Bezug auf das maligne Pleuramesotheliom geführt. Dass diese Haltung heute nicht mehr aufrecht zu erhalten ist, soll im Folgenden dargestellt werden. In einer Reihe von Untersuchungen wurden Prognosefaktoren für das maligne Pleuramesotheliom entwickelt. Dabei konnten in 3 Studien mit mehr als 100 Patienten übereinstimmend der Allgemeinzustand, eine Leukozytose, eine Thrombozytose und die Histologie als unabhängige Prognosefaktoren evaluiert werden. In Bezug auf Alter, Geschlecht und Gewichtsverlust sowie die Schmerzsymptomatik ist in diesen Studien die Darstellung uneinheitlich, weshalb diese Parameter als schwächere Prognosefaktoren angesehen werden müssen [1-3]. Bei der Beurteilung dieser Untersuchung muss allerdings darauf hingewiesen werden, dass der Einfluss der Therapiemodalitäten unterschiedlich zu bewerten ist. In Anbetracht der Tatsache, dass es neue, hoch effiziente Substanzen zur Behandlung des malignen Pleuramesothelioms gibt, müssen diese Prognoseparameter mit Vorsicht betrachtet werden. Es wäre denkbar, dass sich in einer multivariaten Analyse unter Einschluss der neuen Therapieoptionen die Bedeutung von Prognoseparametern verschiebt. Aus diesem Grund müssen ganz besonders für eine negative Therapieentscheidung diese Prognosefaktoren außerordentlich kritisch angesehen werden. Patienten, bei denen ein ungünstiges Prognoseprofil vorliegt, sollten nicht automatisch von einer Therapieoption ausgeschlossen werden. Auch beim malignen Pleuramesotheliom gilt, dass dem Patienten von den Therapeuten ein Therapieangebot gemacht wird und der Patient dann entscheidet, ob er einen Therapiewunsch hat und das entsprechende Angebot annimmt. Eigene klinische Beobachtungen zeigen, dass auch Patienten mit einem ungünstigen Prognoseprofil von einer entsprechenden Therapie sehr deutlich profitieren können. Dabei sind als Therapieziele die Überlebenszeit und die Symptomenkontrolle mit Verbesserung der Lebensqualität zu nennen. Ganz besonders eine Reduktion der häufig ausgeprägten Schmerzsymptomatik sowie eine Zunahme des Gewichtes belegen dann auch bei fehlender radiologischer Remission einen Effekt der Therapie. In zukünftigen Mesotheliomstudien muss deshalb neben dem Hauptparameter Überlebenszeit auch unbedingt eine genaue Analyse von Symptomenkontrolle und Lebensqualität gefordert werden (☞ Tab. 18.1).

Sicher	Wahrscheinlich
• Allgemeinzustand	• Alter
• Histologie	• Geschlecht
• Leukozytose	• Gewichtsverlust
• Thrombozyten	• Schmerzen

Tab. 18.1: Prognoseparameter beim MPM.

18.2. Therapiemodalitäten beim malignen Pleuramesotheliom

Auch beim malignen Pleuramesotheliom beruhen Therapiekonzepte auf Chemotherapie, Strahlentherapie und operativen Methoden.

Strahlentherapie

Der Stellenwert der Strahlentherapie im Behandlungskonzept des malignen Pleuramesothelioms lässt sich nur außerordentlich schwierig darstellen. Es gibt kaum verwertbare Studien, die eine sichere Beurteilung zulassen. Als Problem muss angesehen werden, dass das maligne Pleuramesotheliom häufig diffus wächst und die Bestrahlungsfläche dann eine erhebliche Ausdehnung hat, weshalb mit deutlicher Beeinträchtigung anliegender Strukturen gerechnet werden muss. Weiterhin muss festgestellt werden, dass die Bestrahlungstechniken sich in den letzten Jahren dramatisch weiterentwickelt haben, so dass für die Zukunft der Stellenwert der Strahlentherapie in Behandlungskonzepten neu definiert werden muss. Der derzeitige Stellenwert der Bestrahlung dürfte in palliativen Zielsetzungen wie Linderung von Schmerzen oder Beseitigung von Komplikationen liegen. Grundsätzlich ist von einer Strahlenempfindlichkeit von Mesotheliomzellen auszugehen. Es hat sich gezeigt, dass Strahlendosen unter 40 Gy auch mit palliativer Zielsetzung keinen wesentlichen Effekt haben. In einer Studie von Ball et al. hat nur 1 von 23 Patienten von einer derartigen Applikation profitiert [4]. In einer Phase 2-Studie der EORTC untersuchten Mattson et al. den Stellenwert der Strahlentherapie in multimodalen Therapiekonzepten. Auch in dieser Studie konnte kein wesentlicher Stellenwert evaluiert werden [5]. In einer Reihe von Studien ist von wesentlichen Nebenwirkungen in Bezug auf Pneumonitis, Myelitis und Hepatitis berichtet worden [6]. Neben der palliativen Schmerzbestrahlung ist besonders die Bestrahlung von Thorakoskopienarben, Stichkanälen und Thorakotomienarben ein Problem. Mit einer Herddosis von 3 x 7 Gy konnten Boutin et al. in einer randomisierten Studie eine Wirksamkeit der Strahlentherapie belegen [7]. Damit lässt sich für die Strahlentherapie derzeit feststellen, dass sie für Behandlungen von lokalen Problemen wie Stichkanalmetastasen oder Schmerzsymptomatik Positives leisten kann. Ihr Stellenwert in Gesamtkonzepten, in Kombination mit Chemotherapie oder mit Operation ist nicht evaluiert. Hier sind in Anbetracht der Entwicklung der Strahlentherapie neue Studien zu fordern, da ein Einsatz in multimodalen Konzepten unter modernen Gesichtspunkten durchaus sinnvoll erscheint.

Chirurgie

Die Chirurgie ist fester Bestandteil der interdisziplinären Therapie des Pleuramesothelioms. Die Operation des Pleuramesothelioms wird in fast allen Leitlinien und Therapieempfehlungen als Teil eines multimodalen Therapiekonzeptes für ausgewählte Patienten (kein wesentlich erhöhtes Operationsrisiko, epitheliod bzw. nicht-sarkomatoid differenziertes Pleuramesotheliom, frühes Tumorstadien) empfohlen [8, 9].

2010 publizierten Utley et al. eine Analyse der Überlebensdaten bezogen auf verschiedene Behandlungsstrategien des Pleuramesothelioms [10]. Das mediane Überleben betrug 32,9 Monate nach multimodaler Therapie unter Einschluss der Operation, 25,6 Monate für Patienten, die eine Resektion erhielten und 17,1 Monate für Patienten, die nicht operiert wurden. Die Autoren schlussfolgern, dass der mathematisch errechnete Überlebensvorteil durch die Operation maximal 9 Monate betrug [10].

Chirurgische Eingriffe kommen in Behandlung des Pleuramesothelioms für drei Indikationsgruppen zum Einsatz:

- als diagnostische Eingriffe zur Sicherung der Diagnose
- als therapeutische Maßnahme innerhalb multimodaler Therapiekonzepte mit dem Ziel der Resektion aller sichtbaren und palpablen Tumormanifestationen ("maximale Zytoreduktion"), um ausgewählten Patienten eine signifikante Lebensverlängerung zu ermöglichen
- als palliative Eingriffe v.a. im Zusammenhang mit Pleuraergüssen

Die Diagnosesicherung kann im Frühstadium der Erkrankung mit makroskopisch kaum erkennbaren Tumormanifestationen in einigen Fällen schwierig sein. Deshalb ist in der Regel bei der diagnostischen VATS darauf zu achten, dass repräsentative Proben von verschiedenen Arealen des Hemithorax entnommen werden.

Ziel der Operation des Pleuramesothelioms als therapeutische Maßnahme innerhalb multimodaler Therapiekonzepte ist die Entfernung aller makroskopisch erkennbaren, also papablen oder sichtbaren Tumormanifestationen im Sinne einer maximalen Zytoreduktion. Die Therapieplanung für das multimodale Konzept sollte grundsätzlich interdisziplinär erfolgen und den individuellen Besonderheiten der Patienten angepasst werden. Die multimodale Behandlung unter Einschluss der Operation sollte an Zentren mit entsprechender Erfahrung in der Mesotheliombehandlung erfolgen. Präferentiell sollte dieser Pateinten innerhalb klinischer Studien therapiert werden.

Ein multimodales Therapiekonzept unter Einschluss der Operation sollte Patienten angeboten werden, die:

- hinsichtlich Allgemeinzustand und Nebenerkrankungen in der Lage sind, die multimodale Behandlung gut zu verkraften
- an einem Pleuramesotheliom in frühen Tumorstadien erkrankt sind (Stadium I und II, ausgewählte Patienten im Stadium III) [8]
- nicht an einem sarkomatoiden Pleuramesotheliom erkrankt sind [11]

Während die NCCN-Guidelines die Operation nur für Mesotheliome mit epitheloider Differenzierung empfehlen [11], wird von den meisten Autoren eine Operation im Sinne einer Pleurektomie und Dekortikation (P/D) auch für biphasische Mesotheliome empfohlen [12].

Um das Ziel der maximalen Zytoreduktion zu erreichen, gibt es zwei grundlegend unterschiedliche Operationstechniken:

- die extrapleurale Pneumonektomie (EPP) und
- die Pleurektomie und Dekortikation (P/D), die bei vorliegender Tumorinfiltration durch Perikard- und/oder Zwerchfellresektion zur "extended P/D" (EPD) erweitert werden kann

Als EPP wird die En-bloc-Resektion beider Pleurablätter (Pleura parietalis und Pleura visceralis) als Manifestationsorgan des Pleurmesothelioms unter Mitnahme der Lunge auf der betroffenen Seite bezeichnet. In der Regel müssen auch Zwerchfell und Perikard mitentfernt werden, so dass die Operation auch als 3PD (Pleura, Pulmo, Perikard und Diaphragma) bezeichnet wird. Die Operation beginnt mit der Ablösung der Pleura parietalis von der Brustwand und vom Mediastinum bis zum Lungenstiel (Hilus) [13]. Die P/D beginnt ebenfalls mit der vollständigen Auslösung der Pleura parietalis. Im Gegensatz zur EPP wird die Lunge nicht entfernt, sondern die Pleura visceralis vom darunterliegenden Lungengewebe entfernt (Dekortikation). Dieser Operationsschritt ist technisch anspruchsvoll und zeitaufwendig [13]. In Abhängigkeit von der Tumorausdehnung kann es notwendig sein, periphere atypische Lungenresektionen durchzuführen. Eine wesentliche operationstechnisch bedingte Komplikation sind länger anhaltende Lungenparenchymfisteln, die dann eine verlängerte Drainagetherapie erfordern. Ist eine Resektion von Perikard und/oder Zwerchfell notwendig erfolgt ein alloplastischer Ersatz.

PD und EPP sind nicht grundsätzlich als konkurrierende Verfahren anzusehen. Beide OP-Techniken sollten im Rahmen der initialen Therapieplanung mit in die Überlegungen einbezogen werden. Dennoch kann man in den letzten Jahren von einem Paradigmenwechsel hin zu dem weniger aggressiven Ansatz der lungenerhaltenden Pleurektomie und Dekortikation sprechen [12-14]. Da keine randomisierten Daten vorliegen ist die Überlegenheit der einen oder anderen Operationsstrategie nicht belegt. Eine Reihe von Beobachtungsstudien und Meta-Analysen zeigen jedoch zumindest gleichwertige onkologische Ergebnisse der Pleurektomie und Dekortikation bei signifikant geringerer perioperativer Letalität und Morbidität gegenüber der EPP [9, 15, 16]. In Auswertung einer retrospektiven Studie mit über 600 Patienten berichten Flores et al. ein medianes Überleben von 16 Monaten nach PD gegenüber 12 Monaten nach EPP bei einer perioperativen Letalität von 4 % nach PD gegenüber 7 % nach EPP [15]. Eine Metaanalyse von Cao et al. ergab eine Letalität von 2,9 % für die PD gegenüber 6,8 % für die EPP und eine Morbidität von 27,9 % für die PD gegenüber 62 % für die EPP [16]. Sharkey et al. berichten eine 90-Tage-Letalität von 9,2 % für die EDP (*extended* P/D 229 Patienten) gegenüber 13,5 % für die EPP (133 Patienten) [17]. Hinsichtlich des Überlebens ergab sich für die Gesamtgruppe kein signifikanter Unterschied, jedoch ein signifikant besseres Überleben für Patienten über 65 Jahre zugunsten der EPD.

Um die lokale und regionale Rezidivrate nach der makroskopisch vollständigen Resektion des Mesothelioms weiter zu senken, sind verschiedene additive intraoperative Therapieansätze Gegenstand wissenschaftlicher Untersuchungen. Neben intraoperativen Spülungen mit Wasserstoffperoxid oder jodhaltigen Lösungen kommen insbesondere die intrathorakale photodynamische Therapie (PDT) [18] und die hypertherme intrathorakale Chemoperfusion (HITOC) zum Einsatz [13]. In Beobachtungsstudien konnten für beide Verfahren ermutigende Ergebnisse unter Studienbedingungen nachgewiesen werden [18, 19]. Eine abschließende Beurteilung dieser Verfahren ist auf Grund fehlender vergleichender Daten zum jetzigen Zeitpunkt nicht möglich [13, 20].

Chemotherapie

Bei der Chemotherapie betrugen die objektiven Ansprechraten mit den meisten Substanzen kaum mehr als 20 %. In diesen Studien waren nur das Ansprechen und nicht die Überlebensraten verwertbar, da es sich in den meisten Fällen um Phase II-Studien gehandelt hat. Dasselbe trifft für die Poly-Chemotherapie zu. Aus diesem Grund sind Studien mit einer objektiven Response von mehr als 20 % derzeit als positiv interpretiert. In einer Metaanalyse von Berghmans et al. [21] im Jahr

2002 konnten dabei Cisplatin und Doxorubicin als vielversprechendste Substanzen analysiert werden. In den ersten größeren randomisierten Studien zu dieser Erkrankung hat sich die Kombination aus einem Antifolat mit Cisplatin gegenüber einer Cisplatin-Monotherapie als überlegen erwiesen [22, 23]. Als Standard in der Therapie gilt seit dem die Kombination aus Pemetrexed und Cisplatin. Diese Kombination zeigte gegenüber einer Monotherapie mit Cisplatin einen signifikanten Vorteil für das OS von 12,1 Monaten versus 9,3 Monaten [22]. In dieser Studie wurden die ersten Patienten ohne eine konsequente Vitamingabe behandelt. Nachdem aufgrund von Nebenwirkungen festgestellt wurde, dass es sinnvoll ist, den Patienten 7 Tage vor Beginn der Therapie Folsäure und kontinuierlich Vitamin B_{12} zu applizieren, konnten erstens das Nebenwirkungsspektrum dieser Patienten deutlich gebessert werden und zweitens noch etwas günstigere Überlebensraten erzielt werden. Bei den vollständig mit Vitamin supplementierten Patienten war das mediane Überleben in der Cisplatin/Pemetrexed-Gruppe 13,3 Monate versus 10 Monaten in der alleinigen Cisplatin-Therapiegruppe.

Bezüglich des OS hat sich in einer Metaanalyse von 2016 die Kombination aus Pemetrexed und Carboplatin der Kombination mit Cisplatin als gleichwertig dargestellt (HR 1,04) [24]. Dies stellt vor allem bei älteren Patienten und Patienten in schlechterem Allgemeinzustand einen großen Vorteil dar, weshalb eindeutig Carboplatin als Kombinationspartner zu bevorzugen ist. Einzig und allein die Ansprechrate war unter Cisplatin etwas höher.

In einer Phase 2-Studie wurde die Gabe von 4 versus 6 Zyklen Platin/Pemetrexed untersucht. Hier konnte eindeutig gezeigt werden, dass es keine relevanten Unterschiede im Outcome zwischen 4 und 6 Zyklen Chemotherapie gibt [25]. Die Studie mit einer relativ geringen Anzahl an Patienten (60 insgesamt, 30 Patienten pro Arm) hat jedoch einige Limitationen, und es sind größere randomisierte Studien nötig, um hier eine genaue Aussage treffen zu können.

In einer Studie mit 72 Patienten wurde eine Pemetrexed-Erhaltungstherapie nach 4-6 Zyklen Platin/Pemetrexed gegenüber alleiniger Observation nach 4-6 Zyklen Platin/Pemetrexed evaluiert. In der 2020 publizierten Studie zeigte sich keine Verbesserung des PFS bei Patienten unter Erhaltungstherapie gegenüber der Kontrollgruppe (3,4 Monate bei Pemetrexed-Erhaltung gegen 3,0 Monate bei alleiniger Observation; HR 0,99) [26].

Eine Möglichkeit einer zielgerichteten Therapie stellt die Addition von Bevacizumab zur Chemotherapie dar. Beispielsweise konnte in einer Phase III-Studie von Zalcman die signifikante Verlängerung des OS zur Hinzugabe von Bevacizumab zur Chemotherapie mit Cisplatin/Pemetrexed festgestellt werden. Das OS in der Bevacizumab-Gruppe betrug 18,8 Monate gegenüber 16,1 Monate bei alleiniger Chemotherapie (HR 0,77) [27].

Nach Versagen einer Erstlinientherapie oder auch bei späterem Progress gibt es keine zugelassene Rezidivbehandlung. Nach längerer Pause kann eine Pemetrexed-basierte Reinduktionstherapie eingesetzt werden, sofern nicht ein Progress Grund für den Therapieabbruch war. In der Praxis wird neben Gemcitabin auch Vinorelbin als Rezidivtherapeutikum auf Basis einer individuellen Therapieentscheidung gegeben, auch wenn die Datenlage hierfür dürftig und der Nutzen fraglich ist.

Immuntherapie

Ein vielversprechender neuer Ansatz beim Mesotheliom ist die Immuntherapie. In der CheckMate 743-Studie, einer großen Phase 3-Studie mit über 600 Patienten, wurde die *First-line*-Therapie mit Nivolumab/Ipilimumab für zwei Jahre gegenüber einer Chemotherapie mit Platin/Pemetrexed (6 Zyklen) geprüft. Es konnte eine signifikante Überlegenheit der Studienmedikation bezüglich des OS nachgewiesen werden (18,1 vs. 14,1 Monate; HR 0,74; ☞ Abb. 18.1). Nach zwei Jahren waren 41 % der Patienten unter Immuntherapie noch am Leben, dem gegenüber 27 % nach Chemotherapie. Nebenwirkungen Grad 3-4 traten bei 30 % der Patienten unter Immuntherapie auf und bei 30 % der Patienten unter Chemotherapie [28]. Im Oktober 2020 wurde diese Therapie in den USA bereits zugelassen. Eine Zulassung in Europa wird erwartet.

Als *Second-line*-Therapie konnten mittels Immuntherapie im Rahmen der CONFIRM-Studie ebenfalls sehr gute Ergebnisse erreicht werden. Die Patienten erhielten in diesem Setting entweder Nivolumab oder Placebo. Eingeschlossen wurden über 300 Patienten. Es konnte sowohl für das OS als auch das PFS eine eindeutige Überlegenheit für Nivolumab demonstriert werden. Das OS lag bei

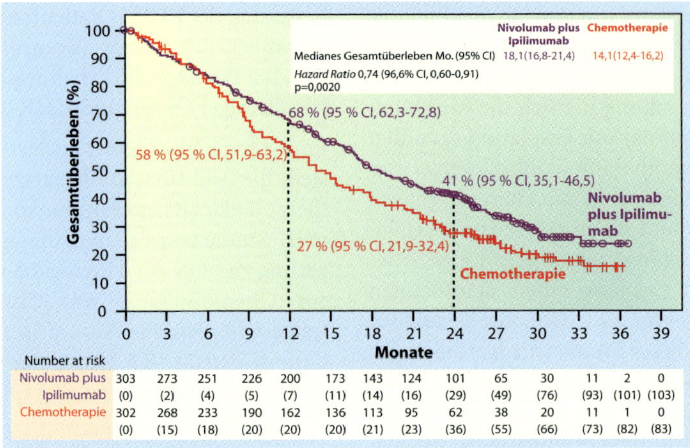

Abb. 18.1: Gesamtüberleben in der CheckMate 743-Studie: Ipilimumab/Nivolumab vs. Chemotherapie. Modif. nach [28].

9,2 Monaten vs. 6,6 Monaten zu Gunsten der Immuntherapie (HR 0,72). Das PFS lag bei 3,0 vs. 1,8 Monaten mit Vorteil für die Immuntherapie (HR 0,61). Dabei war die Wirkung unabhängig von der PD-L1-Expression. Die Histopathologie war jedoch ausschlaggebend, der klinische Benefit beim epitheloiden Pleuramesotheliom war signifikant besser im Vergleich zum nicht-epitheloiden [29]. Diese Daten wurden auf dem WCLC 2020 präsentiert. Bisher gibt es allerdings noch keine Zulassung.

Weitere Therapieformen

Eine Reihe weiterer Therapieformen wie Interferon-α, -β und -γ sowie Kombinationen von Interferon mit Chemotherapie wurden geprüft. Nur in wenigen Studien konnten Remissionsraten von mehr als 20 % erreicht werden, die dann häufig in Bestätigungsstudien nicht reproduzierbar waren, weshalb diese Therapieform derzeit als eher nachgeordnet eingeschätzt werden dürfte. Weitere Therapieversuche wurden mit Gentherapie und Immunmodulation mit Interleukin II durchgeführt. Der Stellenwert dieser Therapieform lässt sich ebenfalls nicht abschließend beurteilen, wobei erste Ansätze nicht übermäßig vielversprechend sind. Eine weitere Therapieform ist die photodynamische Therapie, die zur Vermeidung von Lokalrezidiven nach operativer Sanierung eines Pleuramesothelioms durchgeführt werden kann. Sie wird meist im Anschluss an eine extrapleurale Pneumonektomie empfohlen. In einer von Pass et al. durchgeführten randomisierten Phase 3-Studie, die nach Tumordekortikation den Einsatz der Phototherapie versus Beobachtung kontrollierte, konnte allerdings zwischen beiden Gruppen kein Unterschied hinsichtlich Überlebenszeit oder Lokalrezidivrate gefunden werden. Deswegen muss auch diese Therapieform kritisch bewertet werden [30].

18.3. Stadienabhängige Therapieformen beim malignen Pleuramesotheliom

18.3.1. Therapie im Stadium I und II

Im lokalisierten Stadium I und II ist ein Befall der parietalen und auch der viszeralen Pleura sowie eine Beteiligung von Zwerchfell oder teilweise Lungengewebe möglich. Insgesamt ist in den frühen Stadien die Einbeziehung einer Operation in ein Behandlungskonzept denkbar (☞ allgemeiner Teil zur Operation). Zusätzlich sollte allerdings unbedingt eine Chemotherapie durchgeführt werden, wobei es für diese Aussagen keinen Beleg durch gute randomisierte Studien gibt. Die Aussagen aus den vorhandenen Phase 2-Studien sind sehr relativ zu bewerten, da die Prognose bei Patienten mit malignem Pleuramesotheliom im frühen Stadium durchaus auch ohne therapeutische Intervention im Bereich der publizierten Überlebensdaten liegen dürfte. Damit lässt sich insgesamt ein Stellenwert der Operation in Behandlungskonzepten des malignen Pleuramesothelioms nicht belegen (☞ Tab. 18.2).

N	Modalität	MÜLZ (Monate)	Stadium	Referenz
28	OP + i.v./ i.c. ChT	18	I-III	[31]
13	OP + i.v./ i.c. ChT	21	I-II	[32]
20	OP + i.v./ i.c. ChT	11	I-III	[33]
120	OP + i.v. ChT	22	I-II	[34]

Tab. 18.2: Phase 2-Studien mit Einbeziehung der Operation beim malignen Pleuramesotheliom. **Op** = Operation, **i.v.** = intravenös, **i.c.** = intracavitär, **MÜLZ** = mediane Überlebenszeit, **ChT** = Chemotherapie.

18.3.2. Therapie im Stadium III

Das Stadium III ist im Wesentlichen durch ein T3 mit einem möglichen Lymphknotenstatus bis zu N2 definiert. Damit handelt es sich um einen lokal fortgeschrittenen, aber prinzipiell noch resektablen Tumor. Die im Kap. 18.3.1. gebrachten kritischen Hinweise zur Einbeziehung einer Operation in entsprechende Behandlungskonzepte dürften für das Stadium III noch schwerwiegender zu beurteilen sein. In Einzelfällen ist bei Patienten mit sehr gutem Allgemeinzustand aber dennoch eine operative Sanierung im Stadium III mit entweder einer neoadjuvanten oder adjuvanten Chemotherapie zu prüfen. Der Großteil der Patienten im Stadium III dürfte allerdings nur für eine primäre systemische Therapie geeignet sein, die im nächsten Kapitel ausführlich erörtert wird.

18.3.3. Therapie der nicht operablen Patienten im Stadium I bis III und im Stadium IV

Das Stadium IV ist durch einen lokal fortgeschrittenen, aber technisch nicht resezierbaren Tumor definiert. Der Großteil der Patienten dürfte sich zum Diagnosezeitpunkt in diesem Stadium befinden. Für diese Patienten stellt eine systemische Therapie die wesentliche Therapieoption dar.

Therapieoptionen (Erläuterung bereits in Kapitel 18.2.)

First-line

- Standard: Chemotherapie mit Carboplatin/Pemetrexed (+ Bevacizumab)
- (In Zukunft Immuntherapie mit Nivolumab/ Ipilimumab)

Second-line

- Pemetrexed, falls kein primärer Progress unter *First-line*-Pemetrexed
- andere Chemotherapeutika wie Doxorubicin oder Gentamicin + Platin sind prinzipiell möglich, aber nicht mehr zeitgemäß
- in Zukunft Immuntherapie mit Nivolumab nach *First-line*-Chemotherapie

Empfehlungen für die Praxis – Malignes Pleuramesotheliom

- Im Stadium I bis III kann die Operation in ein Behandlungskonzept integriert werden
- Für alle nicht operablen Patienten im Stadium I bis IV ist eine primäre Chemotherapie mit Carboplatin/Pemetrexed zu empfehlen
- Eine zusätzliche Gabe von Vitamin B_{12} und Folsäure zur Chemotherapie ist unbedingt durchzuführen
- Die Zulassung einer Immuntherapie mit Nivolumab/Ipilimumab *first-line* wird erwartet
- Eine *Second-line*-Chemotherapie ist bei Versagen oder im Rezidiv zu prüfen. Eine mögliche Therapieoption hierfür ist Pemetrexed, falls es nicht in der Primärtherapie angewendet wurde; in Zukunft wird auch eine Zulassung für Nivolumab erwartet

18.4. Therapieprotokolle

Nachfolgend sind die aktuell etabliertesten Therapieschemata ausgewählt. Sie spiegeln die derzeitige subjektive Auswahl der Autoren wider, erheben keinen Anspruch auf Vollständigkeit und stellen keine Wertung dar.

First-line

Substanz	Dosierung	Gabe	Wiederholung	Zyklen
Carboplatin *oder* Cisplatin	AUC 5 75 mg/m^2	Tag 1	Tag 22	4-6
Pemetrexed	500 mg/m^2	Tag 1	Tag 22	4-6, Erhaltung möglich
(Bevacizumab)	15 mg/kgKG	Tag 1	Tag 22	Erhaltung

Carboplatin hat bei gleicher Wirksamkeit und besserem NW-Profil den Vorzug vor Cisplatin.

Substanz	Dosierung	Gabe	Wiederholung	Zyklen
Nivolumab	3 mg/ kg KG	Tag 1	Tag 22	Erhaltung
Ipilimumab	1 mg/ kg KG	Tag 1	Tag 43	Erhaltung

Entsprechend CheckMate 743-Studie, bisher noch nicht zugelassen in Deutschland

Second-line

Substanz	Dosierung	Gabe	Wiederholung	Zyklen
Nivolumab	240 mg	Tag 1	Tag 15	Erhaltung

Entsprechend CONFIRM-Studie, bisher noch nicht zugelassen in Deutschland

Second-line-Pemetrexed wird entsprechend der Dosierung im *First-line*-Schema gegeben. Andere Chemotherapeutika wie Doxorubicin oder Gemcitabin/Platin sind möglich, aber als nicht mehr zeitgemäß einzustufen.

Literatur

1. Curran D, Sahmoud T, Therasse P, van Meerbeeck J, Postmus PE, Giaccone G. Prognostic factors in patients with pleural mesothelioma: the European Organization for Research and Treatment of Cancer experience. J Clin Oncol. 1998;16:145-152.

2. Herndon JE, Green MR, Chahinian AP, Corson JM, Suzuki Y, Vogelzang NJ. Factors predictive of survival among 337 patients with mesothelioma treated between 1984 and 1994 by the Cancer and Leukemia Group B. Chest. 1998;113:723-731.

3. Edwards JG, Abrams KR, Leverment JN, Spyt TJ, Waller DA, O'Byrne KJ. Prognostic factors for malignant mesothelioma in 142 patients: validation of CALGB and EORTC prognostic scoring systems. Thorax. 2000;55:731-735.

4. Ball DL, Cruickshank DG. The treatment of malignant mesothelioma of the pleura: review of a 5-year experience, with special reference to radiotherapy. Am J Clin Oncol 1990;13:4-9.

5. Mattson K, Giaccone G, Kirkpatrick A et al. Epirubicin in malignant mesothelioma: a phase II study of the European Organization for Research and Treatment of Cancer Lung Cancer Cooperative Group. J Clin Oncol. 1992; 10:824-828.

6. Maasilta P. Deterioration in lung function following hemithorax irradiation for pleural mesothelioma. Int J Radiat Oncol Biol Phys 1991;20:433-438.

7. Boutin C, Rey F, Viallat JR. Prevention of malignant seeding after invasive diagnostic procedures in patients with pleural mesothelioma. A randomized trial of local radiotherapy. Chest. 1995;108:754-758.

8. Ricciardi S, Cardillo G, Zirafa CC et al. Surgery for malignant pleural mesothelioma: an international guidelines review. J Thorac Dis. 2018;10:S285-S292.

9. Kindler HL, Ismaila N, Hassan R. Treatment of Malignant Pleural Mesothelioma: American Society of Clinical Oncology Clinical Practice Guideline Summary. J Oncol Pract 2018;14:256-264.

10. Utley M, Fiorentino F, Treasure T. Obtaining an upper estimate of the survival benefit associated with surgery for mesothelioma. European J Cardiothorac Surg. 2010;38:241-244.

11. Szolkowska M, Blasinska-Przerwa K, Knetki-Wroblewska M, Rudzinski P, Langfort R. Malignant pleural mesothelioma: main topics of American Society of Clinical Oncology clinical practice guidelines for diagnosis and treatment. J Thorac Dis 2018;10:S1966-S1970.

12. Nakas A, Meyenfeldt E von, Lau K, Muller S, Waller D. Long-term survival after lung-sparing total pleurectomy for locally advanced (International Mesothelioma Interest Group Stage T3-T4) non-sarcomatoid malignant pleural mesothelioma. European J Cardiothorac Surg. 2012;41:1031-1036.

13. Biancosino C, Redwan B, Krüger M, Eberlein M, Bölükbas S. Das maligne Pleuramesotheliom. Zentralbl Chir 2016;141,Suppl 1:S61-73.

14. Rena O, Casadio C. Extrapleural pneumonectomy for early stage malignant pleural mesothelioma: a harmful procedure. Lung Cancer. 2012;77:151-155.

15. Flores RM, Pass HI, Seshan VE et al. Extrapleural pneumonectomy versus pleurectomy/decortication in the surgical management of malignant pleural mesothelioma: results in 663 patients. J Thorac Cardiovasc Surg 2008;135:620-6,626.e1-3.

16. Cao C, Tian D, Park J, Allan J, Pataky KA, Yan TD. A systematic review and meta-analysis of surgical treatments for malignant pleural mesothelioma. Lung Cancer 2014;83:240-245.

17. Sharkey AJ, Tenconi S, Nakas A, Waller DA. The effects of an intentional transition from extrapleural pneumonectomy to extended pleurectomy/decortication. European J Cardiothorac Surg. 2016;49:1632-1641.

18. Munck C, Mordon SR, Scherpereel A, Porte H, Dhalluin X, Betrouni N. Intrapleural Photodynamic Therapy for Mesothelioma: What Place and Which Future? Ann Thorac Surg 2015;99:2237-2245.

19. Ambrogi MC, Bertoglio P, Aprile V et al. Diaphragm and lung-preserving surgery with hyperthermic chemotherapy for malignant pleural mesothelioma: A 10-year experience. J Thorac Cardiovasc Surg 2018;155:1857-1866.e2.

20. Nicolini F, Bocchini M, Bronte G et al. Malignant Pleural Mesothelioma: State-of-the-Art on Current Therapies and Promises for the Future. Front Oncol. 2019;9: 1519.

21. Berghmans T, Paesmans M, Lalami Y et al. Activity of chemotherapy and immunotherapy on malignant mesothelioma: a systematic review of the literature with meta-analysis. Lung Cancer. 2002;38:111-121.

22. Vogelzang NJ, Rusthoven JJ, Symanowski J et al. Phase III study of pemetrexed in combination with cisplatin versus cisplatin alone in patients with malignant pleural mesothelioma. J Clin Oncol. 2003;21:2636-2644.

23. van Meerbeeck JP, Gaafar R, Manegold C et al. Randomized phase III study of cisplatin with or without raltitrexed in patients with malignant pleural mesothelioma: an intergroup study of the European Organisation for Research and Treatment of Cancer Lung Cancer Group and the National Cancer Institute of Canada. J Clin Oncol. 2005;23:6881-6889.

24. Srour SA, Stoner JA. Pemetrexed in combination with cisplatin versus carboplatin as first-line therapy in patients with advanced-stage malignant pleural mesothelioma (MPM): A systematic review and meta-analysis. J Clin Oncol. 2016;34:8554.

25. Nagy A, Elwakeel H, Abdel-Rahman O. Four versus Six Cycles of Pemetrexed/Platinum as a First Line Treatment of Malignant Pleural Mesothelima: Results of a Randomized Phase II Study. Res Oncol. 2018;14:50-52.

26. Dudek AZ, Wang X, Gu L et al. Randomized Study of Maintenance Pemetrexed Versus Observation for Treatment of Malignant Pleural Mesothelioma: CALGB 30901. Clin Lung Cancer. 2020;21:553-561.e1.

27. Zalcman G, Mazieres J, Margery J et al. Bevacizumab for newly diagnosed pleural mesothelioma in the Mesothelioma Avastin Cisplatin Pemetrexed Study (MAPS): a randomised, controlled, open-label, phase 3 trial. Lancet. 2016;387:1405-1414.

28. Baas P, Scherpereel A, Nowak AK et al. First-line nivolumab plus ipilimumab in unresectable malignant pleural mesothelioma (CheckMate 743): a multicentre, randomised, open-label, phase 3 trial. Lancet. 2021;397: 375-386.

29. Fennell DA, Kirkpatrick E, Cozens K et al. CONFIRM: a double-blind, placebo-controlled phase III clinical trial investigating the effect of nivolumab in patients with relapsed mesothelioma: study protocol for a randomised controlled trial. Trials 2018;19:233.

30. Pass HI, Temeck BK, Kranda K et al. Phase III randomized trial of surgery with or without intraoperative photodynamic therapy and postoperative immunochemotherapy for malignant pleural mesothelioma. Ann Surg Oncol. 1997;4:628-633.

31. Rusch VW. Pleurectomy/decortication in the setting of multimodality treatment for diffuse malignant pleural mesothelioma. Semin Thorac Cardiovasc Surg. 1997;9: 367-372.

32. Sauter ER, Langer C, Coia LR, Goldberg M, Keller SM. Optimal management of malignant mesothelioma after subtotal pleurectomy: revisiting the role of intrapleural chemotherapy and postoperative radiation. J Surg Oncol. 1995;60:100-105.

33. Colleoni M, Sartori F, Calabro F et al. Surgery followed by intracavitary plus systemic chemotherapy in malignant pleural mesothelioma. Tumori. 1996;82:53-56.

34. Sugarbaker DJ, Norberto JJ. Multimodality management of malignant pleural mesothelioma. Chest. 1998; 113:61S-65S.

19. Interventionelle und symptomorientierte Therapieverfahren als Palliativansatz

Dieses Kapitel ist den palliativen symptomorientierten Therapiemöglichkeiten vorbehalten. Die Initialtherapie z.B. der oberen Einflussstauung im Rahmen eines effektiven onkologischen Therapiekonzeptes ist in den vorhergehenden Kapiteln dargelegt. Der große Anteil an nicht kurativ zu therapierenden Patienten bedingt häufig Probleme der lokalen Progression, die die Lebensqualität erheblich einschränken und durch Komplikationen zum vorzeitigen Tod des Patienten führen können. Dazu gehören

- tumorbedingte Stenosen der Trachea und in den zentralen Bronchien
- Hirnmetastasen
- die obere Einflussstauung (Vena-cava-superior-Stenose bzw. -Verschluss)
- der rezidivierende Pleuraerguss oder
- schmerzhafte Knochen- und Weichteilmetastasen

Diese für die Patienten oft mit erheblichen Symptomen (Dyspnoe, Spannungsgefühl, Wesensveränderung etc.) einhergehenden Zustände sollten, wenngleich mit dieser Symptomatik häufig eine deutliche Progression der Erkrankung verbunden ist, zumindest zu einem Therapieversuch führen, um dem Patienten die verbleibende Lebenszeit so erträglich wie möglich zu gestalten. Hierbei ist zu beachten, dass auf Grund erheblicher ventilatorischer Reserven des Organismus die akute Dekompensation erst auftritt, wenn das Lumen zu 90 % verlegt ist und in diesem Fall eine lebensbedrohliche Situation plötzlich entsteht.

Der individuelle palliativtherapeutische Ansatz bedingt auch das Fehlen großer kontrollierter Studien auf diesem Gebiet. Aus diesem Grund beschränkten sich die Autoren auf die Darstellung der einzelnen Prinzipien und vermitteln somit ihre individuelle Sichtweise.

Auf die Schmerztherapie wird an dieser Stelle nicht eingegangen. Es sei auf die entsprechende Literatur (WHO-Stufenschema usw.) verwiesen.

19.1. Tracheale bzw. bronchiale Stenosen

Durch endobronchiales Tumorwachstum oder durch Kompression von außen kann es zu einem teilweisen oder totalen Verschluss zentraler Atemwege kommen. Dies führt zur deutlichen Einschränkung der Lungenfunktion, zu Atelektasen oder Retentionspneumonien bis hin zu vital bedrohlicher Atemnot bzw. zur Rechtsherzbelastung und Cor pulmonale. Weiterhin können Tumorblutungen oder die Entwicklung von ösophagotrachealen oder -bronchialen Fisteln als Komplikationen auftreten. Diese lokalen Komplikationen stellen für den Patienten eine erhebliche Einschränkung der Lebensqualität und eine vitale Bedrohung dar. Um diese Patienten zu behandeln, stehen interventionelle bronchologische Methoden zur Verfügung. Dazu gehören:

- Lasertherapie
- Afterloadingtherapie
- Stentimplantation

Daneben sollte die Möglichkeit einer flankierenden perkutanen Bestrahlung zur Stabilisierung des lokalen Effektes erwogen werden. Einen Überblick über die häufigsten interventionell-palliativtherapeutisch zu behandelnden Befunde gibt Tab. 19.1. Mit diesen Therapieformen kann Patienten oftmals schnell und mit wenig Belastung geholfen werden. Deshalb sind sie nicht nur für Patienten mit fortgeschrittener Tumorkrankheit ein geeigneter Weg, Leiden zu lindern.

Indikation	Maßnahme
Sekretretention	• Mukolytikatherapie • Klopfmassage • endobronchiale Absaugung ± Spülung
Tumorblutung	• Noradrenalin-Inhalation • Laserkoagulation • Ballonkompression • Tamponade • Beamer • Palliativoperation
Atemwegsstenose	• Bougierung • Laser • Stent • Radiatio
Fistel	• Fibrinkleber • Stent

Tab. 19.1: Indikationen Interventioneller Bronchoskopie.

Das Flussdiagramm in Abb. 19.1 demonstriert einen möglichen Entscheidungsalgorithmus für interventionell-bronchoskopische Maßnahmen bei Atemwegsstenosen.

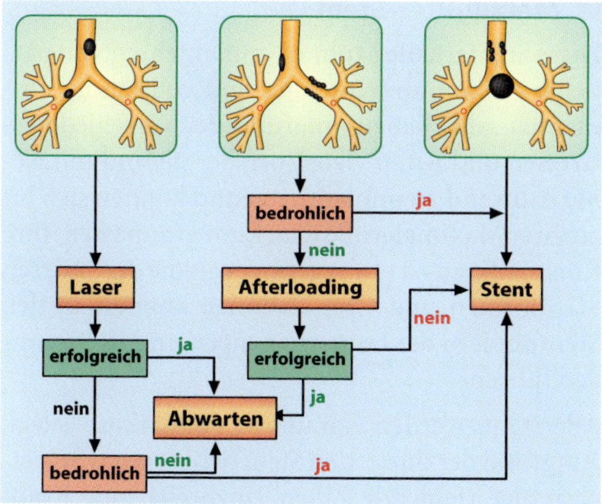

Abb. 19.1: Algorithmus zum Einsatz palliativtherapeutischer interventionell-bronchologischer Verfahren (nach Freitag)

Neben der Art und Lokalisation der Stenose sollten unbedingt immer auch das onkologische Konzept sowie mögliche Folgen für den Patienten in Erwägung gezogen werden. Insbesondere die Problematik der poststenotischen Dys- und Atelektase zwingt zu rechtzeitiger Indikationsstellung. Eine atelektatische Lunge kann in der Regel nicht durch interventionell-bronchoskopische Verfahren reventiliert werden, wenn die Verschattung einen längeren Zeitraum vorbesteht.

19.1.1. Lasertherapie

Die endobronchiale Lasertherapie wird hauptsächlich mit dem Neodym-Yttrium-Aluminium-Granat-(Nd-YAG-)Laser durchgeführt. Es wird Licht im Infrarotbereich mit einer Wellenlänge von 1.064 nm erzeugt. In Abhängigkeit von der gewählten Energie und Impulsdauer kann eine Vaporisierung (20-30 W), Karbonisation oder Koagulation (5-15 W) des Gewebes erreicht werden. Die Lasertherapie wird von uns – wie in den meisten Zentren – in Vollnarkose mit dem starren Bronchoskop unter Jet-Ventilation durchgeführt, da dabei die Übersicht besser ist, Komplikationen sicher beherrscht werden können und die Absaugung von Rauch und Schmauchungen gewährleistet ist. Die Lasersonde ist ein flexibler Lichtleiter, der durch den Arbeitskanal des zusätzlich eingeführten flexiblen Bronchoskops geführt wird. Mit diesem ist endobronchial wachsendes Tumorgewebe gut erreichbar und kann berührungsfrei und blutarm entfernt werden. Abhängig von der Größe der zu entfernenden Tumormasse können eine oder mehrere Sitzungen nötig sein. Geeignet für die Lasertherapie sind intraluminale Karzinome der Trachea und der Hauptbronchien sowie unter Umständen auch der Lappenbronchien. Von Lasertherapie auf Segment- oder Subsegmentebene ist eher abzuraten, da kein wesentlicher respiratorischer Funktionsgewinn zu erwarten ist und die Komplikationsgefahr zunimmt.

Ebenso können tumorbedingte Blutungen koaguliert werden. Bei kompletter, aber auch bei teilweiser Rekanalisation der Bronchien profitieren 60-80 % der Patienten von der Lasertherapie. Diese Verbesserung ist relativ einfach erreichbar und wird von den Patienten sofort nach der Therapie empfunden. Die Indikation sollte unseres Erachtens besonders bei Atemnotzuständen auf Grund von intraluminalem Tumorwachstum großzügig gestellt werden. Röntgenologisch darstellbare Dystelektasen von Lungenlappen sollten vor dem Auftreten der Atemnot zur bronchoskopischen Kontrolle des Lokalbefundes führen, um die Indikation zu interventionellen Verfahren rechtzeitig stellen zu können. Als wichtigste Komplikationen sind Blutungen, Explosionen, Pneumothoraces und Perforationen zu nennen. Diese sind aber bei entsprechend vorsichtigem Vorgehen selten. Bei langdauernden Laserkoagulationen mit hoher Energie droht ARDS infolge Toxinwirkung des karbonisierten Gewebes. Aus diesem Grund sind bei ausgedehnten Befunden u.U. mehrere Sitzungen notwendig.

19.1.2. Afterloadingtherapie

Die endobronchiale Kleinraumbestrahlung wird meist mit Iridium-192 als Strahlungsquelle mit hoher spezifischer Aktivität und kurzen Bestrahlungszeiten von wenigen Minuten durchgeführt. Den Patienten wird in Lokalanästhesie durch das flexible Bronchoskop unter Sichtkontrolle eine Sonde in den Bereich der Tumorstenose platziert, was direkt oder nach vorheriger Kanalisation durch den Laser möglich ist. Nach Entfernung des Bronchoskops wird eine Röntgenkontrolle durchgeführt. Anschließend wird das Nachladesystem angekoppelt und die Iridium-192-Quelle ferngesteuert an den Tumor gebracht. Damit besteht die Möglichkeit, Stenosen, die durch Infiltrationen der Bronchuswand, peribronchialen Druck oder auch durch langstreckige intraluminale Tumore bedingt sind, zu beseitigen. Für eine effektive Behandlung sind 3 bis 4 Sitzungen in Abständen von einer Woche mit 5-10 Gy nötig. Ein deutlicher Effekt ist hierbei nicht sofort, sondern nach etwa 2 bis 4 Wochen zu erwarten. Für Patienten im terminalen Tumorstadium der Tumorkrankheit mit bedrohlicher Atemnot oder Tumorblutungen ist die Afterloadingtherapie daher nicht geeignet.

19.1.3. Stentimplantation

Bei extraluminaler Kompression der Bronchien und Trachea oder bei Stenosen besteht die Möglichkeit der Stentimplantation. In Frage kommen Patienten, bei denen die vorher genannten Verfahren nicht indiziert sind, z.B. wegen technischer Probleme der Lasertherapie oder wenn der Effekt der Afterloadingtherapie (2 bis 4 Wochen) nicht abgewartet werden kann. Damit kann der Tumor zur Seite gedrückt und die Atemwege freigehalten werden. Wir benutzen dafür überwiegend drei verschiedene Arten von Stents:

- Dumon-Stents aus Silikon mit Noppen
- Freitag-Dynamic-Stents aus Silikon und Metall
- Metallgitter aus einem Drahtgeflecht mit Silikonummantelung

Einen idealen Stent für die endobronchiale Therapie gibt es nicht, da alle Stents bestimmte Nachteile haben und demzufolge die jeweiligen Vor- und Nachteile abgewogen werden müssen.

Dumon-Stents

Wenn es sich um tumorbedingte kurzstreckige Stenosen handelt, ist der Dumon-Stent geeignet. Er ist mit einem speziellen Implantationsset relativ leicht zu legen. Die Stenose öffnet er zuverlässig und sitzt durch die Noppen, die sich in die Bronchialschleimhaut drücken, recht fest.

Freitag-Dynamic-Stent

Der Freitag-Dynamic-Stent aus Silikon und Metall ist ebenfalls gut zu implantieren. Er ist für längerstreckige Stenosen der Trachea oder für kombinierte Stenosen der Trachea und Hauptbronchien geeignet. Beide Stents haben den Vorteil, dass sie geschlossen sind und der Tumor somit nicht durchwachsen kann und dass sie bei Bedarf problemlos entfernt werden können. Eine weitere Indikation für geschlossene Stents sind Fisteln, z.B. ösophagotracheale Fisteln, bei denen ein Verschluss von Seiten des Bronchialsystems versucht werden muss.

Metallgitter-Stent

Diese Stentart, die es ohne Ummantelung, mit partieller Silikonummantelung und vollständig ummantelt gibt, haben aufgrund der verschiedenen Größen und Arten viele Vorteile. Sie sind mit wenig Aufwand zu implantieren und können sich bis zu ihrer Maximalgröße dem Lumen anpassen. Ihre Rückstellkraft ist etwas geringer als die der anderen Stentformen und Granulationen können an den Stenträndern das Lumen einengen und zu Blutungen führen.

Alle Stents werden von uns in Vollnarkose gelegt. Aufgrund der durch den Stent behinderten Sekretclearance (fehlende Zilien, unzureichende Kompression beim Hustenstoß, mechanisches Hindernis) ist eine intensive mukolytische Therapie (z.B. 4-6 x täglich Inhalationen) notwendig.

19.2. Hirnmetastasen

Die Behandlung von Hirnmetastasen im Rahmen der Initialtherapie unterscheidet sich nicht prinzipiell von der im Rahmen der palliativ-symptomatischen Therapie im Verlauf der Erkrankung. Die Möglichkeiten sind im Rahmen der symptomorientierten Therapie jedoch eingeschränkt. Die nachfolgend genannten symptomorientierten Therapieformen können die Symptomatik des Patienten lindern helfen und sollten aus diesem Grund bei jedem Patienten mit symptomatischen Hirnmetastasen diskutiert werden. Insbesondere bei den strahlensensiblen kleinzelligen Karzinomen kann mit geringer Belastung des Patienten noch eine Linderung erzielt werden.

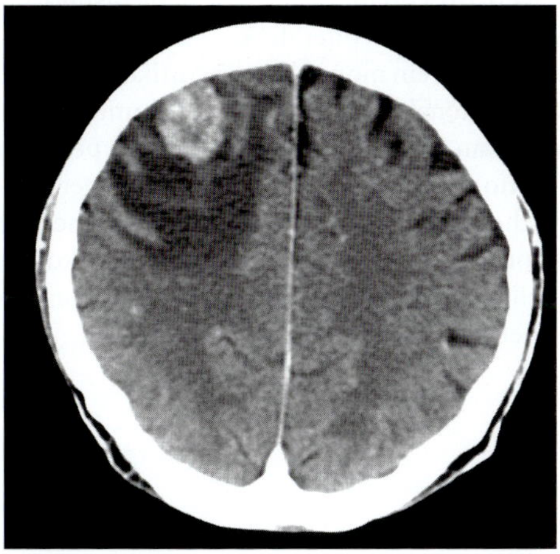

Abb. 19.2: Hirnmetastase mit erheblichem perifokalem Ödem.

Prinzipien der symptomorientierten Therapie bei Hirnmetastasen sind: Bei Hirnödem Gabe von **Kortikosteroiden** (z.B. **Dexamethason** 4 x 8 mg) hochdosiert über 48 Stunden, dann stufenweise Reduktion (z.B. 4 x 4 mg Dexamethason) auf die geringste Effektivdosis (andere Maßnahmen zur Reduktion des erhöhten intrakraniellen Druckes sind die Gabe von Mannitol bzw. Furesis), bei multiplen Metastasen sofortiger Beginn der **perkutanen Radiatio**, wenn möglich (Boost-Bestrahlung bei vorheriger Schädelbestrahlung diskutieren) bei bis zu 4 Metastasen stereotaktische Bestrahlung, u.U. auch nach vorheriger perkutaner Radiatio möglich.

19.3. Obere Einflussstauung (Vena-cava-superior-Syndrom)

Das Auftreten der oberen Einflussstauung durch die tumorbedingte Kompression bzw. den Verschluss der Vena cava superior ist eine ernste Komplikation, die eine zügige Therapieeinleitung erfordert. Als palliative Therapiemaßnahme steht die **perkutane Radiatio** im Vordergrund. Daneben sind als flankierende Maßnahmen die Gabe von **Sauerstoff**, Hochlagerung des Oberkörpers und **Heparinisierung** notwendig. Der Nutzen von Steroiden zur Reduktion des Begleitödems ist nicht erwiesen, die Gabe von z.B. **Dexamethason** 3 x 8 mg ist aber in dieser Situation gebräuchlich. Eine elegante, komplikationsarme und schnelle Methode der Aufweitung der Stenose ist die **endocavale Stentimplantation**. Indikationen sind Patienten mit nicht vollständigem Verschluss und einer Prognose von mindestens 8 Wochen. Die definitive Indikationsstellung (technische Machbarkeit) kann nur an Zentren interventioneller Radiologie (Angiographie) gestellt werden.

19.4. Pleuraerguss

Der rezidivierende maligne Pleuraerguss stellt ein ernstzunehmendes palliativtherapeutisches Problem dar. Seine pathophysiologische Bedeutung liegt in der Kompression der ipsilateralen Lunge, in dem Eiweißverlust sowie in dem Risiko der Infektion (Pleuraempyem). Ursache ist meist eine pleurale Metastasierung bzw. die Pleurainfiltration per continuitatem.

Palliativ-therapeutische Möglichkeiten sind die **Ergusspunktion** bzw. die **Pleurodese**. Bei der Indikationsstellung der Pleurodese sind die Invasivität des Verfahrens, die Erfolgschancen und die Prognose des Patienten abzuwägen.

Die folgenden Fragen sollten vor der Thoraxdrainage/Thorakoskopie berücksichtigt werden:

1.	Handelt es sich um einen *Erguss* oder ein *Pleuraempyem*? Letzteres muss in jedem Fall invasiv behandelt werden.
2.	Ist der Pleuraerguss Ursache der *Symptomatik*?
3.	Handelt es sich um einen *rezidivierenden* Erguss oder ist eine *einmalige* Punktion ausreichend? Nach den Erfahrungen der Autoren sollte nach 4- bis 6-maliger effektiver wöchentlicher Ergusspunktion die Thoraxdrainage und ggf. die Pleurodese erfolgen.
4.	Kann sich die Lunge nach vollständiger Ergusspunktion *vollständig entfalten*? Andernfalls ist die Pleurodese ineffektiv.
5.	Wie ist die Gesamtprognose? Der Erfolg der Pleurodese ist abhängig vom *Allgemeinzustand des Patienten.*

Tab. 19.2: Fragen bei der Diagnostik des Pleuraergusses.

Der erste Schritt der Pleurodese ist die Anlage einer **Thoraxsaugdrainage**. Sie erfolgt mit dem Ziel der vollständigen Entleerung des Pleuraraumes. Sie sollte kontinuierlich fortgeführt werden, bis die tägliche Ergussmenge 200 ml erreicht oder unterschreitet (üblicherweise nach 3-7 Tagen).

Die eigentliche Pleurodese induziert eine sterile Pleuritis und Pleurafibrosierungen. Sowohl in der Literatur aber auch in der klinischen Praxis werden eine Vielzahl an Substanzen eingesetzt. Unseres Erachtens hat bisher beim Lungenkarzinom die Talkumpleurodese die besten Erfolgsraten (über 90 %) gezeigt. Talkum ist als Aerosol im Rahmen der Thorakoskopie bzw. als Suspension in NaCl-Lösung durch das Thoraxdrain applizierbar. Einen erheblichen Einfluss auf den Erfolg der Pleurodese hat weiterhin der anschließende (z.B. zweistündliche) Lagewechsel des Patienten, zur adäquaten Verteilung der Flüssigkeit (bei Aerosoltherapie nicht notwendig). Nach erfolgter Pleurodese ist das Thoraxdrain zu entfernen, um eine vollständige Verklebung des Pleuraraumes zu erreichen.

19.5. Knochenmetastasen

Das Auftreten von Knochenmetastasen in der Palliativsituation des Lungenkarzinoms ist verbunden mit **Schmerzen**, u.U. **Hyperkalzämie**, und dem Risiko von pathologischen Frakturen. Osteoklastische Metastasen treten etwas häufiger auf als osteoplastische. Meist ist die konventionelle Röntgenaufnahme der schmerzhaften Region beweisend. In Einzelfällen kann die CT bzw. MRT weiterführende Aussagen erbringen. Die Initialtherapie sollte bei osteoklastischen Metastasen und Hyperkalzämie mittels **Bisphosphonat-Infusion** erfolgen. Im Verlauf ist auch die orale Bisphosphonat-Gabe möglich oder die s.c. Gabe von **Denosumab.** Dies ist ein monoklonaler Antikörper, der die Osteoklastenaktivität hemmt und somit den Knochenabbau reduziert. Weiterhin ist die **perkutane Radiatio** zur Schmerztherapie indiziert. Bei pathologischen Frakturen sollte eine chirurgische Stabilisation versucht werden. Daneben hat die konventionelle medikamentöse **Schmerztherapie** einen etablierten Platz.

20. Abkürzungsverzeichnis

Abkürzung	Bedeutung
ADH	Antidiuretisches Hormon
ASCO	*American Society of Clinical Oncology*
cCT	Cranielle Computer-Tomographie
CI	Konfidenzintervall
cMRT	Cranielle Magnetresonanz-Tomographie
COPD	Chronisch obstruktive Lungenkrankheit
CR	Komplette Remission
CT	Computer-Tomographie
CTCs	Zirkulierende Tumorzellen
CTLA-4	*Cytotoxic T-lymphocyte-associated antigen*-4
cTNM	Klinisches TNM-Staging
DCR	*Disease Control Rate*
DGP	Deutsche Gesellschaft für Pneumologie und Beatmungsmedizin e.V.
DKG	Deutsche Krebsgesellschaft
EBUS	Endobronchiale Ultraschalluntersuchung
ECOG	*Eastern Cooperative Oncology Group*
EGF	*Endothelial Growth Factor*
EGFR	*Endothelial Growth Factor*-Rezeptor
EPP	Extrapleurale Pneumonektomie
ERCC-1	*Excision Repair Cross-Complementing* 1
ESMO	*European Society for Medical Oncology*
EUS	Endoskopische Ultraschalluntersuchung
FDG-PET	Positronen-Emissions-Tomographie mittels Fluor-18-Desoxyglukose
FEV_1	Einsekundenkapazität (*Forced Expiratory Pressure in 1 Second*), größtmögliche Menge an Luft, die innerhalb von 1 Sekunde forciert ausgeatmet werden kann
FGF	*Fibroblast Growth Factor*
GFR	Glomeruläre Filtrationsrate
HER2	Humaner epidermaler Wachstumsfaktor-Rezeptor 2
HR	*Hazard Ratio*
IASLC	*International Association for the Study of Lung Cancer*
ITT	*Intention-to-treat*-Analyse
LCT	Lokale konsolidierende Therapie
MPM	Malignes Pleuramesotheliom
MRT	Magnetresonanz-Tomographie
NC	*No Change*
NED	*No Evidence of Disease*
NELCC	Neuroendokrine großzellige Karzinome
NET	Neuroendokrine Tumore
NGS	*Next Generation Sequencing*
NITS	Lungenresektionen in Spontanatmung (*non-intubated thoracic surgery*)
NSCLC	Nicht-kleinzelliges Lungenkarzinom (*Non-Small Cell Lung Cancer*)
NTRK	Neurotrophe Tyrosin-Rezeptor-Kinase
ORR	*Overall Response Rate*
OS	Gesamtüberleben
P/D	Pleurektomie und Dekortikation
PD	*ProgressiveDisease*
PD	*Progressive Disease*
PDGF	*Platelet-Derived Growth Factor*
PD-L1	*Programmed Cell Death Receptor-Ligand* 1
PET	Positronen-Emissions-Tomographie
PET-CT	Kombination aus PET und CT

Abkürzung	Bedeutung
PFS	Progressionsfreies Überleben
ppoFEV $_1$	Postoperative prädiktive Einsekundenkapazität
PR	Partielle Remission
pTNM	Postoperatives histopathologisch validiertes TNM-Staging
RATS	Roboterassistierte Thorakoskopie
SAE	*Serious Adverse Event*
SBRT	Stereotaktische Bestrahlung
SCLC	Kleinzelliges Lungenkarzinom (*Small Cell Lung Cancer*)
SD	*Stable Disease*
STAS	*Tumor spread through airspaces* (Prognosemarker)
sTNM	Thorakotomie validiertes TNM-Staging
TBNA	Transbronchiale Nadelaspiration
Tis	Carcinoma in situ
TKI	Tyrosinkinase-Inhibitor
TLCO	Kohlenmonoxid-Transferfaktor, Maß für die Diffusionskapazität der Lunge
TMB	Tumormutationslast (*tumor mutational burden*)
TNM	Tumorstadienklassifikation (Staging) bzw. -diagnostik (T = Primärtumor, N = Lymphknoten, M = Fernmetastasen)
UICC	*Union for International Cancer Control*
VATS	Video-assistierte Thorakoskopie
VEGF	*Vascular Endothelial Growth Factor*
VO_2peak	Maximale Sauerstoffaufnahme
WCLC	*World Conference on Lung Cancer*
yTNM	TNM-Staging nach vorausgegangener Therapie im Rahmen eines multimodalen Therapiekonzeptes

Tab. 20.1: Auswahl von im Buch verwendeten Abkürzungen und deren Bedeutung. Weitere Abkürzungen sind in deren direktem Umfeld oder in Abbildungs- und Tabellenlegenden erklärt.

Index

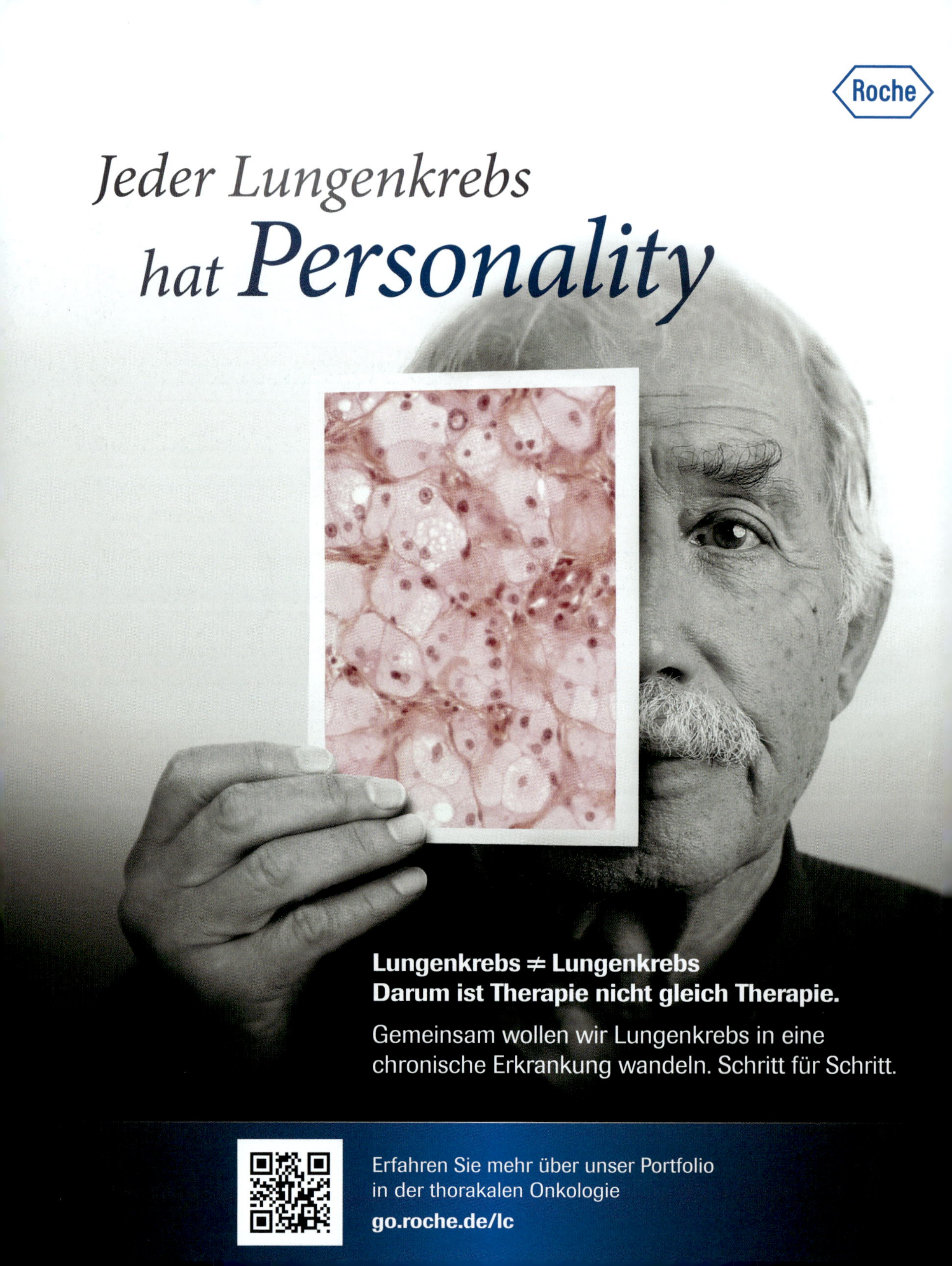
Roche
Jeder Lungenkrebs
hat Personality
Lungenkrebs ≠ Lungenkrebs
Darum ist Therapie nicht gleich Therapie.
Gemeinsam wollen wir Lungenkrebs in eine chronische Erkrankung wandeln. Schritt für Schritt.
Erfahren Sie mehr über unser Portfolio in der thorakalen Onkologie
go.roche.de/lc